Defense Against Biological Attacks
(Volume I)

防御生物攻击

（第Ⅰ卷）

[印] 苏尼特·K. 辛格（Sunit K. Singh）
[美] 延斯·H. 库恩（Jens H. Kuhn） 主编
于孟斌 赵小鹏
罗 腾 江瑞若 武晓伟 译

U0953015

中国宇航出版社
·北京·

图书在版编目（CIP）数据

防御生物攻击. 第Ⅰ卷 / (印) 苏尼特·K.辛格 (Sunit K. Singh), (美) 延斯·H.库恩 (Jens H. Kuhn) 主编 ; 于孟斌等译. -- 北京 : 中国宇航出版社, 2024. 6. -- ISBN 978-7-5159-2403-8

Ⅰ. R515; R511

中国国家版本馆CIP数据核字第20241P1557号

责任编辑　马　喆　　**封面设计**　王晓武

出版发行	中国宇航出版社		
社　址	北京市阜成路 8 号　**邮　编**　100830 (010)68768548	**版　次**	2024 年 6 月第 1 版 2024 年 6 月第 1 次印刷
网　址	www.caphbook.com	**规　格**	710×1000
经　销	新华书店	**开　本**	1/16
发行部	(010)68767386　(010)68371900	**印　张**	22
	(010)68767382　(010)88100613（传真）	**字　数**	420 千字　**彩　插**　1 面
零售店	读者服务部	**书　号**	ISBN 978-7-5159-2403-8
	(010)68371105	**定　价**	118.00 元
承　印	北京厚诚则铭印刷科技有限公司		

本书如有印装质量问题，可与发行部联系调换

防御生物攻击（第Ⅰ卷）

主　编： 苏尼特·K. 辛格　延斯·H. 库恩

主　译： 于孟斌　赵小鹏

副主译： 罗　腾　江瑞若　武晓伟

参　译： 刘星明　赵思言　路　路

郝　慧　徐香香　王楚玢

序言 1

生物攻击包括使用细菌、毒素和病毒等生物制剂的多种多样的攻击形式。这些攻击形式既包括单独的生物犯罪活动，例如，用细菌污染沙拉吧、故意传染 HIV－1 病毒、使用胰岛素注射杀人等，也包括一些资金雄厚、长期和国家秘密开展的研究和开发项目。这些项目可能旨在发展可部署的战术或战略武器（例如，美国、英国、苏联的生物武器项目）。

“生物防御”已经成为减轻生物制剂攻击影响的措施的统称。这些措施包括公共和专业教育、国家立法和病原体监测、国际军备控制条约和信任建立，以及旨在防止制造和部署生物武器或使用生物武器的情报收集。此外，生物防御措施还包括对生物攻击的所有反应，如快速生物制剂诊断、紧急病人管理、有效和安全的医学对策的应用以及对攻击地点的补救。因此，生物防御是生命科学、人文科学和政治学等多个子专业的高度跨学科联结。生物防御变得越来越复杂；我们认为，生物防御实际上太复杂了，任何一个人都无法理解它的所有方面。与此同时，生物防御活动和一般公共卫生措施有相当大的重叠。因此，我们还认为，大多数公共卫生专家可以为生物防御做出重大贡献，反之亦然。

本著作（共两卷）试图以一种旨在对非专业人士和专家都具有吸引力的形式，提供生物防御中各种优先事项的概述。本著作有意地加入了来自各个子专业的专家，希望进一步加强他们与读者之间的沟通。第一卷首先概述了生物武器的发展及使用历史，展示了之前在进攻研究和开发方面的成就和失败。既然所有已知的国家支持的生物武器计划最终在多年前都被终止，如果在今天不同的政治气候下，采用当前科学方法进行这些计划，这些计划的组织方式和成效会不会不同？随后的章节讨论了合成生物学、大数据分析和

CRISPR－Cas9等新技术是否可能被用于邪恶目的，以及涉及这些技术的攻击性活动是否被不扩散条约所涵盖。第二卷概述了最常与生物防御活动有关的生物制剂。其他章节介绍了抗菌和抗病毒治疗与诊断发展的现状。本著作的最后一章提醒人们，生物防御也包括保护非人类目标免受攻击，这一事实在讨论直接针对人类的武器时往往被淹没。

当然，即使是一部两卷的著作也不能涵盖生物防御的所有方面，每一章只代表了该章作者的主观评估，而不是整个领域的共识观点（如果存在这样的观点）。然而，我们为能够请到如此多样化的知名作者而感到自豪，这些作者们的观点表明生物防御确实是一个非常重要的领域，我们将这些观点汇聚成集，条理清晰地展现给读者，对此我们的心情是热切而激动的，也希望读者在阅读此书时能够与我们产生共鸣。

Varanasi，India　Sunit K. Singh
Frederick，MD，USA　Jens H. Kuhn

序言 2

生物防御是生命科学、人文科学和政治学多个子专业的交叉地带，为广大人口提供生物安全和生物保障环境需要增加跨学科的交流和协作。本著作是为政策和生命科学专业人员、教师、学生、记者以及其他非专业人员编写的，旨在提供对生物防御多样且往往复杂方面的概述。

我们感谢施普林格自然项目（图书）协调员 Rakesh Kumar Jotheeswaran 非常耐心和专业的支持，他指导我们（编者）并最终帮助我们完成本著作。

本著作的内容不一定反映美国卫生与公众服务部或与作者及编辑有关联的机构和公司的观点或政策。根据项目编号 HHSN272200700016I，这项工作在一定程度上得到了巴特尔纪念研究所与美国国家过敏和传染病研究所（NIAID）的大力支持（编辑 J. H. K.）。

Varanasi，India　Sunit K. Singh

Frederick，MD，USA　Jens H. Kuhn

作者简介

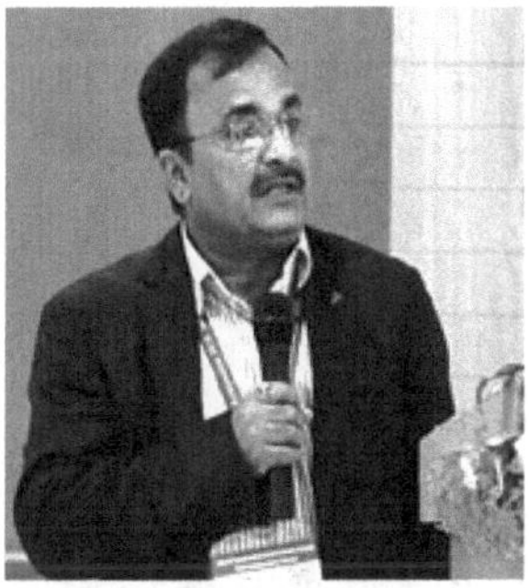

苏尼特·K. 辛格（Sunit K. Singh），博士，瓦拉纳西巴纳拉斯印度教大学（BHU）医学科学研究所分子生物学部门（MBU）教授兼主任，实验医学和外科中心（CEMS）责任教授。辛格教授在德国维尔茨堡大学完成了感染分子生物学领域的博士学位，并在位于美国康涅狄格州纽黑文的耶鲁大学医学院和位于加利福尼亚州萨克拉门托的加州大学戴维斯医学中心神经内科进行了博士后培训。辛格教授还曾在美国纽约阿尔伯特·爱因斯坦医学院病理学系、捷克共和国 Ceske Budejovocy 寄生虫学研究所虫媒病毒学研究室、韩国全北国立大学病理学和微生物学系以及瑞士日内瓦大学免疫学系担任客座教授。辛格教授一直是印度海得拉巴 CSIR 细胞和分子生物学中心（CCMB）的教员，并领导了一个神经病毒学和炎症生物学领域的研究小组。辛格教授是多个国际专业组织的成员，如美国得克萨斯州的国家热带医学院和德国耶拿欧洲病毒生物信息学中心。辛格教授在神经病毒学和炎症生物学领域做出了开创性的工作。辛格教授的工作在理解传染病发病的分子机制方面具有非常广泛的影响，特别是嗜神经病毒。除了在高影响因子国际期刊上发表原创研究论文外，辛格教授还在传染病领域出版了许多著作，如 *Neuroviral Infections—RNA Viruses and Retroviruses*、*Neuroviral Infections -General Principles and DNA Viruses*，Taylor & Francis 集团的 *Viral Hemorrhagic Fevers*，*Human Respiratory Viral Infections*、*Viral Infections and Global Change*，美国 Wiley Blackwell Publications 的 *Human Emerging and Re -emerging Infectious Diseases* 第一卷和第二卷，以及美国 Springer 东南亚分部的 *Neglected Tropical Diseases*。作为副主编和编辑委员会成员，辛格教授与许多著名国际期刊有合作。

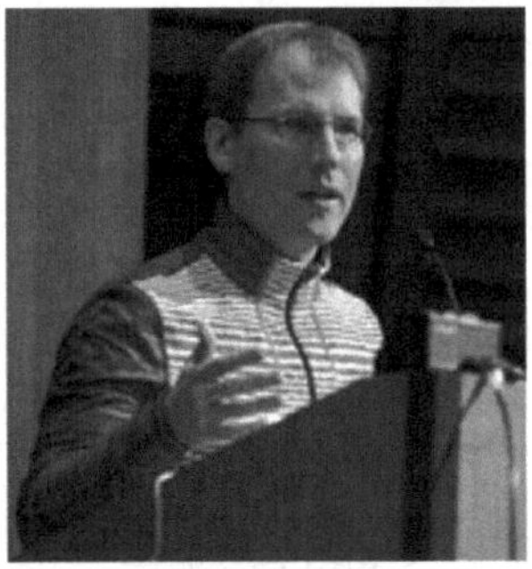

延斯·H. 库恩（Jens·H. Kuhn），医学博士，美国俄亥俄州哥伦布市巴特尔纪念研究所负责人，NIH/NIAID/DCR 生物安全4级机构病毒部门负责人，美国马里兰州德特里克堡（Fort Detrick）综合研究机构病毒学负责人。库恩博士专门研究高毒力病毒性人类和动物病原体。他是 *Filoviruses: A Compendium of 40 Years of Epidemiological, Clinical, and Laboratory Studies*（施普林格，2008年）和 *The Soviet Biological Weapons Program—A History*（剑桥：哈佛大学出版社，2012年）的作者，并曾在德国、意大利、马耳他、俄罗斯、南非和韩国学习和工作。在美国，他在哈佛医学院（波士顿，马萨诸塞州）、节肢动物传播传染病实验室（AIDL）（Fort Collins，CO）、佐治亚州亚特兰大市的美国疾病控制与预防中心（CDC）和美国陆军传染病医学研究所（USAMRIID）轮转工作。库恩博士是第一位获准在前苏联生物战设施工作的西方科学家，该设施位于俄罗斯西伯利亚的 SRCVB “Vektor”，属于美国国防部的合作减少威胁（CTR）计划。库恩博士是马里兰州国际和安全研究中心控制危险病原体项目的贡献者，也是军备控制和不扩散中心生化武器科学家工作组的成员。他目前是国际病毒分类委员会（ICTV）的小组委员会主席和执行委员会成员，并担任布尼亚病毒、丝状病毒和单负链病毒研究组主席，以及沙粒病毒、博尔纳病毒、单负链病毒、内罗病毒和 Nyamiviridae 研究组成员。此外，作为 NCBI 基因组注释病毒工作组和数据库 RefSeq 的成员，他还担任 NCBI 所有单负链病毒的部门专家。他曾担任或服务于10种期刊的编委会，并担任60多种期刊的同行评审员，包括 *Cell*、*Cell Host and Microbe*、*Emerging Infectious Diseases*、*JAMA*、*The Lancet Infectious Diseases*、*Nature*、*Nature Microbiology*、*Nature Protocols*、*PLoS Pathogens*、*Science* 和 *Journal of Virology*。库恩博士是2009—2011年美国国家科学院“生物恐怖制剂对策评估动物模型”委员会成员，并持续参与 AAAS 和美国国务院在 BMENA 地区、土耳其和 NIS 国家的生物合作项目及相关活动。

目 录

第 1 章　生物武器的发展及使用

Gregory D. Koblentz

1.1　引言

大规模杀伤性武器包括核武器、生物武器和化学武器，而生物武器最不被人所了解。尽管人们越来越感受并认识到生物武器所构成的威胁，但生物武器的发展和使用历史却依然显得扑朔迷离，经常以传奇故事和传说的形式出现。由于高度保密，生物武器的发展一直被刻意掩盖，并且生物武器从来没有在战场上公开使用过。对生物武器的研究，从未被列在研究人员的优先事项清单上，1972 年《禁止生物武器公约》（BWC）生效，生物武器成为被这一国际条约完全禁止的一类武器，该方面的研究愈加不受重视。结果导致绝大多数民众、科学家和决策者仍然不知道生物武器的历史。正如诺贝尔经济学奖得主、战略家托马斯·谢林（Thomas Schelling）所观察到的："我们的决策往往倾向于将不熟悉的事物与不现实的事物混为一谈。因我们缺乏认真考虑，有些意外情况显得很令人疑惑或无法理解，而无法理解的事物被认为是不可能的，不可能的事情不需要认真考虑。"[1]通过让读者熟悉生物武器的历史，本章旨在鼓励认真考虑生物武器构成的威胁，并制定战略，防止其扩散，阻止其使用，抵御其影响。

1.2　生物战

生物战是指利用微生物、生物体产生的毒素或生物调节剂，故意造成人类、植物或动物的死亡或疾病。在战争手段中，生物武器是独一无二的，因为它们是由生物体组成或衍生而来。生物武器的这一特点对于国家和非国家行为体将其用

G. D. Koblentz (✉)
Schar School of Policy and Government, George Mason University, Arlington, VA, USA
e-mail: gkoblent@gmu. edu

作武器具有重要意义[2]。

致病微生物如细菌、病毒和真菌被称为病原体。病原体需要人类、植物或动物宿主来繁殖并引起疾病。因为这些生物体是可以自我繁殖的，小剂量即可引发感染。一旦病原体感染宿主，其危害程度取决于微生物与宿主免疫系统之间复杂的相互作用。从感染到疾病征象出现的时间称为潜伏期，可持续数天或数周不等。病原体的毒力也各不相同，它们引起的疾病的严重程度也不同。部分病原体只会导致感染者中的一小部分人死亡，大多感染者会暂时或长期丧失工作能力或患病；同样也有致死率很高的其他病原体存在。此外，如果该疾病可在人与人之间发生传播，少量感染者即会引发流行病。

由于毒素和生物调节剂是无生命的分子，不会在体内复制，遵循经典的毒理学逻辑，最初的暴露剂量是导致疾病的原因，而这也意味着毒素往往比病原体更快地发挥作用，在数小时或至多一两天内造成影响。但是，它们的效应仍较化学武器会慢一些，如神经性毒剂（可在几分钟内杀死暴露者）。毒素有多种来源，例如植物（蓖麻毒素来自蓖麻籽）、动物（石房蛤毒素来自贝类）、真菌（黄曲霉毒素来自霉菌）或细菌（肉毒毒素来自肉毒杆菌）。然而，具有高度致命性且容易大量获得的毒素数量远远少于可用于生物武器的病原体数量。

生物调节剂是对经典生物武器定义的最新补充，通常是人体内产生的化学物质，它控制着细胞之间的信号传导，在神经、内分泌和免疫系统等的重要生理过程中起着至关重要的作用。生物调节剂水平的小失衡即可能对认知、情绪和生理过程产生巨大影响[3]。

生物武器给“攻防”双方都带来了独特的挑战和机遇。生物武器，无论是病原体、毒素还是生物调节剂，大都具有靶向选择性。传统的生物战剂只影响生命体，不破坏或摧毁车辆、建筑物或机器。经过基因工程改造的细菌可以产生能够消耗和降解燃料、润滑油和水泥等物质的酶，这些细菌有可能被用作反物质武器。大多数生物制剂也是脆弱的生物体，在生产、储存、运输和传播过程中需要采取特殊措施来维持其生存能力和毒力。细菌制剂、病毒制剂和毒素制剂用作武器有两种形式：液体或干粉。液体更容易并安全地生产，而干粉更易浓缩，更容易储存，也更容易播散。

播散生物制剂的方法有很多，最原始的做法是使用污染物（作为物理载体来传播传染性制剂）或媒介载体（作为有机生命体传播传染性制剂，如人类、昆虫）。传播生物制剂以感染大量人群的最有效方法是将该生物制剂分散为直径在1～5 μm之间的气溶胶或微滴云，这种尺寸范围的颗粒组成的气溶胶有几个优势：首先它们可以在空气中停留更长时间，因此只需极小的剂量来播散病原体，所导致的疾病通常更严重，同时人类很难发现。在现代生物武器的发展过程中，最困难的步骤是制造含有合适大小的具有活性的生物粒子气溶胶。此外，大多数生物战剂在暴露于阳光、氧气、极端温度或湿度时存在死亡风险，同时生物战剂气溶胶云会受到变幻莫测气象条件的影响。因此，使用气溶胶化生物制剂作为武器对攻击者来说充满了不确定性。

传播生物制剂气溶胶的方法主要有两类：点源和线源。点源弹药使用爆炸物或气体能量从固定位置散布生物制剂。最有效的点源弹药将生物战剂有效载荷分成若干小弹头，以实现更广泛的战剂播散分布。无论风向和速度如何，从炸弹或导弹弹头散发出的大量小型炸弹都会使撞击区中心充满生物战剂。线源是通过在垂直于盛行风方向的直线上从移动的车辆、船舶、飞机或巡航导弹上散布生物战剂而产生的，因其可以覆盖很大的区域，是播散生物战剂的最有效手段，非常适合在特定范围内制造气溶胶，而且在远距离范围内很难检测到。

生物防御通常是十分复杂的，主要由于战剂种类数量巨大、未知战剂相关生物学特性，以及耗时的新疫苗及治疗措施的开发。然而在某些方面，生物武器相较于烈性炸药、化学武器或核武器而言，更容易受到反制措施的影响。它们在武器系统中是独一无二的，因为疫苗可以在实际攻击之前保护战斗人员和平民。感染病原体后的疾病潜伏期也为充分准备提供了机会窗口，期间可以进行生物侦察，组织公共卫生医疗干预，从而降低攻击的危害后果。由于这些因素，一个强有力的公共卫生系统是抵御生物攻击的最佳防御基础。

生物武器的另一个关键特点是多用性：生产生物武器所需的技能、材料和技术也是发展防御能力和开展生物医学研究与制药等民用活动所必需的。生物武器研究、开发、生产和武器化所需的许多原材料和设备，也用于民用工业或生物防御工作。生物技术的多用性使开发生物武器的国家能够将其活动隐藏在那些看起来或实际上正在进行合法药物或医学研究的民用机构中，而这为通过情报和核查确定可疑活动或设施的真实目的增加了难度；同时，生物技术的多用性也增加了民用设施或和平活动被误解为军事计划的可能性[2]。

1.3 生物战古代历史

生物战从古代就开始了，虽然有确切记载的生物攻击次数很少。直到 20 世纪，疾病在战争期间特别普遍，并且往往是致命的。在近代，自然发生的疾病通常比敌人攻击导致的士兵死亡要多很多，因此它们对军事冲突有重大影响。疾病对军事行动的自然影响可能推动了早期利用疾病作为武器的尝试。人们能够很容易地识别疾病的来源（比如尸体），并对疾病传染效应有基本的了解，但直到19世纪后期，细菌理论的发展才使人们知晓疾病的成因。

由于缺乏文献资料以及对古代疾病暴发的起因了解不足，在战争中蓄意使用生物武器的案例很少。针对军队疫情暴发的指控往往被指向敌人的蓄意为之。鉴于很难确定疾病暴发的起源，特别是在理解细菌理论之前，提出这种指控的一些人可能是真诚地认为，他们所遭受的疾病暴发是对手人为制造的。然而，在许多情况下，关于生物战争指控的动机是为了将自然事件的责任转嫁到对手身上，以达到制造舆论的目的。而这种指控最早被记载的例子是赫梯人的“替罪羊仪式”，在这种仪式中，一只山羊被献祭，以安抚被认为是祸害来源的愤怒的神灵，并要求将这种疾病传染给该组织的敌人[4]。在其他情况下，判断疾病暴发是故意引起的，往往是基于间接证据回顾性分析的结果。

生物武器最早的使用依赖于污染物或载体作为媒介。原始部落使用从动植物中提取的毒素涂抹在弓箭之上，以增加箭的杀伤力；鞑靼人在1346年将死于瘟疫的人的尸体投掷到被围困的卡法城内；英国士兵在1763年将被天花病毒污染的毯子送给敌对的美洲原住民部落[4,5]。然而，鉴于当时这些疾病的普遍流行，并且缺乏权威记录，因此很难确定这些攻击是否成功。

1.4 生物战现代历史

细菌理论认为微生物是导致疾病的病原体，微生物学的出现使科学家能够人工培养细菌和病毒，并对它们进行研究，这些理论的发展翻开了生物战的新篇章。在20世纪40年代，随着微生物大规模生产工艺的进步和空气生物学领域的发展，针对微生物等生物物质空中布撒手段的研发，以及危害影响的科学研究，大大释放了生物武器的潜在破坏力。

在现代，对疾病和生物武器的防御也进步显著。一旦细菌理论被广泛接受，就有可能通过改善卫生条件来阻止疾病的传播。应用微生物学还促进了疫苗的研制，进而预防许多常见疾病。青霉素的发现，首次为医生提供了治疗一系列细菌性疾病的手段。本节将首先讨论从第一次世界大战到第二次世界大战的生物武器计划的历史，然后讨论冷战和后冷战时代的主要生物武器计划。

1.4.1 一战至二战期间的生物战项目

第一次世界大战期间，德国成为第一个将微生物学新理论应用于战争的国家。德国组建了培养和运送动物病原体的国际网络，其关注重点是炭疽芽孢杆菌（引起炭疽的细菌）和鼻疽伯克霍尔德菌（引起鼻疽病的细菌），以防止骑兵和驮畜从中立国家向盟军运输物资。虽然德国的生物破坏行动是广泛的，但他们最终被证明未能产生预期效果[6]。为了应对第一次世界大战期间化学战的恐怖，1925年《日内瓦议定书》规定禁止使用化学和生物武器。但是，《日内瓦议定书》没有禁止发展化学和生物武器，大多数签署国受到生物武器攻击时，保留着进行对等报复的权利。因此，事实上，这项条约并没有阻止各国在两次世界大战期间发展生物武器。

到第二次世界大战开始时，包括英国、加拿大、法国、日本、苏联和美国在内的大多数国家都有进攻性和防御性生物战计划[7]，而匈牙利、意大利和波兰也在20世纪30年代启动了小规模的生物武器计划[5]。然而，为抵抗德军，波兰的计划促成了使用化学和生物制剂进行的广泛破坏和暗杀活动[4]。令人惊讶的是，纳粹德国虽然发展了强大的化学武器能力，却没有开展进攻性生物武器活动。阿道夫·希特勒禁止发展生物武器，并下令只允许采取防御措施，但其中原因未知[8]。

法国和苏联是最早在和平时期启动生物武器计划的国家。法国于1921年开始探索使用病原体作为战争手段的可能性，并进行了近20年的实验室研究和实地试验。虽然法国人是创新者，因为他们第一个认识到生物制剂气溶胶传播的潜在优势，但因缺乏政治兴趣和资金支持使该计划推进受限。该计划在20世纪30年代末为应对来自德国的威胁而加速，但在1940年德国入侵和占领之前，该计划并没有生产任何实质性的生物武器[9]。

苏联在1925年启动了生物武器计划。虽然苏联最初进行了积极研究和测试活动，但在斯大林的“大清洗”期间，微生物学家遭到冲击。因此，苏联在1941年德国入侵后并没有准备实施生物战。关于苏联在斯大林格勒战役中使用土拉弗朗西斯菌（引起土拉热的细菌）对付德军的说法，并没有得到实质性证据的支持[10,11]。

1931年，在军事科研人员石井四郎的领导下，日本启动侵略性的生物武器计划，是这个时代同类计划中规模最大的。731部队和相关组织的日本科研人员对数千名囚犯进行了可怕的实验，并多次对中国平民和士兵使用生物武器。尽管日本人的研究范围很广，投入了大量的资源，但始终无法克服其中重大的科学和技术障碍。他们能够生产数百千克生物战剂，但其生产工艺粗糙，效率低下。日本也未能研制出播散生物战剂的有效弹药；相反，他们不得不依靠感染鼠疫耶尔森菌（引起鼠疫的细菌）的跳蚤等媒介进行播散，以及使用霍乱弧菌（引起霍乱的细菌）和伤寒沙门氏菌（引起伤寒的细菌）污染的食物和水源来传播疾病。日本在 1939 年首次对苏联军队使用了有限规模的生物武器。1939 年至 1942 年间，日本人还对中国平民和士兵进行了多次炭疽芽孢杆菌、鼻疽伯克霍尔德菌、霍乱弧菌、伤寒沙门氏菌和鼠疫耶尔森菌的攻击。虽然日本人成功地造成了广泛的流行病，但他们的技术被证明是不可靠的，并且同时也造成了日本人的伤亡，并没有为日本在对中国作战中提供重大优势。这些攻击是 20 世纪唯一得到证实的大规模使用生物武器的事件。1945 年，日本投降并被美国占领，日本的生物武器计划随之结束。石井四郎和他的同事通过向美国提供生物武器研究的信息作为交换，逃避了战争罪的审判[12]。

在第二次世界大战期间，美国、英国和加拿大联合开发生物武器。盟军开发的唯一用于实战的是被炭疽芽孢杆菌污染的牛饼，英国打算在德国发动生物战的情况下用它来对付德国的牛群。而最先进的生物武器项目是研制了一种小型炸弹，以散布液态含菌培养基。气溶胶云中的炭疽芽孢杆菌弹药是根据英国的设计，并在加拿大进行实地测试的，再由美国大规模生产。美国也以工业级炭疽芽孢杆菌来填充到小型炸弹中。在战争结束之前，炭疽芽孢杆菌及相应的小型炸弹均已完成[13,14]。

1.4.2 冷战和冷战后时期的生物战计划

冷战期间，美国和苏联发展了尖端生物武器计划。除超级大国外，罗德西亚（现津巴布韦）和南非也曾研制和使用生物武器，伊拉克在 1991 年海湾战争前夕部署了生物武器。近期，叙利亚和朝鲜潜在的生物武器计划已成为国际社会的主要关切。

美国的生物武器计划在第二次世界大战结束时逐步减少，但在 1950 年朝鲜战争暴发后，又重新恢复。美国在马里兰州的德特里克堡进行研究，在阿肯色州的派恩布拉夫兵工厂进行量产，并在犹他州的达格威生物武器试验场和海外基地测试生物武器。在其计划的过程中，美国选择炭疽芽孢杆菌、土拉弗朗西斯菌、肉毒杆菌毒素和石房蛤毒素用作致命杀伤剂；以布鲁氏菌、委内瑞拉马脑炎病毒（VEEV）和 B 型葡萄球菌肠毒素用作失能性生物武器；以秆锈病（引起小麦茎锈病的真菌）和稻瘟病菌（引起稻瘟病的真菌）用作农业作物破坏剂。美国于1954 年放弃了动物杀伤剂方面的研究。美国储存了少量可布撒这些毒剂的喷洒坦克，作为战略武器，并储存了大量特种战术弹药，供在敌后作战的特种作战部队使用。1969 年，在对美国的化学和生物武器政策进行全面审查之后，美国总统理查德·尼克松决定单方面放弃使用生物武器，终止进攻性生物武器计划，并销毁现有的生物制剂和弹药库存。从那时起，美国军方只进行防御性研究和开发[15]。

二战后，英国立即将其生物武器计划调整为高级优先事项，而自从英国获得了核威慑力量，其进攻性研究和试验就逐渐停止，直到该计划完全以防御为导向。加拿大继续参加第二次世界大战期间开始的关于生物武器的三方合作，但未发展自己的生物武器能力，而是依靠其盟国发展。加拿大与美国和英国合作并在其支持下进行的生物武器研究和试验活动在美国生物武器计划结束后于 1969 年停止。法国的生物武器计划遵循了与英国计划类似的轨迹，尽管法国的进攻性计划在 20 世纪 60 年代初有过短暂的复兴，其基础是在战场上使用毒素和使人失能的生物武器。然而，从 20 世纪 60 年代中期开始，法国的计划从进攻性研究转向了防御性研究。法国于 1972 年签署《禁止生物武器公约》时，从事实上放弃进攻性生物武器计划，转变为法律上的放弃[16-18]。

冷战期间，苏联推行了世界上最庞大的生物战计划。苏联军方在扎戈尔斯克、斯维尔德洛夫斯克和基洛夫设有生物武器设施，并在咸海的沃兹罗日德涅岛建有一个设施用于测试。这些军事设施储存有生物战剂，包括：炭疽芽孢杆菌、鼠疫耶尔森菌和天花病毒。斯维尔德洛夫斯克的设施于 1979 年发生炭疽芽孢杆菌意外泄漏，导致该市炭疽病暴发，造成至少 68 人死亡。1974 年，苏联成立了一个新的准民间组织（生物武器组织），其目的是应用生物技术的进步来制造新的病原，并改进已有的生物武器。奥博伦斯克的应用微生物学科学研究所和科利佐沃的分子生物学科学研究所［也称“维克托（VECTOR）”］的任务是改造病原体，使其更具杀伤力。列宁格勒的超纯生物制剂研究所致力于开发稳定、干燥、研磨和传播生物战剂的改进方法。Biopreparat 公司还维持着一个由六个生产厂组成的生产网络，在战时可调动这些工厂以每年数千吨的效率生产生物战剂。直到苏联解体时，Biopreparat 已经成为一个拥有 50 个研究和生产设施、3 万多名员工的庞大综合体。在其生产实施过程中，苏联选择了下列生物战剂用作杀伤人员的生物武器：炭疽芽孢杆菌、土拉弗朗西斯菌、鼠疫耶尔森菌、布鲁氏菌、鼻疽伯克霍尔德菌、类鼻疽伯克霍尔德菌、贝氏柯克斯氏菌（引起 Q 热的细菌）、普氏立克次体（引起斑疹伤寒的细菌）、天花病毒、委内瑞拉马脑炎病毒、马尔堡病毒和肉毒毒素。苏联军方开发了炸弹和喷雾罐，在战场上和城市中投放这些生物战剂。苏联的生物武器计划在实验室开发基因工程武器方面取得了一些进展，但在 Biopreparat 能够在实地试验中展示这些新武器之前，苏联就解体了。苏联农业部也进行了反动物和反作物病原体作为武器的研究。虽然叶利钦总统正式终止了俄罗斯从苏联继承下来的进攻性生物武器计划，但俄罗斯仍保留着三处军事微生物基地，这些基地曾是进攻性计划的一部分，而且这些设施仍然对外界关闭[11]。美国仍然对俄罗斯没有充分遵守《禁止生物武器公约》感到关切[19]。

20 世纪 70 年代，罗德西亚（现津巴布韦）使用粗制的化学和生物制剂，作为对寻求推翻白人少数政府的反叛组织进行残酷反叛乱运动的部分手段。虽然主要的策略是用各种毒药污染游击队及其支持者使用的衣服、食物和饮料，但罗德西亚人也使用霍乱弧菌污染游击队所依赖的水源。1978—1980 年罗德西亚农村人类和牛的大规模炭疽暴发，已被一些人归因于罗德西亚官方，但最近的研究表明，这是一次自然暴发，并且由于该国内战期间兽医和公共卫生服务中断而加剧[20]。20 世纪 80 年代，南非种族隔离时期的生化武器计划“海岸计划”也采用了类似的技术，该计划向南非安全部门成员提供少量毒药、毒素和病原体，病原体包括：炭疽芽孢杆菌、霍乱弧菌和鼠伤寒沙门氏菌（引起沙门氏菌病的细菌），用来污染食物和饮料，暗杀反种族隔离组织者[21]。

1985 年，伊拉克在两伊战争时期启动了生物战计划，并在接下来的 6 年里取得了重大进展。到 1991 年海湾战争暴发时，伊拉克已经大规模生产了炭疽芽孢杆菌、肉毒杆菌毒素和黄曲霉毒素，并将这些制剂填充到飞毛腿导弹弹头和航空炸弹中。伊拉克在 1991 年夏天秘密销毁了其生产的生物制剂和武器，原因是担心被消除伊拉克核武器、生物武器和化学武器的联合国特别委员会（特委会）发现。1995 年，特委会迫使一名叛逃的伊拉克高级官员披露了伊拉克的生物武器生产、试验和武器化活动。然而，特委会及其后继机构联合国监测和核查委员会（监核视委）都未能充分核实伊拉克对其过去生物武器工作的陈述。2003 年，美国指控伊拉克拥有移动式生物制剂生产车辆和生物武器库存。在美国入侵伊拉克之后，支持这些评估的情报被发现存在严重缺陷，伊拉克调查小组确定，伊拉克确实在 20 世纪 90 年代放弃了生物武器方案，后来也没有恢复这些武器的工作[2]。

西方情报人士早期就认为叙利亚有生物战计划。2014 年，美国国防情报局

(DIA）向国会报告称，“叙利亚可能有能力进行有限的生物制剂生产，然而不认为叙利亚已经实现了将生物制剂作为有效大规模杀伤性武器的能力”[22]。与此同时，叙利亚高级官员间接提到拥有生物武器[23]，但几乎没有公开证据证明叙利亚生物武器方案的存在或运行状况[24]。2014 年，叙利亚向执行《禁止化学武器公约》的国际组织禁止化学武器组织（OPCW）申报了一个蓖麻毒素生产设施，作为其化学武器计划的一部分。叙利亚声称已销毁其在 2013 年 9 月加入《禁止化学武器公约》之前生产的所有蓖麻毒素，但禁止化学武器组织一直无法核实其关于生产和处置该毒素的说法[25,26]。作为一种毒素，蓖麻毒素被认为是化学武器和生物武器，但尚不清楚蓖麻毒素计划是否是西方情报机构评估叙利亚生物武器计划的唯一依据，也不清楚是否存在叙利亚开发用作武器的细菌或病毒制剂的机密信息。

朝鲜是另一个长期以来被怀疑秘密开展生物武器计划的国家，但支持这一评估的细节性信息很少。根据美国国务院的说法，“朝鲜长期拥有生物武器能力和生物研究基础设施，可以支持生物武器计划”[27]。2012 年，韩国国防部报告称，朝鲜的生物武器计划包括炭疽芽孢杆菌、天花病毒、鼠疫耶尔森菌、土拉弗朗西斯菌和一种未指明的出血热病毒[28]，然而这些情报大部分来自不可靠的脱北者[29]。平壤生物技术研究所生产用作生物杀虫剂的苏云金芽孢杆菌，已被确定为潜在的生物战剂。根据对研究所安装的炭疽芽孢杆菌生产设备图片的分析[30]，尽管该研究所存在两用设备，并不足以证明该设施有能力安全生产炭疽芽孢杆菌，更无法证明其是生物武器计划的一部分[31]。

1.5 不使用生物武器的合理解释

尽管自 20 世纪 40 年代以来生物武器研发取得了重大进展，但没有证据表明基于气溶胶散布技术的现代生物武器可以或已经被成功使用。一些国家诉诸使用生物武器，也较为罕见，如罗德西亚和南非，它们使用的是不够先进的播散手段。分析近代较少使用的原因，对于确定导致这种限制的条件是否可能继续保持强劲是很重要的。生物武器在现代很少使用的原因可能有三个。

第一，使用这些武器存在着巨大的道德规范性障碍。自古以来，多种文明和宗教都认为使用病原体作为武器是禁忌。这种对使用毒药或疾病作为战争工具的厌恶感，近几个世纪以来就已编入国家法律禁令，20 世纪已编入国际法。1925 年《日内瓦议定书》禁止使用生物武器，1972 年《禁止生物武器公约》禁止发展、生产或获取这类武器。《禁止生物武器公约》是第一个宣布一整类武器为非法的条约，它通过宣布使用生物武器是“人类良知所憎恶的”，加强了反对这类武器的长期准则。

第二，军事组织有现实理由将生物武器不纳入其武器库和战争计划。安全储存和处理这些武器会造成后勤困难，在战斗中使用这些武器会造成重大的行动问题。早期的生物武器效力有限，后果存在不确定性，因为它们依赖于媒介，如昆虫或啮齿类动物，或通过污染食物或水来感染敌人。以气溶胶散播为基础的现代生物武器容易受到大气条件变幻莫测的影响。而这些给军事决策人员带来了不确定性，并存在因风向变化而造成己军意外感染的风险。

第三，从政治和战略层面考量不使用生物武器。这些武器的使用可能因担心遭到报复或使冲突升级而受到限制。日本、罗德西亚（现津巴布韦）和南非只是对那些无法以牙还牙的对手发动了生物战。国内或国际对使用这些非法武器的反应，而不是禁令本身，也可能产生抑制作用。

令人担忧的是，对使用生物武器的所有这三项限制可能正在减弱。就机构能力和资源而言，《禁止生物武器公约》仍然是主要大规模杀伤性武器不扩散条约中最弱的。叙利亚继续使用化学武器，国际社会无法追究叙利亚政权公然违反《禁止化学武器公约》的责任，这表明了规范限制的局限性。第二个制约因素是作战和后勤问题，由于技术进步可能使这些武器更容易、更安全地生产和储存，使用时更有效，因此在现在的应用场景下适用性显著提升。最后，美国及其盟国在常规军事技术方面的主导地位，可能会强烈刺激心怀不满的行为者使用生物武器，作为不对称战略的一部分，这种战略超过使用这些武器的政治和战略危害。个别国家可能会认为，它们可以利用其生物武器作为增强力量的手段，并且调整其使用这些武器的方式，以避免挑起敌对政权的报复行为，甚至进行匿名攻击，从而完全避免报复行为。与核武器一样，自第二次世界大战以来，没有生物武器被大规模使用值得庆祝，但这不是忽视的理由。

1.6 生物恐怖

在 20 世纪 90 年代中期，恐怖分子获取和使用生物武器的可能性成为一种现实安全威胁。2001 年 9 月 11 日的恐怖主义攻击和“炭疽邮件”攻击将生物恐怖主义提升到国际安全议程的首位[32]。本节回顾了生物恐怖主义的四个最重要案例，并评估了生物恐怖主义目前的威胁。

生物恐怖主义事实上并不多见。在 20 世纪，只有 8 个恐怖主义团体成功地获得了生物制剂[33]。在 2001 年炭疽信件攻击之前，只有一个组织，即俄勒冈州巴格万·什里·拉杰尼什大师的门徒，设法使用生物制剂造成伤亡。虽然与国家行为者相比，恐怖分子发展生物武器的资源较少，但他们的需求也往往是有限的。与国家不同的是，恐怖分子可以在不研制生物战剂的情况下实现其目标，这种生物战剂可以大量生产并长期储存，通过高效可靠的装置播散，并通过为战场条件定制的装备实施投放。然而，寻求造成大规模伤亡的恐怖分子在获取和生产生物制剂，以及设计有效的播散装置方面仍然面临重大障碍，因此如果恐怖分子的兴趣仅限于造成少量伤亡或大规模破坏，他们面临的障碍则相对较少。正如 2001 年以来“炭疽邮件”的播散所表明的那样，有意制造恐怖和破坏的个人只需要一种粉末状物质和一张威胁便条就可以实现其目标。

1.6.1　奥修教

1984 年，奥修教（Rajneeshees）的成员在俄勒冈州达拉斯的沙拉吧里下毒，导致 751 名市民患病。从 1981 年在沃斯科建立牧场开始，奥修教发现自己陷入了与州和地方当局的一系列纠纷中。作为影响当地选举策略的一部分，该邪教组织用他们在诊所里获取的鼠伤寒沙门氏菌发动了生物恐怖攻击。然而，公共卫生官员认为，大规模食物中毒的原因是餐馆的食品处理人员不卫生的做法所导致的。因此，直到攻击策划者与邪教组织发生内讧，组织领导人公开指责策划者毒害当地官员和民众，攻击者的真实身份才被披露[34]。

1.6.2　奥姆真理教

日本邪教奥姆真理教（Aum Shinrikyo）是已知的唯一一个试图制造生物气溶胶以造成大规模伤亡的邪教团体。然而，由于科学、技术、操作和组织上的缺陷，奥姆真理教在生物攻击方面的尝试没有成功。奥姆真理教由麻原彰晃领导，其特点是以一种世界末日的意识形态，指导谋杀非信徒。虽然奥姆真理教的动机是混合宗教信仰，它也拥有一个极其雄心勃勃的政治目标，即推翻日本政府。尽管奥姆真理教拥有大量的财政资源、许多具有科学背景的成员以及不受日本当局控制的行动能力，但奥姆真理教在 1990 年至 1995 年期间进行的 10 次生物武器攻击未遂事件中，没有一次造成伤亡。奥姆真理教无法开发出有效的雾化装置，进而导致该邪教转向依赖化学武器。该组织于 1994 年 6 月在松本和 1995 年 3 月在东京地铁系统释放了神经性毒气，共造成 19 人死亡，1000 多人受伤。

奥姆真理教的经验使人们对恐怖分子在发展生物武器方面所面临的困难有所了解。虽然该组织有充足的资金和装备，但他们的生物攻击尝试遇到了一些障碍。在科学层面上，奥姆真理教的计划，并不是由一个懂得如何与细菌打交道的微生物学家来管理并实施的。因此，奥姆真理教无法从野生环境中培养出致命的肉毒杆菌菌株，而唯一能够获得的炭疽芽孢杆菌菌株是用于动物的疫苗株。在技术层面，生产的炭疽芽孢杆菌质量非常低。奥姆真理教也缺乏播散炭疽芽孢杆菌液体培养基的工程能力。他们的喷雾器容易损坏、泄漏、堵塞，并且不能或非常低效地产生 1～5 μm 大小的颗粒。具体到行动一级，奥姆真理教没有表现出对有利于生物武器攻击的适当环境条件的了解。例如，该组织试图在白天播散其生物制剂，这使制剂暴露在紫外线辐射和热上升气流中，降低了生物制剂的活性和气溶胶覆盖的面积[35]。

奥姆真理教的失败表明，能够通过雾化剂造成大规模伤亡的生物恐怖袭击并不像通常所描述的那样容易。开发生物武器需要正确的病原体菌株、以适合传播的形式生产病原体的能力，以及在所需位置有效播散病原体的方法，奥姆真理教在所有这些环节中都失败了。奥姆真理教的实践表明，仅有金钱、设备和受过教育的人员不足以生产生物武器，还需要科学技术和组织技能的支撑。

1.6.3 炭疽邮件

在 2001 年 9 月和 10 月，装有炭疽芽孢杆菌粉末的信封被邮寄给参议员达施勒（D－SD）和莱希（D－VT）以及佛罗里达州和纽约市的 5 家媒体，共引起炭疽感染病例 22 例，其中皮肤炭疽 11 例，吸入性炭疽 11 例，吸入性炭疽病例中的 5 例死亡。炭疽邮件的攻击也产生了广泛的连锁反应，迫使成千上万的人服用抗生素作为预防措施，扰乱了美国邮政服务秩序，美国参议院暂时关闭，引起了全国范围内对邮件安全的担忧，并引发了大量的虚假警报和涉及白色粉末的恶作剧。总的来说，事件造成的损失估计为 60 亿美元。炭疽信件攻击被联邦调查局戏称为“炭疽邮件”。

2008 年 8 月，美国联邦调查局宣布，在“炭疽邮件”事件中唯一的嫌疑人是布鲁斯·艾文斯，其是位于德特里克堡的美国陆军传染病医学研究所（USAMRIID）的传染病微生物学家和炭疽疫苗的研究员。而就在宣布这一消息的几天前，经历一年多调查的艾文斯，知道自己即将因“炭疽邮件”攻击而被起诉，他故意吸毒过量自杀。联邦调查局提供的最有力证据表明，在美国陆军传染病医学研究所艾文斯的实验室里发现了炭疽芽孢杆菌。同时，联邦调查局利用微生物法医学这一新学科完成了相关调查，并在证据之间建立联系，这门学科使用强大的分析技术来确定用作武器的病原体或毒素的遗传、化学和物理特性。在炭疽邮件被寄给参议员和媒体之前，艾文斯还在实验室里度过了很长一段无人监督的夜晚和周末[36]。

艾文斯寄出炭疽邮件的动机可能是他对炭疽疫苗研发进度的缓慢感到沮丧。到 2001 年秋季，由于技术、官僚主义、政治和财政问题，这项工作实际上已陷入停顿。根据联邦调查局的消息，艾文斯当时也患有严重的精神疾病。在9·11 事件之后，艾文斯担心下一次攻击可能是使用生物武器，这种武器会造成比 9·11 事件更大的破坏。艾文斯打算把炭疽邮件作为对国家的警告，告诫人们生物武器构成的危险以及加强防御这些武器的必要性。

尽管关于艾文斯是否、如何以及为什么进行炭疽邮件攻击的重要问题尚未得到答案，但可以就这一案件对评估生物恐怖主义构成的威胁影响提出几点意见。艾文斯拥有一定的经验、技能和广泛的隐性知识，而这些知识和技能只有隶属于国家生物防御项目的个人才能拥有。艾文斯是一名微生物学家、博士，拥有超过 20 年炭疽病相关病原的工作经验，被认为是细菌培养、芽孢形成和纯化方面的专家，并在使用炭疽芽孢杆菌制备气溶胶方面拥有丰富的经验。艾文斯在美国陆军传染病医学研究所的工作也为他提供了便利，比如可以接触到炭疽芽孢杆菌等高毒性菌株。炭疽病病原体、设备齐全的生物实验室、实验室工作的经验、炭疽病免疫接种和纯化程序等知识同时具备促成了这次成功的“攻击”，但这些资源往往是恐怖主义集团难以获得的。

送到参议员达施勒和莱希手中的炭疽芽孢浓度高，雾化性能好，许多人认为这种粉末是使用精密设备喷涂雾化生产的。联邦调查局认为，艾文斯能够用特定实验室设备生产出如此高质量的炭疽芽孢粉末，而不使用任何特殊添加剂，这引起了人们的关切，即尖端生物武器的技术门槛低于我们设想的水平。然而，这一推论忽略了艾文斯对炭疽芽孢杆菌拥有的高水平知识。即使艾文斯采用了低技术含量的方法来制造炭疽邮件中的粉末，但这并不意味着这种方法不需要很高的技术水平就能成功应用[2]。

1.6.4　圣战组织

圣战组织，特别是基地组织和伊斯兰国，已经表示有兴趣发展生物武器。1998 年 12 月，奥萨马·本·拉登宣称获取核武器、生物武器和化学武器是一种“宗教义务”。2003 年 5 月，一名沙特神职人员宣布对异教徒使用核武器、生物武器和化学武器合法化。

基地组织的生化武器计划代号为“扎巴迪计划”（阿拉伯语，酸奶的意思），创立于 1999 年，由基地组织第二号人物扎瓦希里领导。扎瓦希里之所以被生物武器所吸引，是因为他相信这些武器和核武器一样致命，而且制造起来相对简单，生物攻击的延迟效应会增加伤亡人数，而且防御这些武器将变得非常困难。到 2001 年，基地组织在阿富汗建立了两个实验室，获得了关于几种细菌病原体的科学文献，采购了生产设备，招募了微生物学家，而其中一位是专门负责生产炭疽芽孢杆菌的。基地组织的发展因无法获得炭疽芽孢杆菌菌株，同时尚未掌握生物制剂雾化技术而受阻。据被俘的基地组织成员说，该组织的生物战努力还处于早期的“概念阶段”，并且该计划被美国入侵阿富汗破坏了。因为关键成员的死亡或被捕，基地组织在生物武器方面的野心进一步受挫[2]。虽然基地组织在这一领域的愿望超出了它的能力，但事实上，基地组织一直对这些武器充满兴趣。

伊斯兰国展示了在获取、使用化学和生物武器时的风险因素（乔纳森·塔克在其他团体的活动中确认识别过），包括一个有魅力的领导层，其宏伟目标受到一种世界末日意识形态的驱使，这种意识形态致力于极端程度的暴力，并展示出创新和实践能力[37]。然而，到目前为止，伊斯兰国只能开发和使用基于氯和芥子气制剂的粗制化学武器[38,39]。证明伊斯兰国对生物武器感兴趣的主要证据，是 2014 年从一名伊斯兰国成员身上找到的所谓“末日笔记本电脑”，其中包含一份关于如何开发包括鼠疫在内的生物武器的文件[40,41]。生物武器“手册”是一份圣战文件的副本，该文件已经在网上发布多年，只包括如何培养细菌的基本信息，而没有提供任何将细菌转化为可行的生物武器的说明[38,42]。这本手册似乎与其他圣战生物武器“手册”类似，这些手册往往是初级的，缺乏重要的细节或包括不正确的信息，无法指导生产足够数量或质量的病原体或毒素以造成大规模伤亡，并且没有描述传播生物制剂的技术[42]。受到伊斯兰国启发或指示的个人或小团体有能力生产少量适合用于食品或饮料中毒的粗制细菌制剂或毒素，但如果没有广泛的专家协助，可能仍然无法雾化能够造成大规模伤亡的高威胁生物制剂。

1.7 结论

相对能够生产生物武器的国家和集团的数量，国家和恐怖分子发展生物武器的能力却远远滞后。生物武器今后造成的威胁严重程度将取决于两个知之甚少且难以影响的变量。第一个变量是生物技术革命对生物战中进攻与防御平衡的影响。虽然生命科学的进步加强了防御者，提供了核查生物武器控制协定的新能力，但也减少了攻击者研制更尖端武器和隐藏武器手段的障碍。由于生命科学创新步伐加快，这些技术不可避免地在全球扩散，以及生物技术的多用途性质，这会使得评估变得更加复杂。此外，隐性知识及社区实践等社会因素推动国家或恐怖主义团体将科学或技术突破转化为武器的能力[43,44]。多用途技术的一个不幸的副产品是，对生物防御研究的投资也产生了可应用于生物武器开发的新知识。

第二个关键变量是国家和非国家行为体对发展生物武器的兴趣程度。由于发展这些武器的能力已经十分普遍，因此，推动追求这些武器的主要因素将是意图。禁止生物武器的规范是否会继续限制这些武器的吸引力，安全关切或科学和军事领导人的官僚野心是否会压倒这种限制？将技术敏锐性、造成大规模伤亡的愿望和对生物武器的兴趣结合在一起的非国家行为体出现的可能性有多大？迄今为止，还没有一个恐怖主义团体将使用生物武器造成大规模死亡的能力和动机结合起来。绝大多数恐怖分子仍然倾向于使用枪支和炸弹进行破坏。2001 年 9 月 11 日的事件和伊斯兰国的惊人崛起生动地提醒我们，过去的经验并不总能可靠地预测未来的威胁。鉴于难以追踪恐怖主义集团和侦查发展生物武器的活动，这种集团可能很少或根本没有受到警告。防止这些团体的出现和滥用生物技术革命将是 21 世纪的重大安全挑战。

参考文献

[1] Schelling T. Foreword. In: Wohlstetter R, editor. Pearl Harbor: warning and decision. Palo Alto: Stanford University Press; 1962.

[2] Koblentz GD. Living weapons: biological warfare and international security. Ithaca: Cornell University Press; 2009.

[3] Tucker JB. The body's own bioweapons. Bull At Sci. 2008; 64: 16 - 22 - 56 - 57.

[4] Carus WS. The history of biological weaponsuse: what we know and what we don't. Health Secur. 2015; 13 (4): 1 - 37.

[5] Carus WS. A short history of biological warfare: from pre - history to the 21st century. Washington, DC: National Defense University; 2017.

[6] Wheelis ML. Biological sabotage in World War I. In: Geissler E, Moon J, editors. Biological and toxin weapons: research, development and use from the middle ages to 1945. Oxford: Oxford University Press; 1999. p. 35 - 62.

[7] Geissler E, Moon J, editors. Biological and toxin weapons: research, development and use from the middle ages to 1945. Oxford: Oxford University Press; 1999.

[8] Geissler E. Biological warfare activities in Germany, 1923—1945. In: Geissler E, Moon J, editors. (1999) Biological and toxin weapons: research, development and use from the Middle Ages to, vol. 1945. Oxford: Oxford University Press; 1999. p. 91 - 126.

[9] Lepick O. French activities related to biological warfare, 1919 - 45. In: Geissler E, Moon J, editors. Biological and toxin weapons: research, development and use from the middle ages to 1945. Oxford: Oxford University Press; 1999. p. 70 - 89.

[10] Bojtzov V, Geissler E. Military biology in the USSR, 1920 - 45. In: Geissler E, Moon J, editors. Biological and toxin weapons: research, development and use from the middle ages to 1945. Oxford: Oxford University Press; 1999. p. 153 - 67.

[11] Leitenberg M, Zilinskas RA. The Soviet Biological Weapons Program: a history. Cambridge: Harvard University Press; 2012.

[12] Harris SH. Factories of death: Japanese biological warfare, 1932 - 45, and the American coverup. 2nd ed. London: Routledge; 2002.

[13] Carter GB, Pearson GS. British biological warfare and biological defence, 1925 - 45. In:

Geissler E, Moon J, editors. Biological and toxin weapons: research, development and use from the Middle Ages to 1945. Oxford: Oxford University Press, vol. 1999; 1999. p. 168 – 89.

[14] Moon J. US biological warfare planning and preparedness: the dilemmas of policy. In: Geissler E, Moon J, editors. biological and toxin weapons: Research, development and use from the Middle Ages to 1945. Oxford: Oxford University Press; 1999. p. 215 – 54.

[15] Moon J. The US Biological Weapons Program. In: Wheelis ML, Lajos R, Dando M, editors. Deadly cultures: biological weapons since 1945. Cambridge: Harvard University Press; 2006. p. 9 – 46.

[16] Balmer B. The UK Biological Weapons Program. In: Wheelis ML, Lajos R, Dando M, editors. Deadly cultures: biological weapons since 1945. Cambridge: Harvard University Press; 2006. p. 47 – 83.

[17] Avery D. The Canadian Biolgoical Weapons Program and the Tripartite Alliance. In: Wheelis ML, Lajos R, Dando M, editors. Deadly cultures: biological weapons since 1945. Cambridge: Harvard University Press; 2006. p. 84 – 107.

[18] Lepick O. The French Biological Weapons Program. In: Wheelis ML, Lajos R, Dando M, editors. Deadly cultures: biological weapons since 1945. Cambridge: Harvard University Press; 2006. p. 108 – 31.

[19] Department of State. Adherence to and compliance with arms control, nonproliferation and disarmament agreements and commitments. Washington, DC: Department of State; 2017.

[20] Glenn C. Dirty war: Rhodesia and chemical biological warfare 1975 – 1980. West Midlands: Helion; 2017.

[21] Gould C, Folb P. Project Coast: Apartheid's Chemical and Biological Warfare Programme. Geneva: United Nations Publications; 2002.

[22] Flynn M. Statement before the senate armed service committee: annual threat assessment. Washington, DC: Defense Intelligence Agency; 2014.

[23] Lentzos F. Syria and bioweapons: the need for transparency. BullAt Sci. 2013. http://thebulletin.org/syria – and – bioweapons – need – transparency. Accessed 22 Sept 2017.

[24] Ben Ouagrham – Gormley S. Bioweapons alarmism in Syria. BullAt Sci. 2013. http://thebulletin.org/bioweapons – alarmism – syria. Accessed 22 Sept 2017.

[25] Deutsch A. Exclusive: Syria reveals more chemical weapons facilities to watchdog – sources. Reuters. 2014. http://www.reuters.com/article/2014/09/17/us – syria – crisis – chemicalweapons exclusiv – idUSKBN0HC1GA20140917? utm _ source1/4 twitter. Accessed 22 Sept 2017.

[26] Lynch C. The world may never know if Syria really destroyed all its chemical weapons.

Foreign Policy. 2016. http：//foreignpolicy. com/2016/08/31/the - world - may - never - know - if - syria - reallydestroyed - all - its - chemical - weapons/. Accessed 22 Sept 2017.

[27] Department of State. Adherence to and compliance with arms control，nonproliferation and disarmament agreements and commitments. Washington，DC：Department of State；2015.

[28] Ministry of National Defense. 2012 Defense White Paper. Ministry of National Defense，Seoul. 2012. http：//www. mnd. go. kr/user/mnd _ eng/upload/pblictn/PBLICTNEBOOK _ 20130813055 - 3561260 . pdf. Accessed 22 Sept 2017.

[29] International Institute for Strategic Studies. North Korean security challenges：a net assessment. London：International Institute for Strategic Studies；2011.

[30] Hanham M. Kim Jong un tours pesticide facility capable of producing biological weapons. 38 North. （2015） . http：//www. 38north. org/2015/07/mhanham070915/. Accessed 22 Sept 2017.

[31] Ben Ouagrham - Gormley S. Potemkin or real? North Korea's Biological Weapons Program. BullAt Sci. 2017. http：//thebulletin. org/potemkin - or - real - north - korea% E2%80%99sbiological - weapons - program10957. Accessed 22 Sept 2017.

[32] Koblentz GD. Predicting peril or the peril of prediction? Assessing the risk of CBRN terrorism. Terrorism Polit Viol. 2011；23：501 - 20.

[33] Carus WS. Bioterrorism and biocrimes：the illicit use of biological agents in the 20th century. Washington，DC：National Defense University；2001.

[34] Carus WS. The Rajneeshees（1984） . In：Tucker JB，editor. Toxic terror：assessing terrorist use of chemical and biological weapons. Cambridge：MIT Press；2000. p. 115 - 37.

[35] Rosenau W. Aum Shinrikyo's Biological Weapons Program：why did it fail? Stud Conflict Terrorism. 2001；24：289 - 301.

[36] Koblentz GD，Tucker JB. Tracing an attack：the promise and pitfalls of microbial forensics. Survival. 2010；52：159 - 86.

[37] Tucker JB，editor. Toxic terror：assessing terrorist use of chemical and biological weapons. Cambridge：MIT Press；2000.

[38] Stenersen A. Islamic State dabbles with chemical weapons. Jane's Intell Rev. 2015.

[39] Quillen C. The Islamic State's evolving chemical arsenal. Stud Conflict Terror. 2016；39 (11)：1019 - 30.

[40] Doornbos H，Moosa J. Found：the Islamic State's terror laptop of doom. Foreign Policy. 2014. http：//foreignpolicy. com/2014/08/28/found - the - islamic - states - terror - laptop - of - doom/. Accessed 22 Sept 2017.

[41] Doornbos H，Moosa J. Recipes from the Islamic State's laptop of doom. Foreign Policy. 2014a. http：//foreignpolicy. com/2014/09/09/recipes - from - the - islamic - states -

laptop - of - doom/. Accessed 22 Sept 2017.

[42] Stenersen A. Chem - bio cyber - class: assessing jihadist chemical and biological manuals. Jane's Intell Rev. 2007; 8 - 13.

[43] Ben Ouagrham - Gormley S. Barriers to bioweapons: the challenges of expertise and organization for weapons development. Ithaca: Cornell University Press; 2014.

[44] Vogel KM. Phantom menace or looming danger? A new framework for assessing bioweapons threats. Baltimore: Johns Hopkins University Press; 2013.

第 2 章　生物不扩散的全球协作及其局限性

Maria Hecht, Stefan Kloth, and Min - Hi Lee

由于不断推进的全球化，个人、政府和组织之间的多层次互动以及流动性的增加，病原体比以往任何时候都能够更迅速地传播，这是一个需要受到国际关切的问题。因为预防措施，如可能构成生物武器风险的药剂的防扩散，需要由公共卫生、生物安全或安保部门，以及政府和非政府组织等部门组成负责任的执行队采取统一行动，在这方面，不仅模糊了地域界限，而且也模糊了主题界限。现在很容易获得关于生物制剂的基本知识，因为研究在不断深入，技术正在迅速发展，几乎在任何时间和地点都可以获得相关信息。因此，来自生物学、微生物学或相关工作领域的研究成果可归类为“两用性”。这意味着，科学发现既可用于和平目的，也可用于敌对目标[1]。一个重要因素是快速发展的技术，科学家应该意识到这种知识所承担的风险。科学家受过良好的教育，因此能够利用知识和技术装置[2]。

为了应对这一挑战，针对生物不扩散的不同方面和相关议题采取了许多办法。本章介绍了相关方案、条例和具有约束力的国际协定，以概述各国、机构和集群在生物不扩散方面正在开展的活动（见表 2 - 1）。

M. Hecht · S. Kloth (✉)
Strengthening Global Health and Biosecurity, Robert Koch Institute, Berlin, Germany
e - mail: KlothS@rki. de

M. - H. Lee
Strengthening Global Health and Biosecurity, Robert Koch Institute, Berlin, Germany
Federal Information Centre for Biological Threats and Special Pathogens (IBBS), Robert Koch Institute, Berlin, Germany

表 2－1　根据国际法在本章讨论的说明及其主要重点

2.1 受国际法约束的组织	2.2 不受国际法约束的组织
2.1.1 日内瓦议定书(1925)	2.2.1 澳大利亚集团(1985)
2.1.2 禁止生物武器公约(1975)	2.2.2 全球卫生安全倡议(2001)
2.1.3 生物多样性公约(1993) 2.1.5 世卫组织天花病毒研究咨询委员会(1999) 2.1.6 联合国安全理事会第 1540 号决议(2004)	2.2.3 防止大规模杀伤性武器和材料扩散的全球伙伴关系(2002) 2.2.4 欧盟化生放核中心(2010)
2.1.4 名古屋议定书(2014)	2.2.5 全球卫生安全议程(2014)

2.1 受国际法约束

2.1.1 日内瓦议定书

《关于禁止发展、生产和储存细菌（生物）及毒素武器和销毁此种武器的公约》和《关于禁止发展、生产、储存和使用化学武器及销毁此种武器的公约》是 1925 年签署的《关于禁止在战争中使用窒息性、毒性或其他气体和细菌作战方法的日内瓦议定书》的延续文件[3]。第一次世界大战后，《日内瓦议定书》的达成是新武器系统迅速发展的结果。在第一次世界大战期间，化学武器被大量使用。该议定书禁止使用生物或化学武器。然而，它只是提到生物或化学武器的实际使用，而没有提到这些武器的发展、生产和储存。

2.1.2 禁止生物武器公约

《禁止生物武器公约》[4]于 1972 年开放供签署，并于 1975 年生效，是一项特殊制度。这是第一个禁止一整类武器的多边裁军条约。到目前为止，已有 182 个缔约国和 5 个签署国。乍得、科摩罗、吉布提、厄立特里亚、以色列、基里巴斯、密克罗尼西亚联邦、纳米比亚和南苏丹均未批准或签署《禁止生物武器公约》。

如今，越来越明显的趋势表明，《禁止生物武器公约》正在从一个处理裁军问题的制度，转变为一个处理公共卫生安全问题的制度。过去曾就核查问题进行过艰难和有争议的讨论，而且西方集团、东欧集团和不结盟运动这三个区域集团都有强烈的兴趣[6]，因此原先的裁军制度的重点转移到了可能被视为最低共同标准的问题上，而没有就有争议的议题进行辩论。一个原因可能是，自条约生效以来，没有广泛使用生物武器。尽管如此，有证据表明，有几个关于生物战剂的项目：第一个由苏联管理[7]，第二个由南非管理[8]，第三个由伊拉克管理[9]。伊拉克当时是《禁止生物武器公约》的缔约国，而苏联和南非已经是缔约国。

该公约于1975年生效后，于1986年启动建立信任机制[10]。例如，请缔约国提交关于其生物制剂相关专题研究的资料，以及国家主管部门管辖下的所有场所及其相关行业的资料，提交这一信息对所有缔约国具有政治约束力。但是，由于没有制定对不履行信任建立措施的国家的制裁措施，因此只有部分国家按规范提交资料，并且其信息准确程度也存在质疑[5]。缔约国发起了关于核查制度的讨论，可以在某种程度上证明遵守了《禁止生物武器公约》。关于这一核查制度的谈判始于1992年，从1995年开始推进，一直持续到2001年。经过多年的辩论，一些缔约国认为，由于多种复杂原因，《禁止生物武器公约》无法落实核查制度[11]，主要包括技术发展过快、研究与工业或经济利益重叠过多等因素。特别是工业间谍活动和违反专利保护被视为核查的潜在后果。1993年，《禁止化学武器公约》签署，与《禁止生物武器公约》不同，《禁止化学武器公约》对如何制造、存储及使用等有一个核查机制和程序。

核查制度的谈判失败后，关于《禁止生物武器公约》的讨论停滞不前[12]。因此，今后几年的重点是重新聚焦《禁止生物武器公约》，并使所有缔约国团结在一起。为此，定期举行缔约国年度会议，讨论公约的不同条款。2011年的第七次审查会议原本预计将成为一个新的里程碑，然而，人们的高期望基本上没有实现[13]。虽然各缔约国能够商定一份最后文件，但总结过去3周的辩论，其措辞对于今后的讨论来说既无创新点，也不具有开创性。

然而，第七次审查会议之后的时间被用来进行一些小的调整和新的专题对话，特别是关于在发生生物武器攻击的情况下，推进建立信任措施和程序的对话。闭会期间的进程——审查会议之间的时间——被用来每年举行一次专家会议和一次缔约国会议。专家会议本应推动关于具体科学和技术专题的讨论，而缔约国会议则被视为用来讨论未来措施。然而，特别是在通过具有法律约束力的遵约文书或措施，去强化统一《禁止生物武器公约》所涉及的不同立场仍然具有挑战性[14]。专家会议和缔约国会议都无权就实质性变革达成协议。这种改变只能在审查会议达成共识下才能实施。

2016年12月，第八次审查会议在日内瓦举行。经过3周的讨论，结果令人沮丧。虽然有一份关于商定议题和进一步措施的最后文件[15]，但与2011年第七次审查会议之后商定的文件相比没有任何增加内容[16]。

2.1.3　生物多样性公约

《生物多样性公约》是在国际法律范围内系统地促进保护生物多样性的最初办法之一，它不仅注重具体的生态系统或物种，而且还包括社会经济和伦理方面。此外，它还考虑到促进资源提供者和使用者之间公平和公正的重要性。1992 年 5 月，《生物多样性公约》作为一项全球条约获得通过，于 1992 年至 1993 年开放供签署，并于 1993 年 12 月生效。《生物多样性公约》包括三个主要目标：

1）保护生物多样性；

2）可持续利用；

3）公正公平分享利用遗传资源所产生的惠益。

《生物多样性公约》的进一步发展和推进由缔约方会议（COP）进行管理[17]，缔约方会议由《生物多样性公约》秘书处提供行政支持，并定期举行。在缔约方会议期间，与会各方作出促进实施《生物多样性公约》的决定，并审查其进展情况。截至 2017 年，已经制定了两项议定书：《卡塔基纳生物安全议定书》和《遗传资源获取以及公正公平分享其利用所产生惠益的名古屋议定书》[18]。

《生物多样性公约》秘书处设在加拿大蒙特利尔，与联合国环境规划署保持联系，不仅协助缔约方会议，而且协助《生物多样性公约》的其他机构，如附属科学、技术和工艺咨询机构（SBSTTA）。

SBSTTA 涵盖由参加方专家提供的多学科能力。SBSTTA 的主要任务是评估有关生物多样性的现状，并向缔约方会议提供咨询意见，例如以科学和技术建议的形式[18]。2017 年，《生物多样性公约》有 196 个缔约方，这些缔约方有义务根据其“具体条件和能力”在国家层面履行《生物多样性公约》的规定。

2.1.4　遗传资源获取以及公正公平分享其利用所产生惠益的名古屋议定书

《遗传资源获取以及公正公平分享其利用所产生惠益的名古屋议定书》是作为《生物多样性公约》的一项补充性、具有法律约束力的协定而制定的，通过“公正公平分享利用遗传资源所产生的惠益，包括适当取得遗传资源和适当转让有关技术，同时考虑到对这些资源和技术的所有权利”。该议定书已于 2010 年 10 月通过，并于 2014 年 10 月生效。截至 2017 年，共有 97 个缔约方签署了《名古屋议定书》。《名古屋议定书》的主要目标是进一步发展关于获取和分享遗传资源产生惠益的法律框架，以及在实践中实现这一目标的恰当方式，并促进缔约方遵约。根据《名古屋议定书》的约定，潜在使用者必须获得提供国的事先知情同意，然后根据获取和使用感兴趣遗传资源的条件，以及处理后续利益的条件，确定共同商定的条件。然而，《名古屋议定书》没有关于遗传资源的具体清单，无论其意义是肯定的还是否定的，更注重获取《生物多样性公约》第15条范围内遗传资源以及利用遗传资源所产生的惠益。缔约方按照《名古屋议定书》将其落实到国家立法中的工作会受到后续不确定性的影响，例如满足所有利益攸关方的要求（因为惠益和成本将由供应商和用户分担），以及满足研究、商业使用和教育等众多应用领域的要求。此外，还存在许多技术挑战，例如在序列信息或合成生物学等数字数据方面，以及在遗传材料是在《名古屋议定书》生效日期之前获得的情况下所采取措施的时间范畴问题[19,20]。

为促进《名古屋议定书》的实施，建立了信息交流平台获取和利益分享信息交换中心（ABSCH）。根据《生物多样性公约》第18.3条，它是信息交换机制的一个组成部分，并可作为协同条款配合《生物多样性公约》的其他条款的实施，例如第15条，涉及用户和提供者共享关于《名古屋议定书》执行情况以及获取和监测遗传资源及其利用的程序的相关信息，从而提高（法律）确定性和支持透明度[18,21]。

2.1.5 世卫组织天花病毒研究咨询委员会

1980年，在一场全球性监测和疫苗接种运动之后，世界卫生组织（WHO）宣布根除天花。不久之后，世界卫生大会决定最终销毁剩余的天花活病毒库存(天花的病原体)[22]，世卫组织只批准允许在特定研究项目中短期使用该病毒。在20世纪80年代初期，天花病毒储存于俄罗斯的世卫合作中心实验室（位于俄罗斯科利佐沃的俄罗斯病毒学和生物技术科学研究中心“Vector”）和美国（位于亚特兰大的美国疾病控制和预防中心），因此这两个地点仍然是世卫组织批准的仅有的两个用于天花病毒活体研究的地点[23]。1999年，世卫组织决定增加利用天花活病毒的研究数量。随后，由世卫组织所有区域的成员组成了世卫组织天花病毒研究咨询委员会（ACVVR），并由公共卫生、基础应用研究和监管机构等领域的科学学术专家提供咨询。委员会的职责是监督以下几项工作[22]：

1）应用天花活病毒的研究；

2）对两个储存库进行生物安全和生物安保视察；

3）天花病毒分离株的基因组测序；

4）天花活病毒DNA信息在严格管埋下向其他研究人员传递。

委员会被要求考虑是否需要天花活病毒开展进一步的必要研究，以促进公共卫生，最终委员会达成共识，进一步开发抗天花病毒药物需要天花活病毒。咨询委员会在第十八次会议（2016 年 11 月）的报告中指出，合成生物学的出现使个人能够制造天花等病毒，因为相关资料已公开发表。因此，仅仅销毁存放在两个全球储存库中的病毒库并不能消除该病毒对公共卫生构成的威胁[24]。

2.1.6　联合国安全理事会第 1540 号决议

2004 年，联合国安全理事会在纽约举行的第 4956 次会议一致通过了安理会第 1540 号决议，决议“申明核武器、化学武器和生物武器及其运载工具的扩散对国际和平与安全构成威胁”[25,26]。与其他不扩散文书一样，安全理事会第 1540 号决议侧重于防止大规模杀伤性武器及其贩卖和运输，但不禁止以和平目的研究、能源生产或技术互助与平等合作等。联合国所有会员国都有义务遵守安理会第 1540 号决议，因为它们受安理会协议的约束。然而，恐怖主义和非国家行为者染指核、生物或化学材料，对和平、安全与稳定的威胁仍在持续。要求所有国家不得以任何手段让恐怖主义集团获得任何材料和（或）敏感生产设施，以尽量减小运输、贸易或使用大规模杀伤性武器的风险。此外，所有国家都有承担具有约束力的国家法律义务，不仅是指安全理事会第 1540 号决议，而且也要符合其他相关裁军条约。因此，该决议及其监督执行情况的相关委员会被视为用于协调、协商和互助。2006 年和 2011 年，安全理事会确认了第 1540 号决议，并延长了所谓的 1540 委员会的任务期限，该委员会是一个全面支持执行该决议的专家组。委员会主要在有关决议的（技术）援助请求以及与国际组织的联络和合作方面向参与国提供帮助，并定期审查决议的执行情况。目前，该委员会的任务期限定为至 2021 年。

2.2　不受国际法约束

2.2.1　澳大利亚集团

澳大利亚集团是一个非正式的国家论坛，通过协调出口管制，力求确保出口不会导致化学或生物武器扩散[27]。

1984 年，根据联合国秘书长机制进行的调查，提供了伊拉克在两伊战争中违反 1925 年《日内瓦公约》使用化学武器的证据[28]。据推测，其中部分所使用的化学品是从伊拉克以外的地方获得的。作为回应，很多国家对可能与制造化学武器有关的某些化学品实行了出口管制。为了提高管制措施的效率，澳大利亚提议举行一次出口管制国家论坛，目的是统一其他国家的许可授权措施并加强合作。并从那时起，每年举行一次会议。

自 1985 年成立以来，该论坛已从 15 个国家发展到 41 个国家以及欧盟。澳大利亚集团的所有成员国都是《禁止化学武器公约》和《禁止生物武器公约》的缔约国，因此支持在公约框架下的所有工作。因此，本论坛协助与会者协调国家出口管制措施，以履行《禁止化学武器公约》和《禁止生物武器公约》所规定的义务。

澳大利亚集团讨论的出口管制范围已经发生演变，以应对新出现的威胁和挑战。20 世纪 90 年代初，“两用性”材料被用于生物武器研发的证据导致与会者对特定生物制剂实行出口管制，该集团制定的控制清单已扩大到包括可用于制造或散布化学和生物武器的技术和设备[27]。

2.2.2 全球卫生安全倡议

全球卫生安全倡议（GHSI）是一个非正式的国际伙伴机构，由加拿大、法国、德国、意大利、日本、墨西哥、英国和美国的部长/秘书/卫生专员组成，并由欧盟委员会和世界卫生组织担任技术顾问，在全球范围内加强卫生准备和应对生物、化学和放射性核恐怖主义（CBRN）和大流行病的威胁[29,30]。全球卫生安全倡议于 2001 年 9 月 11 日恐怖攻击之后成立，旨在解决诸如全球卫生安全等卫生问题，重点关注以下领域：

1）采购疫苗和抗生素方面的合作；

2）就开发快速检测、变种疫苗研究以及疫苗开发（特别是天花疫苗）监管框架开展建设性对话；

3）支持世界卫生组织疾病监测网络和世卫组织制定疾病暴发遏制协调战略；

4）分享应急准备和响应计划，包括联络清单，并考虑联合培训和规划；

5）商定风险评估和管理方面的国际合作以及风险沟通的机制；

6）改善实验室之间的联系，包括生物安全四级实验室；

7）在防御和应对放射性核事件和化学事件方面开展密切合作；

8）分享来自国家公共卫生实验室的监测数据和关于食品和水供应实际或可能受到污染的信息，以及确保食品供应安全的风控策略信息。

为了达到既定的目标，共同发起三个不同层次的倡议，虽然具有非正式的地位，但作为一个可信赖的网络，就卫生问题交换意见的功能受到赞赏：1）设立了部长级论坛，并每年举行会议，讨论当前最高层次的卫生安全问题；2）成立全球卫生安全行动小组（GHSAG），以制定和实施具体行动，改善全球卫生安全；这些副部级或助理秘书级的高级官员是在发生危机时迅速沟通和响应网络中的核心要素；3）全球卫生安全倡议工作组负责执行战略工作计划中规定的行动，代表团联络员和工作组主席的另一项任务是整合全球卫生安全倡议的优先事项，并将高级官员的级别与工作组联系起来[31]。

目前的全球卫生安全倡议工作组包括：

1）风险管理和沟通工作组；

2）全球实验室网络工作组；

3）流感大流行工作组；

4）化学事件工作组；

5）放射性核威胁工作组。

2002 年，全球卫生安全倡议的任务范围扩大到包括流感大流行造成的公共卫生威胁。2017 年，由于恐怖主义攻击的频率增加和传染病暴发期间积累的经验，全球卫生安全倡议的任务得到强调，呼吁采取协调一致的全球行动，加强公共卫生准备和应对国际化学、生物或放射性核恐怖主义的威胁。

全球卫生和全球卫生安全。全球卫生的核心问题是在日益全球化和相互依存世界中卫生的趋势和影响，包括传染性和非传染性公共卫生风险的传播[32]。这一术语是指受全球化影响的跨国因素，涉及卫生状况，决定因素不受单一国家控制的风险。这些因素是“决定因素，它们规避、破坏或无视国家的领土边界，因此超出了个别国家通过国内机构解决问题的能力”[33]。

在过去的几十年中，全球卫生一词及其范围取代了国际卫生一词，其历史重点是热带疾病和跨物种感染控制[34]，这一术语也可被说成与发展中国家的卫生问题以及资源和知识从发达国家流向发展中国家有关，而全球卫生有三个主要关切点：1）卫生和疾病的全球分布及其决定因素；2）全球化对卫生的影响；3）全球卫生治理不断变化的性质[35]。因此，全球卫生反映了全球化的深化以及与全球卫生有关的挑战。

这一概念还包括社会经济和社会生态对市场和不断变化的生活方式的影响。因此，发展可被定义为决定全球卫生行动（尽管有卫生安全和公共卫生）一个重叠主题，并强调各国国内生产总值与其相关卫生指标之间的相关性，因为发展提高了生活水平，改善了基本服务和卫生驱动因素[32]。在从低收入国家向中等收入国家过渡的整个过程中，可以观察到卫生风险的转变：随着国家的发展，影响人口的疾病类型从主要是传染病疾病，如腹泻和肺炎，转变为主要是非传染性疾病，如心血管疾病和癌症[36]。这种转变是由医疗保健、人口老龄化和公共卫生干预措施的改善引起的。

全球卫生战略的核心方法是基于全球伙伴关系的干预措施，因为它强调跨国卫生问题，涉及卫生科学内外的学科，并促进跨学科合作[34]。这些伙伴关系涉及公司、民间团体、私人基金会、非政府组织、政府以及超国家和国际机构之间的合作。因此，全球卫生与实现联合国千年发展目标密切相关。八项千年发展目标中有三项侧重于卫生，包括：降低儿童死亡率、改善产妇保健、防治艾滋病毒/艾滋病、疟疾和其他疾病，而卫生也是其他几项千年发展目标（营养、水和卫生）的组成部分[37]。千年发展目标被设定为到2015年实现。2015年后发展议程优先考虑可持续性理念。因此，确定了2015—2030年期间的17项可持续发展目标，其中还包括与卫生有关的具体目标“确保健康生活和促进所有年龄段的所有人的福祉”。确保健康的想法可被视为向全球卫生安全一词的平稳过渡，因为卫生安全被认为是最重要的非传统安全问题之一。不仅自西非暴发埃博拉疫情以来，似乎普遍共识是，社会容易受到跨越国界传播的传染病威胁[38]。因此，“全球卫生安全”一词是用来描述各国为预防、发现与应对传染病和其他公共卫生威胁以及减少这些威胁跨越国界的风险所作的努力。为了根据集体和世界卫生安全来加强卫生安全建设，已将具有法律约束力的条例定义为《国际卫生条例》，为各国规定了具体要求（见《国际卫生条例》一节）。除了对集体卫生保障的这一理解外，个人卫生保障一词还包括其他方面。后者的基础是获得安全和有效的卫生服务、产品和技术[39]。

2.2.3 防止大规模杀伤性武器和材料扩散的全球伙伴关系

防止大规模杀伤性武器和材料扩散的全球伙伴关系（GP）是一项安全倡议，以应对2001年9月11日在纽约和华盛顿发生的攻击。2002年，加拿大、法国、德国、英国、意大利、日本、俄罗斯和美国八国集团（G8）成员国在卡纳纳斯基斯（Kananaskis）举行八国集团首脑会议[40]，决定再举办一个论坛，讨论大规模杀伤性武器和材料及其削减或安全处理问题。安理会成员承诺投入约200亿美元，确保大规模杀伤性武器和材料不被未经授权者或恐怖分子获取而进一步扩散。此外，目标是销毁剩余的化学武器库存，主要是苏联的化学武器库存。到目前为止，GP有30个成员国，首先是八国集团，其后是七国集团成员、欧盟、澳大利亚、比利时、智利、捷克共和国、丹麦、分兰、匈牙利、爱尔兰、格鲁吉亚、哈萨克斯坦、墨西哥、新西兰、荷兰、挪威、菲律宾、波兰、葡萄牙、韩国、瑞典、瑞士、西班牙及乌克兰加入了该倡议。七国集团主席每年轮流担任。

2011 年，八国集团峰会在法国多维尔决定无限期延长最初设想仅为 10 年的 GP 计划[41]。在最初将重点放在销毁化学武器之后，该集团决定更加注重生物安全和加强安全理事会关于不扩散大规模杀伤性武器的第 1540 号决议[25]。防扩散成员国开始分别启动促进生物安全和生物安保的方案，并防止非国家行为者滥用或接触致病材料。

2.2.4 欧盟化生放核中心

欧盟化生放核中心（EU CBRN CoE）是由欧洲联盟开发的，作为基于欧盟计划和稳定工具（IFS）等文书的化生放核安全和不扩散方法。欧盟化生放核欧洲委员会于 2010 年启动，代表着与欧盟以外伙伴国家合作的创新方法和平台。

欧盟化生放核中心的主要目标是通过伙伴国家在国家层面的协作能力建设，将区域安全与国际目标联系起来，降低化生放核风险。在这方面，加强国家协作能力，例如针对化生放核风险的预防、准备和应对措施，特别重要，包括自然和意外或蓄意事件，重点是自愿参与国家的需要和已有的国家构成。欧盟化生放核中心寻求支持一个可持续的自下而上的程序，旨在增加地方所有权和专门知识。

对于涉及化生放核的国家活动，如确定国家利益攸关方、建立国家化生放核方案小组或促进项目提案和随后的项目，由欧盟化生放核中心的国家联络点（NFP）协调。它们还与欧洲委员会各区域秘书处合作，这些区域秘书处接待各国的化生放核专家。欧洲委员会区域秘书处由一名国家秘书处负责人领导，并得到联合国区域间犯罪和司法研究所成员的支持。国际合作与发展总局向伙伴国家提供技术援助、联网和合作指导。如有必要，还与世卫组织或《禁止生物武器公约》等其他国际和区域组织就生物问题签订合作协定，以便在其特殊活动领域和任务规定方面予以落实。目前，欧盟化生放核中心包括 8 个地区的 55 个伙伴国家：非洲大西洋沿岸、中亚、东非和中非、海湾合作委员会国家、西亚、北非和萨赫勒、东南亚以及东南欧和东欧[42-44]。

2.2.5 全球卫生安全议程

全球卫生安全议程（GHSA）由美国于 2014 年发起，目前该议程支持了 50 多个国家、国际组织和非政府利益攸关方的伙伴关系，旨在促进多边和多部门联动方法，以加强全球和各国预防、检测和应对人类和动物传染病威胁的能力，这些传染病威胁可能是自然发生的，也可能是偶然或故意传播的[45]。全球卫生安全议程意图加速推进世界卫生组织《国际保健条例》（IHR）的执行，特别是关于预防、检测和应对传染病威胁的全球行动，其基本组成部分包括加强实验室系统、实现实时疾病监测、建立应急行动中心、与国家生物安全和生物安保系统建立联系、防止新出现的人畜共患病威胁的蔓延，发展一支强有力的工作队伍以调查疾病暴发[45]。在这方面，确定了11个单独的全球卫生安全行动计划，主要侧重于预防、发现或应对。

《国际卫生条例》。传染病是人类面临的一个重要问题，在历史上一直有记载。在跨国流行病和随后的国际公共卫生合作的触发下，世卫组织及其成员国于1951年通过了《国际卫生条例》，该条例于1969年被吸收并被取代为《国际卫生条例（1969）》，其中包括就三种特定传染病向世卫组织通报的要求：霍乱、鼠疫和黄热病（此外还有天花，直至其被根除）。

持续的全球化效应、流行病和新发传染病暴露了《国际卫生条例（1969）》的局限性，如纳入的疾病范围非常狭窄，缺乏正式的国际协调与控制机制，导致1995年第四十八届世界卫生大会通过了修订《国际卫生条例（1969）》的决议。在这一呼吁之后，修订版于2005年5月获得通过，并于2007年6月作为《国际卫生条例（2005）》生效[46]。

因此，《国际卫生条例（2005）》是一项具有法律约束力的文书，旨在“以与公共卫生风险相称并限于公共卫生风险的方式，防止、预防、控制和提供应对疾病国际传播的公共卫生措施，并避免对国际交通和贸易的不必要干预”（《国际卫生条例（2005）》第2条）。主要修正案包括从特定疾病范围过渡到多危害和独立代理策略，该策略与义务和以行动为导向的世卫组织建议相关，旨在涵盖和有效控制、减轻可能构成国际关注的公共卫生紧急情况的任何事件。尽管如此，一些疾病仍然在《国际卫生条例（2005）》中被指定通知世卫组织，如天花、肺鼠疫、病毒性出血热和由新流感病毒亚型引起的人类流感病例。在世卫组织协调下，通报是《国际卫生条例（2005）》对潜在的健康威胁进行早期识别、核实并随后启动对策和国际响应的一项重要职能。根据《国际卫生条例（2005）》，通报必须在24小时内实施，并有义务对后续请求作出回应及反馈。在这种情况下，必须指定《国际卫生条例（2005）》的全天候国家协调中心，负责与世卫组织的沟通和协调职能。《国际卫生条例（2005）》还要求各缔约国利用自己的资源，发展核心能力，以“开展监视、报告、通报、核查、应对和协作活动，以及与指定机场、港口和地面过境点有关的活动”（《国际卫生条例（2005）》附件1）。

目前，196 个国家是《国际卫生条例（2005）》的缔约国。

2.3 结论

关于在本章中选择的国际协定、条例和多边方案和倡议，凸显了许多促进国家和国际生物安全/安保、不扩散和公共卫生状况的行为。所有方案都有一个共同点，即它们的成功实施依托于足够数量的参与缔约方，取决于它们的承诺和遵守情况，最好的情况是得到一个法律框架的支持，该框架必须纳入国家法律，以产生有效和可持续的影响，特别是在尚未建立可信赖的非正式网络的情况下。由于大多数活动只着眼于非常具体的主题，因此往往不考虑其他方案的相关/重叠方面。此外，在许多情况下，无法获得关于当前成果以及正在开展或计划开展的活动详细信息，因此无法在执行行为体之间进行交流，而这种交流可以避免干扰，并产生协同效应，例如，通过分享经验和吸取教训；另一个挑战是，除了通信和技术问题外，还要考虑道德和“两用性”方面的问题。因此，即使法律条例有适用性，也不能高估多学科讨论与合作交流在想法分享与提高方案效率方面的作用。认同正在开展的活动之间的相互依存关系，加强生物安全和保障、生物防扩散和健康，可能会以可持续的方式增强对全球成功的预测。

参考文献

[1] Definition of dual use research of concern (DURC) . 2013 [cited 2017] . Available from: http: // www. who. int/csr/durc/en/.

[2] John Hart RT. Science, technology, and the biological weapons convention. 2012 [cited 2017]. Available from: https: //www. armscontrol. org/act/2012 _ 10/Science - Technology - and - theBiological - Weapons - Convention # hart.

[3] Geneva Protocol. [cited 2017] . Available from: https: //unoda - web. s3 - accelerate. amazonaws. com/wp - content/uploads/assets/WMD/Bio/pdf/Status _ Protocol. pdf.

[4] Biological and toxin weapons convention. [cited 2017] . Available from: http: //www. unog. ch/ 80256EDD006B8954/%28httpAssets%29/C4048678A93B6934C1257188004848D0/ $ file/ BWC - text - English. pdf.

[5] Becker - Jakob U. Balanced minimalism - The biological weapons convention after its 7th review conference. PRIF - Report No. 120. 2013.

[6] Regional groups in the biological weapons convention. Available from: http: //www. unog. ch/80256EE600585943/%28httpPages%29/73C3C49BEA5621A0C12572DB00477B4A? OpenDocument.

[7] Milton Leitenberg RAZ. The Soviet Biological Weapons Program - a history. Cambridge: Harvard University Press; 2012.

[8] Chandré Gould PF. Project Coast: Apartheid's Chemical and Biological Warfare Programme. Geneva: United Nations Publication; 2002.

[9] Zilinskas RA. Iraq's biological weapons. The past as future? JAMA. 1997; 278 (5): 418 - 24.

[10] The confidence building measures (CBMs) . [cited 2017] . Available from: https: //www. unog. ch/80256EE600585943/ (httpPages) /5E2E8E6499843CCBC1257E52003 ADED4? OpenDocument.

[11] FindlayT. Verification and the BWC: last gasp or signs of life? 2006 [cited 2017]. Available from: https: //www. armscontrol. org/act/2006 _ 09/BWCVerification.

[12] Bansak KC. Enhancing compliance with an evolving treaty: a task for an improved BWC intersessional process. 2011 [cited 2017] . Available from: https: //www. armscontrol. org/print/ 4902.

［13］ Gerstein DM. National security and arms control in the age of biotechnology：the biological and toxin weapons convention. Lanham，MD：Rowman & Littlefield；2013. p. 234.
［14］ BWC meeting of states parties（10－14 December 2012）．［cited 2017］．Available from：https：//www. unog. ch/80256EE600585943/（ httpPages ）/89835CB0A2DAA4A0C1257B6E003415C5? OpenDocument.
［15］ Eighth Review Conference of the States Parties to the Convention on the Prohibition of the Development，Production and Stockpiling of Bacteriological（Biological）and Toxin Weapons and on Their Destruction. 2016［cited 2017］．Available from：http：//www. unog. ch/80256EDD006B8954/% 28httpAssets% 29/F277FA6A2B96BA98C125807A005B2F59/ $ file/2016－1129pFinalpreportpadvpvers. pdf.
［16］ Seventh Review Conference of the States Parties to the Convention on the Prohibition of the Development，Production and Stockpiling of Bacteriological（Biological）and Toxin Weapons and on Their Destruction. 2011［cited 2017］．Available from：http：//www. unog. ch/ 80256EDD006B8954/% 28httpAssets% 29/C2BAA955E58E15C7C1257D01005260D3/ $ file/ BWC _ CONF. VII _ 07. pdf.
［17］ Robertson SP，et al. Frontometaphyseal dysplasia：mutations in FLNA and phenotypic diversity. Am J Med Genet A. 2006；140（16）：1726－36.
［18］ Convention on biological diversity. Available from：https：//www. cbd. int/.
［19］ Bagley MA，Rai AK. The Nagoya protocol and synthetic biology research：a look at the potential impacts. Washington，DC：Wilson Centre；2013.
［20］ Nagoya Protocol. Available from：https：//www. cbd. int/abs/nagoya－protocol/.
［21］ Access and benefit－sharing clearing－house. Available from：https：//absch. cbd. int/.
［22］ Smallpox.［cited 2017］．Available from：http：//www. who. int/csr/disease/smallpox/en/.
［23］ Damon IK，Damaso CR，McFadden G. Are we there yet? The smallpox research agenda using variola virus. PLoS Pathog. 2014；10（5）：e1004108.
［24］ WHO Advisory Committee on Variola Virus Research：Report of the Eighteenth Meeting，Geneva. Geneva：World Health Organization；2017.
［25］ Security Council Resolution 1540. 2004［cited 2017］．Available from：http：//www. un. org/en/ga/search/view _ doc. asp? symbol=S/RES/1540%282004%29.
［26］ Security Council Resolution 1540（2004）［on non－proliferation of nuclear，chemical and biological weapons］．2004［cited 2017］．Available from：http：//unbisnet. un. org：8080/ipac20/ipac. jsp? profile=voting&index=. VM&term=sres1540%20（2004）# focus.
［27］ Australia Group.［cited 2017］．Available from：http：//www. australiagroup. net/en/.
［28］ CBW Events.［cited 2017］．Available from：http：//www. cbw－events. org. uk/.
［29］ Global Health Security Initiative（GHSI）．［cited 2017］．Available from：http：//

www. ghsi. ca/ english/index. asp.

[30] Global Health Security Initiative. Available from. https：//ec. europa. eu/health/ preparedness _ response/cbrn _ threats/ghsi _ en.

[31] Global Health Security Initiative（GHSI）. Available from：https：//www. phe. gov/ Preparedness/ international/ghsi/pages/default. aspx.

[32] De Cock KM，et al. The new global health. Emerg Infect Dis. 2013；19（8）：1192－7.

[33] Lee K，Collin J. Global change and health. Maidenhead. Open University Press；2015.

[34] Rowson M，et al. Conceptualising global health：theoretical issues and their relevance for teaching. Glob Health. 2012；8：36.

[35] Kickbusch I. Global health－a definition. Available from：https：//www. ilonakickbusch. com/ kickbusch/global－health/

[36] Omran AR. The epidemiologic transition. A theory of the epidemiology of population change. Milbank Mem Fund Q. 1971；49（4）：509－38.

[37] Nations U. Millennium development goals report 2015. New York：United Nations；2015.

[38] McInnes C，Lee K. Health，security and foreign policy. Rev Int Stud. 2006；32：5－32.

[39] Heymann DL，et al. Global health security：the wider lessons from the west African Ebola virus disease epidemic. Lancet. 2015；385（9980）：1884－901.

[40] The G8 global partnership against the spread of weapons and materials of mass destruction，in G8 summit. Kananaskis，Canada；2002.

[41] Report on the G8 global partnership against the spread of weapons and materials of mass destruction，in G8 summit. Deauville，France；2011.

[42] EU CBRN risk mitigation centres of excellence initiative. Available from：http：// www. cbrn－coe. eu/.

[43] EU CBRN CoE initiative：5th round table meeting for Central Asia.

[44] CBRN Centres of Excellence. Available from：http：//www. unicri. it/topics/cbrn/coe/.

[45] Global Health Security Agenda. [cited 2017]. Available from：https：//www. ghsagenda. org.

[46] WHO，editor. International Health Regulations（2005）. Geneva：World Health Organization；2008.

第 3 章　生物监测在生物防御中的作用

David M. Hartley, Wai－Ling Mui, and Courtney D. Corley

3.1　引言

根据韦氏在线的定义，生物防御是“预防、检测或管理涉及生物武器攻击的手段或方法”。在实践中，这一术语通常意味着防御超出了生物恐怖和战争以外的对人类健康的威胁。传染性病原体造成的威胁现实存在，形式又多种多样，病原体可以出现在世界任何地方，并通过许多途径传播，包括食物、水、媒介昆虫和我们呼吸的空气。许多传染性病原体没有特效疫苗和药物治疗，特别是当大流行发生时，病原体可以造成广泛的发病和死亡。此外，世界人口不断增长和流动性越来越大，使新病原体出现的可能性大增，并通过正常的贸易、商业和旅行迅速进行远距离转移。国家或非国家行为体试图实现其经济、社会或政治目的，故意实施生物恐怖主义犯罪，客观上拓宽了自然威胁的范围。

无论在何地、何时或为何发生疫情和流行病，它们都可以迅速增长，而减轻危害则需要应对者采取一系列及时行动。这一要求提出了几个流行病情报需求[1]，包括对传染病全面和持续的情势观察[2]，早期预警和快速识别紧急生物事

D. M. Hartley (✉)
University of Cincinnati College of Medicine, Cincinnati, OH, USA
Cincinnati Children's Hospital, Cincinnati, OH, USA
e－mail: david@no－infection. net

W. －L. Mui
Synertex, LLC, McLean, VA, USA
e－mail: ling@synertex. com

C. D. Corley
Pacific Northwest National Laboratory, Richland, WA, USA
e－mail: court@pnnl. gov

件，以及向政府、人道主义组织、企业和普通民众有效传播这一消息。基于指标和事件的监测在流行病情报中发挥着重要作用[3]。基于指标的监测是一种使用了几十年的方法，其目的是描述疾病的模式并将这些信息与公共卫生行动联系起来，研究疾病的流行病学特点和自然史，并提供传染病基线数据[4]。由于基于指标的方法通常以卫生服务提供者或医院实验室疾病病例报告的形式分析结构化数据[5]，围绕这种方法建立的监测系统可以提供高度具体和详细时间、地理、微生物和宿主方面的数据。但是，因为它们依赖于与医疗系统的一次或多次交互，往往时效性较差。

最近，互联网、便携式计算机和移动设备（平板电脑和智能手机）使全世界的组织和个人能够与全球受众即时沟通，从而实现了基于事件的监测方法，也称为“基于互联网的生物监测”“数字疾病检测”或简单的“生物监测”[3,6-10]。基于事件的生物监测系统分析新闻报道、故事、谣言和其他在线发布的与传染病相关的信息[11]，并且通常使用公共领域的信息。表 3－1 说明了过去和现有的几个生物监测系统。与传统系统相比，使用这种方法收集的数据通常是不具有特异性和非结构化的，因为它们是从动态的、非标准化的，通常是非正式的和主观的来源获得的。虽然基于事件的方法通常不能提供高度具体的信息，与基于指标的系统相比，其主要优势是可以更早地发现预示传染病暴发和流行或与之有关的事件，因为它不要求病人就医[5]。这支持了疫情情报及时性的要求。

本章概述了基于事件的生物监测过程，因为它广泛涉及传染病，以及未来的方向和研究需求。

表 3－1　生物监测系统[12-16]横向设置

名称	活动年限	覆盖地区	语言	受众	数据	用户界面
ProMED	1994 年至今	全球	5	公共	媒体报道、官方报道、线上总结、当地观察员	门户网站
GPHIN	1997 年至今	全球	8	公共	20000＋线上新闻报道	门户网站
MedISys	2004 年至今	全球	20	公共及私人	90000 新闻文献	门户网站、简易信息聚合(RSS)、即时新闻服务(RNS)
BioCaster	2006—2012 年	全球	8	公共	1700 简易信息聚合	门户网站
Argus	2006—2012 年	全球	约 40	私人	数千个当地新闻报道	门户网站
HealthMap	2006 年至今	全球	9	公共	新闻	门户网站

续表

名称	活动年限	覆盖地区	语言	受众	数据	用户界面
BSVE	2012 年至今	全球	未知	私人	开源资源、简易信息聚合、历史暴发数据、确诊性诊断数据	门户网站

3.2　生物监测的目的、目标和过程

3.2.1　目标和目的

美国国土安全部（DHS）将生物监测定义为："管理人类、动物、植物、食品和环境健康相关数据和信息的科学和实践，用于预警威胁、早期检测病原和快速表征事件，以便采取有效行动，从而减轻不利的健康、社会和经济影响。"[17] 这一宽泛的定义突出了生物监测的总体目标，即采取行动减轻广泛的生物威胁。美国国家生物监测战略明确了生物监测的目标和核心功能[18]：1）扫描和识别环境；2）识别和整合基本信息；3）提醒和通知决策者；4）建议并影响受众。根据国土安全部和白宫的文件，以及生物监测提供者和消费者的广泛专家意见[19]，研究人员确定了生物监测的四个不同目标：1）预警；2）早期检测；3）态势感知；4）后果管控支持。

这些目标是通用性的，在开发生物监测系统时，必须对收集、辨析和记录系统用户和利益攸关方的详细进程进行规范。需求必须是具体的，并且集中于系统涉及的公众和用户的业务、任务和操作需求。例如，应描述查看数据和信息并与之交互的需求、关注的地理区域、收集信息的频率、最关注的疾病、系统运行的小时数以及所需的系统可靠性等许多其他功能问题。有许多工具和方法可适用于生物监测需求管理[20-23]。通常要进行编译，就需要确定关键设计和评估参数需求，随后可以根据这些参数判断系统性能。

3.2.2　生物监测过程

基于几个过去和现有的生物监测系统运行经验，Hartley 等人[9] 描述了基于事件的生物监测过程。在这里，我们调整和扩展了他们的过程模型，如图 3－1 所述。虽然生物监测系统的设计是为了满足不同的用户需求，一般来说，生物监测的过程开始于数据确认，再收集与处理，分析和传播，进而指导行动。

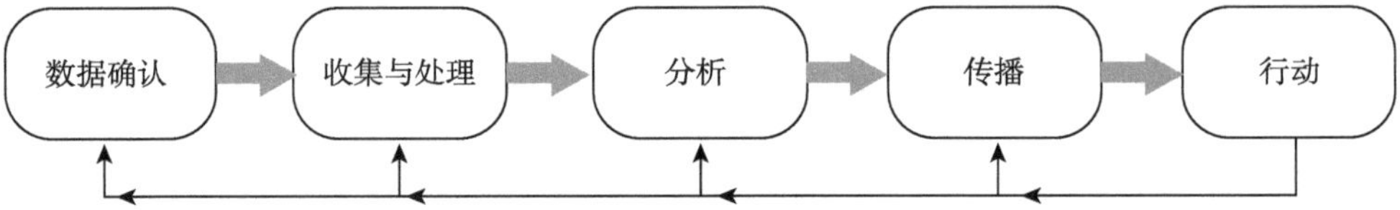

图 3－1　生物监测过程

3.2.2.1　数据确认

生物监测的有效性在很大程度上取决于数据收集和获取的适当性、完整性与相关性。数据需求通常是通过一个过程主观地确定的，考虑到一组特定的系统需求，关注的疾病类型（例如：人、植物、动物）、关注的地理区域（例如：事发当地、区域、国家或国际）、关注的人群特征（例如：语言、互联网使用率）、数据的更新频率（例如：快速、频繁与缓慢、不频繁）以及每个信息来源的准确性或可信度[24]。

通常使用的数据源包括基于文本的新闻媒体网站（其可以覆盖当地、区域、国家或国际事件）、社交媒体（包括博客和微博，例如 Twitter）[25-28]以及交互式站点和平台（例如参与性流行病学调查的平台[29-32]）。由于需要人工审查或自动转录成文本，基于音频和视频的资源较少使用，但也可提供有价值的信息[33]。除了来自非正式来源的信息外，还可收集来自官方来源的报告，如卫生部和卫生司、世界卫生组织与其区域办事处，以及致力于农业卫生的类似组织。

利用非主观的技术来确定生物监测数据流，并确定其优先次序正在变得可行。Generous 等人[34]提出了一种基于多属性效用理论的方法，用于识别生物监测系统中包含的基本信息，Margevicius 等人[19]描述了一种用于表征和评估数据流的方法，该方法将数据与生物监测目标相关联。随着这些方法的进一步发展，并不断获得验证，很可能成为除了数据和资源选择中经常采用的主观方法以外，还可选择的一种更为严密的方法。

3.2.2.2　收集与处理

在确定了相关的数据类型和来源之后，接下来要收集这些数据，并将其处理成可进行分析的形式。这种动态和非标准化源收集的数据的非结构化性质，给该环节的所有流程带来了挑战。

通过两个通用路径之一从互联网源收集数据：集合商新闻站点（例如：雅虎、Google）或 URL 集合的网络监控[9]。Web 监视通常采取调度的 Web 抓取

（指定网页的自动访问和存储）或Web爬行（例如：访问指定的网页、这些网页上的链接和链接网页上的链接）。监控时间可能从多天一次到每天几次的频率不等。标记语言（例如：HTML、XML、XHTML）代码和不需要的页面元素（如广告）被移除，并且数据被转换为支持高效存储、共享（如果合适）和内容挖掘的格式。其他数据（例如：Twitter、Facebook、Wikipedia）可以通过应用程序编程接口检索，以存储和搜索这些数据；经常采用Lucene或ElasticSearch等技术。无论来源如何，所有数据都必须根据适用的版权法和提供商服务条款来进行处理。此外，特别是从社交媒体获取数据的情况下，即便数据是公开的，也可能会产生隐私问题[35,36]。

一旦数据被获取，随即就要进行处理。常见的数据处理任务包括翻译、相关性确定和排序、本体论、事件提取和去重复[9,37]。

1）语言翻译。当需要时，系统可以将材料处理成母语或翻译为另一种共同语言。

2）相关性排序。相关性准则通常在系统需求过程中确定，尽管用户兴趣肯定会在系统的整个生命周期中发展。确定和排列所收集材料相关性的方法包括布尔关键字搜索、机器分类器（例如，朴素贝叶斯或支持向量机）和聚类[38]。

3）本体论。通过定义关键概念和它们之间的关系，本体论使得能够基于不完整的知识进行推理。尽管通常用于整个医学和公共卫生（例如，ICD、SNOMED、UMLS），几乎不存在用于生物监测的本体。与生物监测相关的概念包括时间、地点、病原体、体征和症状等。专门为生物监测开发的开源本体包括BioCaster、太平洋西北国家实验室医学关联数据集和生物监测疾病选集[39-42]。

4）事件提取。识别数据中的特定生物学事件是通过不同的基于人类分析师和基于机器的方法完成的。基于人类分析师的方法可以基于疾病的直接或间接指标来识别或假定生物事件，这些指标可能是微妙的，并且特定于被监测的特定群体[15,16,43]。后一种方法被称为生物事件的指示和警告。基于机器的方法包括简单的关键词识别算法和更复杂的事件元数据提取，其中可识别与生物事件相关的信息类型[44,45]。

5）文档去重复。识别收集到的相似或相同的文件（例如：同一个新闻故事由多个新闻机构转载）通常是可取的，以便用户可以跳过无价值的文件。在删除重复数据的过程中避免错误可能很困难，所收集的文件可能几乎相同，只有通过更新的具体信息，如病例数或可能极为重要的症状报告才有所不同。为克服这些困难，可能需要机器和手动检查的组合。

3.2.2.3 分析

在数据已经被处理之后，分析工具识别用户潜在感兴趣的事件，即那些对系统用户有意义的异常事件或由选择的制剂引起的事件。通常采用两种类型的算法来实现这样的目的：趋势分析和异常检测。

1）趋势分析。数据模式和趋势，例如，对应环境前兆的关键词（例如：洪水）或人类行为（例如：抗议或疏散）可以指示生物事件，在多个生物事件中观察到的模式定义了事件特征。信号处理算法可以从关键词的季节性模式或与生物事件无关的噪声中区分出不同识别标志。

2）异常检测。异常检测为一个观测或一组观测确定显著性等级，其可以是时间趋势、地理聚类或时空观测的混合的形式。基于数据的一个或多个特征来评估显著性（例如，病例计数、地理位置和人类行为）。

3.2.2.4 传播

生物监测系统利用各种不同的平台和方式传播信息。系统通常提供一个网站或门户供用户查看（通常经由地图或表格）并与数据和信息交互（例如，搜索和过滤）。典型地，地图示出了在时间间隔上的地理疾病聚类（例如，前 4～6 周）。网站可能对公众完全开放，设有密码保护区，或对没有授权的人完全关闭。基于网站的传播形式往往是被动的，需要用户访问网站才能接收信息；与此相反，生物监测系统也可以通过电子邮件、移动应用程序或社交媒体主动传播信息。

3.2.2.5 行动

生物监测的主要目标之一是尽早发现对公共卫生的威胁，以便采取行动。对于公共卫生当局来说，生物监测往往会触发一个核实阶段，在此阶段，观察结果得到证实，并收集更多信息[46]。基于生物监测的其他行动可包括发布警报、提示加强监测和组建工作组。对于一般公众来说，生物监测可以为个人提供信息，使他们能够评估旅行计划和预防措施的适当性。

3.2.2.6 反馈及优化

最后，对于生物监控的用户来说，向系统所有者、分析人员和管理员传达成功和失败是非常重要的，这样可以根据需要修改和优化系统性能。Barboza 等人[47]和 Velasco 等人[48]讨论了基于生物监测系统的优势和局限性，Corley 等人[49]提供了一组表征系统性能的指标。对此类性能指标的跟踪，以及对生物监测性能的事后审查，为优化系统以满足用户和利益相关者的需求提供了机制。

3.3 理论支撑

生物监测系统旨在收集包含暴发或流行病指标的素材。我们所说的“指标”是指可观察到的（例如，与最近或正在进行的生物事件有关的行为、实验室测试或行动）。在这种情况下使用的指标并不意味着或涉及基于指标的监测。

指标可分为“直接”指标和“间接”指标[43]。疾病的直接指标是与疾病本身有关的观察和报告，例如诊断试验的结果、病原体的检测和验证以及临床和流行病学报告。通常关注的其他直接指标包括特征性的临床表现，过高的发病率和死亡率，预期发生时间以外的季节性疾病的出现，特定疾病异常的地理发生率，以及是否离散人群和风险人群都受到影响。相关的地理特征包括传播的距离和速度，是否以意想不到的方式发现传播，以及在历史上从未发生过疫情在新地区出现。

间接指标是社会对流行病的反应（例如：个人、团体和组织为了应对生物事件，已经改变了他们正常的日常工作和活动）。这种反应已经被 McGrath 研究过[50]，最近也被 Collmann 等人研究过[51]。后者提供了 20 世纪 90 年代委内瑞拉霍乱[52]和 1937—1941 年日本在中国宁波发动的生物战争[53]和生物攻击的详细个案研究。间接指标可分为官方确认生物事件的报告、官方行动、对医疗服务的需求、当地对威胁的感知、商业行为的变化以及医疗基础设施的完整性[15,43]。

3.4 生物监测数据的计算机分析方法

社交媒体作为间接疾病指标的一个新来源，已经成为一种重要资源，可以通过社区的在线活动和共享内容来研究社区不同的社会、情感、健康和经济状况。上面提到的挑战之一（3.2.2.2 节）是这些数据通常是混乱的、不完整的和稀疏的。然而，将机器学习和自然语言处理（NLP）技术应用于网络和社交媒体可以识别、表征和监测健康。利用这些工具，研究人员通过社交媒体足迹研究不同人群的情绪和行为[54,55]，并通过他们的网上行为调查社区中存在的社会问题和现象[56,57]。特别相关的是利用社交媒体的信号来检测某些亚群体和地理区域内的食物中毒[58]，并研究吸烟者和吸毒成瘾者亚群体[59]。

另一种有价值的方法是通过文本挖掘进行自动语言分析。这些方法可以揭示情绪、行为、态度、认知状态、身体状态、享乐信号和感觉。此外，从这些媒介中提取的文化信息可能指向有用的指标[60]，这些指标对于探测社会文化和心理特征具有潜在的效用。这样的指标在复杂性上可能有很大的不同。例如，Pennebaker[61]使用虚词来表示恐怖主义团体编写的文本与非恐怖主义激进团体编写的文本的特点。Volkova 等人[28]利用美国和国外 800 多家医疗机构的流感样疾病临床记录，在网络社交媒体上追踪了人们的观点和情感。这些技术对于分析过程（3.2.2.3 节）很重要，可以加强对基于直接和间接指标整合评估的信心。

传统的计算机生物监测方法依赖于统计学第一原理或经典的机器学习技术，虽然有价值，但在面对稀疏的数据和社会复杂性（比如语言和行为等）时可能会失效。Corley 等[62]人在预估或预测的生物监测模型背景下系统地回顾了这些问题。为了克服这些限制，深度学习正在实现生物监测收集、处理和分析步骤的范式转变。深度学习（即：多层人工神经网络）已经存在了几十年，但是计算能力、数据和算法的技术融合使它从默默无闻变成了工业应用和科学发现的前沿。有关深度学习的详细历史和回顾，请参阅 Schmidhuber 的研究[63]。

在对生物监测的准确收集和处理至关重要的各种自然语言运用任务中，深度神经网络展示了有前景的结果，如事件查明[64]、问题回答[65]、依存分析[66]、命名实体识别[67,68]、情感分析[69]、释义识别[70]和机器翻译[71,72]。深度学习还与生物监测的分析阶段相关（例如，趋势分析、异常检测、预测）。循环神经网络（RNN）被设计用于建模动态时间行为；它们具有内部存储器以处理任意输入序列。重要的循环神经网络包括 Hopfield 网络、Ekman 网络、Jordan 网络和长短时记忆网络[73]。深度神经网络最常用于文本和序列分析，并且在时间序列预测方面显示出前景。

3.5 总结及对未来的指导意义

“生物监测”一词是指收集、分析和传播各种数据，用于预警、早期发现、了解情况和支持生物事件的后果管控，这一广泛的观点涵盖了传统的和新近的监测方法，因为它们涉及人类和农业人口中的自然发生及蓄意使用的流行病。虽然本章重点介绍了利用互联网数据进行基于事件的生物监测，但全面的流行病情报需要融合不同的监测方法，每种方法在及时性、特异性和可操作性方面都有其优势和局限性。

在生物事件早期阶段，生物监视系统通常收集疾病或与疾病相关的人类行为的报告。因此，它们通常不区分低重要性事件和重大公共卫生威胁。识别对公共卫生构成重大威胁的事件通常需要具备专业知识和额外信息（包括来自实验室数据、哨点医院监测数据、情报威胁评估和其他来源的更具体信息）的分析人员。从这个意义上说，生物监测可被视为提出假设并通过进一步调查加以检验验证。

区分低影响和高影响生物事件的困难在于缺乏经过验证的生物事件监测特征。存在关于生物监测在发现和应对不同生物事件方面作用的案例研究（例如：流感大流行[15,16,74]），但是将案例研究转化为可靠的信息往往（例如：指标的时间和/或地理分布）具有挑战性，因为每一事件之间存在差异，而且难以确定概括所有事件的指标模式。

基于前期观察，针对事件缺乏已知特征标志的情况，生物监测分析人员通常必须依赖于理论或预期特征标志[75]。这对于生物恐怖主义的早期发现尤其如此[76]，因为推定的特征往往是基于假设的情景。一般来说，这种设想是针对特定病原体、受影响人群、人群的社会习俗和求医行为以及可用数据源的报告习惯而构建的。生物监测数据的特点是根据具体情况假设的。这种假设特征标志的准确性、灵敏度和特异性是不确定的。Burkom 等[75]对症状监测背景下假设和要求之间的特征和权衡进行了出色的讨论，类似的考虑也适用于基于事件的生物监测。

生物监测系统的可持续性可能很难管理。由于信息技术的快速发展，工程平台和分析工具很快就过时了，这突出了灵活的系统设计以适应创新的重要性。此外，生物监测的跨学科性质要求个人具有许多领域的专门知识（例如：人类学和社会学、流行病学和医学、计算机和数据科学、软件和系统工程以及项目管理），以便成功地进行系统设计开发和运行。面对联邦、州和地方规划的重点与资金支持不断变化，统筹生物监测的技术、分析和人力资源方面是系统可持续性面临的一个长期挑战。

尽管如此，生物监测对各种利益相关者是有价值的。然而，目前生物监测所产生的信息价值的量化还没完全建立。例如，虽然更广泛的医学领域已经开发出了在诊断和保险范围内评估信息的方法，但尚不清楚监控信息的价值是否得到充分理解。哈特利[77]指出，就非洲裂谷热的环境和气候监测而言，预警和预测的价值取决于许多特定情景的参数，包括控制和干预活动的成本（如果存在）、受影响人口的发病率和死亡率，以及与产量损失等相关的成本。公共卫生机构的预算有限，必须处理一系列重要活动，还必须平衡支持和/或执行生物监督的成本与不将这些资金用于支持竞争目标的成本，而文献几乎没有提及生物监测在经济层面的信息。

Macauley 和 Laxminarayan 阐述了提供更普遍价值信息的标准[78,79]。生物监测应用中我们采纳了几条：1）如果它可作为决策及行动的依据，那么就是有价值的；2）如果生物监测减少了生物事件的不确定性，或者如果它揭示了其他方面不明显的模糊性，那么它就是有价值的；3）虽然生物监测并不能提供完美的信息，但是当没有更完美的信息或者成本太高时，它可能是有价值的；4）在任何特定情况下，生物监测的某些方面可能比其他方面更有价值（例如：预警、提供间接和直接的指标等）；5）生物监测系统观察到的越来越多的生物事件记录的不同价值，包括特征标志发展和影响评估等。开发适当的、有意义的和强有力的生物监测价值的措施是一个值得进一步研究的领域。

另一个值得拓展的领域是将标准统计方法实际应用于生物监测数据。从理论上讲，有许多统计方法可以应用于这类数据。在基于指标的监测系统中，综合监测界已经开发了时间序列、空间和时空分析方法的应用[80,81]。虽然这些方法原则上可用于生物监测数据，但在实践中，复杂的统计或信号处理方法往往不用于生物监测系统。

最令人兴奋的领域也许是正在开发的大型、不同的“大数据”融合，收集这些数据的目的与公共卫生无关，而是为更广泛地改善生物监测和传染病监测。先前成果利用了来自公共互联网查询的大量数据流，实时推断大地理区域的流感发病率[82]。虽然这些实验证明了有限的预测能力[83,84]，但也产生了见解[85]。目前，研究人员正在研究结合传统监控和大数据集的混合方法[86]，这些方法旨在利用小型和大型数据集的互补性，并认识到传统的监测数据包含不一定存在于“大数据”中的重要信息[85]。结合不同数据源（如推特、电子健康记录和人群来源的监测平台等）的方法在流感监测和预测方面显示出了很好的效果[27,28,87]。整合不同的数据是迈向更先进能力的重要一步，如基于监测的模型预测流行病影响和基于算法的假设生成[88]。

无论生物事件的性质如何，迅速采取行动的能力对于最大程度减小影响至关重要。基于互联网的生物监测是支持早期预警、早期发现、态势感知和后果管控的一个重要工具。随着技术和分析方法的进步和成熟，它无疑将在能力和应用方面得到增强。

参考文献

[1] Paquet C, Coulombier D, Kaiser R, Ciotti M. Epidemic intelligence: a new framework for strengthening disease surveillance in Europe. Euro Surveill. 2006; 11 (12): 212 - 4.

[2] Endsley MR. Toward a theory of situation awareness in dynamic systems. Hum Factors. 1995; 37 (1): 32 - 64.

[3] O'Shea J. Digital disease detection: A systematic review of event - based internet biosurveillance systems. Int J Med Inform. 2017; 101: 15 - 22. https://doi.org/10.1016/j.ijmedinf.2017.01.019.

[4] Declich S, Carter AO. Public health surveillance: historical origins, methods and evaluation. Bull World Health Organ. 1994; 72 (2): 285 - 304.

[5] CDC. Global disease detection operations center: event - based surveillance. 2016. https://www.cdc.gov/globalhealth/healthprotection/gddopscenter/how.html. Accessed 26 Aug 2017.

[6] Brownstein JS, Freifeld CC, Madoff LC. Digital disease detection - harnessing the Web for public health surveillance. N Engl J Med. 2009; 360 (21): 2153 - 7. https://doi.org/10.1056/ NEJMp0900702.

[7] Choi J, Cho Y, Shim E, Woo H. Web - based infectious disease surveillance systems and public health perspectives: a systematic review. BMC Public Health. 2016; 16 (1): 1238. https://doi.org/ 10.1186/s12889 - 016 - 3893 - 0.

[8] Hartley D, Nelson N, Walters R, Arthur R, Yangarber R, Madoff L, Linge J, Mawudeku A, Collier N, Brownstein J, Thinus G, Lightfoot N. Landscape of international event - based biosurveillance. Emerg Health Threats J. 2010; 3: e3. https://doi.org/10.3134/ehtj.10.003.

[9] Hartley DM, Nelson NP, Arthur RR, Barboza P, Collier N, Lightfoot N, Linge JP, van der Goot E, Mawudeku A, Madoff LC, Vaillant L, Walters R, Yangarber R, Mantero J, Corley CD, Brownstein JS. An overview of internet biosurveillance. Clin Microbiol Infect. 2013; 19 (11): 1006 - 13. https://doi.org/10.1111/1469 - 0691.12273.

[10] Milinovich GJ, Williams GM, Clements AC, Hu W. Internet - based surveillance systems for monitoring emerging infectious diseases. Lancet InfectDis. 2014; 14 (2): 160 - 8. https://doi.org/ 10.1016/S1473 - 3099 (13) 70244 - 5.

［11］ WHO. Early detection, assessment and response to acute public health events: implementation of early warning and response with a focus on event - based surveillance. 2014. http://www.who.int/ihr/publications/WHO_HSE_GCR_LYO_2014.4/en/. Accessed 26 Aug 2017.

［12］ Mykhalovskiy E, Weir L. The global public health intelligence network and early warning outbreak detection: a Canadian contribution to global public health. Can J Public Health. 2006; 97 (1): 42 - 4.

［13］ Linge J, Steinberger R, Fuart F, Bucci S, Belyaeva J, Gemo M, Al - Khudhairy D, Yangarber R, van der Goot E. MedISys: medical information system. In: Asimakopoulou E, Bessis N, editors. Advanced ICTs for disaster management and threat detection: collaborative and distributed frameworks, Chapter 9. New York: IGI Global; 2010. p. 131 - 42.

［14］ Collier N, Doan S, Kawazoe A, Goodwin RM, Conway M, Tateno Y, Ngo QH, Dien D, Kawtrakul A, Takeuchi K, Shigematsu M, Taniguchi K. BioCaster: detecting public health rumors with a Web - based text mining system. Bioinformatics. 2008; 24 (24): 2940 - 1. https://doi.org/10.1093/bioinformatics/btn534.

［15］ Nelson NP, Brownstein JS, Hartley DM. Event - based biosurveillance of respiratory disease in Mexico, 2007 - 2009: connection to the 2009 influenza A (H1N1) pandemic? Euro Surveill. 2010; 15 (30).

［16］ Nelson NP, Yang L, Reilly AR, Hardin JE, Hartley DM. Event - based internet biosurveillance: relation to epidemiological observation. Emerg Themes Epidemiol. 2012; 9 (1): 4. https://doi.org/10.1186/1742 - 7622 - 9 - 4.

［17］ DHS. National Biosurveillance Integration Center Strategic Plan. 2012. https://www.dhs.gov/sites/default/files/publications/nbic - strategic - plan - public - 2012.pdf. Accessed 26 Aug 2017.

［18］ National Strategy for Biosurveillance. https://obamawhitehouse.archives.gov/sites/default/files/National_Strategy_for_Biosurveillance_July_2012.pdf. Accessed 12 Dec 2018.

［19］ Margevicius KJ, Generous N, Taylor - McCabe KJ, Brown M, Daniel WB, Castro L, Hengartner A, Deshpande A. Advancing a framework to enable characterization and evaluation of data streams useful for biosurveillance. PLoS One. 2014; 9 (1): e83730. https://doi.org/10.1371/journal.pone.0083730.

［20］ Gottesdiener E. Good practices for developing user requirements. CrossTalk J Defense SoftwareEng. 2008; 21 (3): 13 - 7.

［21］ HHS. Enterprise life cycle artifacts. 2014. https://www.hhs.gov/ocio/eplc/Enterprise%20Perfor mance%20Lifecycle%20Artifacts/eplc_artifacts.html. Accessed 26 Aug 2017.

[22] Mitre. Eliciting, collecting, and developing requirements. 2017. https: //www. mitre. org/ publications/systems - engineering - guide/se - lifecycle - building - blocks/ requirements - engineering/eliciting - collecting - and - developing - requirements. Accessed 13 Aug 2017.

[23] Software Engineering Institute. A framework for software product line practice, Ver. 5. 0, Requirements engineering. (2017) . https: //www. mitre. org/publications/systems - engineering - guide/se - lifecycle - building - blocks/r. Accessed 13 Aug 2017.

[24] Walters RA, Harlan PA, Nelson NP, Hartley DM, Voeller JG. Data sources for biosurveillance. In: Voeller JG, editor. Wiley handbook of science and technology for homeland security, vol 4: Wiley; 2010. p. 2431 - 47. https: //doi. org/10. 1002/9780470087923. hhs15.

[25] Charles - Smith LE, Reynolds TL, Cameron MA, Conway M, Lau EH, Olsen JM, Pavlin JA, Shigematsu M, Streichert LC, Suda KJ, Corley CD. Using social media for actionable disease surveillance and outbreak management: A systematic literature review. PLoS One. 2015; 10 (10): e0139701. https: //doi. org/10. 1371/journal. pone. 0139701.

[26] Hartley DM. Using social media and internet data for public health surveillance: the importance of talking. Milbank Q. 2014; 92 (1): 34 - 9. https: //doi. org/10. 1111/1468 - 0009. 12039. 27. Hartley DM, Giannini CM, Wilson S, Frieder O, Margolis PA, Kotagal UR, White DL, Connelly BL, Wheeler DS, Tadesse DG, Macaluso M. Coughing, sneezing, and aching online: Twitter and the volume of influenza - like illness in a pediatric hospital. PLoS One. 2017; 12 (7): e0182008. https: //doi. org/10. 1371/ journal. pone. 0182008.

[28] Volkova S, Charles LE, Harrison J, Corley CD. Uncovering the relationships between military community health and affects expressed in social media. EPJ Data Sci. 2017; 6: 9. https: //doi. org/ 10. 1140/epjds/s13688 - 017 - 0102 - z.

[29] Bach M, Jordan S, Hartung S, Santos - Hövener C, Wright MT. Participatory epidemiology: the contribution of participatory research to epidemiology. Emerg Themes Epidemiol. 2017. doi: https: //doi. org/10. 1186/s12982 - 017 - 0056 - 4.

[30] Paolotti D, Carnahan A, Colizza V, Eames K, Edmunds J, Gomes G, Koppeschaar C, Rehn M, Smallenburg R, Turbelin C, Van Noort S, Vespignani A. Web - based participatory surveillance of infectious diseases: the influenzanet participatory surveillance experience. Clin Microbiol Infect. 2014; 20 (1): 17 - 21. https: //doi. org/10. 1111/ 1469 - 0691. 12477.

[31] Smolinski MS, Crawley AW, Baltrusaitis K, Chunara R, Olsen JM, Wȍjcik O, Santillana M, Nguyen A, Brownstein JS. Flu near you: crowdsourced symptom reporting spanning 2 influenza seasons. Am J Public Health. 2015; 105 (10): 2124 - 30. https: //

doi. org/10. 2105/AJPH. 2015. 302696.

[32] Nguyen A, Brownstein JS. Flu near you: crowdsourced symptom reporting spanning 2 influenza seasons. Am J Public Health. 2015; 105 (10): 2124 - 30. https: //doi. org/10. 2105/AJPH. 2015. 302696.

[33] Garimella VRK, Alfayad A, Weber I. Social media image analysis for public health. In: Proceedings of the 2016 CHI Conference on Human Factors in Computing Systems. New York: ACM; 2016.

[34] Generous N, Margevicius KJ, Taylor - McCabe KJ, Brown M, Daniel WB, Castro L, Hengartner A, Deshpande A. Selecting essential information for biosurveillance - a multicriteria decision analysis. PLoS One. 2014; 9 (1): e86601. https: //doi. org/10. 1371/journal. pone. 0086601.

[35] Collmann J, Matei SA, editors. Ethical reasoning in big data: an exploratory analysis, Computational social sciences. Series. Basel: Springer; 2016.

[36] Collmann J, Robinson A. Designing ethical practice in biosurveillance: the project Argus doctrine. In: Zeng D, et al. , editors. Infectious disease informatics and biosurveillance, integrated series in information systems, vol. 27. New York: Springer; 2011.

[37] Collier N. What's unusual in online disease outbreak news? J Biomed Semantics. 2010; 1 (1): 2. https: //doi. org/10. 1186/2041 - 1480 - 1 - 2.

[38] Torii M, Yin L, Nguyen T, Mazumdar CT, Liu H, Hartley DM, Nelson NP. An exploratory study of a text classification framework for Internet - based surveillance of emerging epidemics. Int J Med Inform. 2011; 80 (1): 56 - 66. https: //doi. org/10. 1016/j. ijmedinf. 2010. 10. 015.

[39] Studer R, Benjamins R, Fensel D. Knowledge engineering: principles and methods. Data Knowl Eng. 1998; 25 (1 - 2): 161 - 98.

[40] Collier N, Kawazoe A, Jin L, Shigematsu M, Dien D, Barrero RA, Takeuchi K, Kawtrakul A. A multilingual ontology for infectious disease surveillance: rationale, design and challenges. Lang Resour Eval. 2006; 40: 405 - 13.

[41] Smith WP, Chappell AR, Corley CD. Medical and Transmission Vector Vocabulary Alignment with Schema. org. In Proceedings of the International Conference on Biomedical Ontology (ICBO 2015), July 27 - 30, 2015, Lisbon, Portugal, edited by FM Couto and J Hastings. Aachen: CEUR Workshop Proceedings. http: //ceur - ws. org/Vol - 1515/regular11. pdf.

[42] Daughton AR, Priedhorsky R, Fairchild G, Generous N, Hengartner A, Abeyta E, Velappan N, Lillo A, Stark K, Deshpande A. A globally - applicable disease ontology for biosurveillance. Anthology of Biosurveillance Diseases (ABD) . 2016. https: //arxiv. org/abs/1609. 05774.

[43] Wilson JM, Polyak MG, Blake JW, Collmann J. A heuristic indication and warning staging model for detection and assessment of biological events. J Am Med Inform Assoc. 2008; 15 (2): 158 - 71. https: //doi. org/10. 1197/jamia. M2558.

[44] Keller M, Freifeld CC, Brownstein JS. Automated vocabulary discovery for geo - parsing online epidemic intelligence. BMC Bioinf. 2009; 10: 385. https: //doi. org/10. 1186/1471 - 2105 - 10 - 385.

[45] Yangarber R, Jokipii L, Rauramo A, Huttunen S. Extracting information about outbreaks of infectious epidemics. In: Proceedings of the Human Language Technology Conference/ Conference on Empirical Methods in Natural Language Processing: HLT/EMNLP - 2005. Vancouver, Canada, 2005; pp. 22 - 23. Available at: http: //aclweb. org/ anthology/H/H05/H05 - 2012. pdf.

[46] Grein TW, Kamara KB, Rodier G, Plant AJ, Bovier P, Ryan MJ, Ohyama T, Heymann DL. Rumors of disease in the global village: outbreak verification. Emerg Infect Dis. 2000; 6 (2): 97 - 102.

[47] Barboza P, Vaillant L, Mawudeku A, Nelson NP, Hartley DM, Madoff LC, Linge JP, Collier N, Brownstein JS, Yangarber R, Astagneau P, Early Alerting Reporting Project ofThe Global Health Security Initiative. Evaluation of epidemic intelligence systems integrated in the early alerting and reporting project for the detection of A/H5N1 influenza events. PLoS One. 2013; 8 (3): e57252. https: //doi. org/10. 1371/journal. pone. 0057252.

[48] Velasco E, Agheneza T, Denecke K, Kirchner G, Eckmanns T. Social media and internet - based data in global systems for public health surveillance: a systematic review. Milbank Q. 2014; 92 (1): 7 - 33. https: //doi. org/10. 1111/1468 - 0009. 12038.

[49] Corley CD, Lancaster MJ, Brigantic RT, Chung JS, Walters RA, Arthur RR, Bruckner - Lea CJ, Calapristi A, Dowling G, Hartley DM, Kennedy S, Kircher A, Klucking S, Lee EK, McKenzie T, Nelson NP, Olsen J, Pancerella C, Quitugua TN, Reed JT, Thomas CS. Assessing the continuum of event - based biosurveillance through an operational lens. Biosecur Bioterror. 2012; 10 (1): 131 - 41. https: //doi. org/10. 1089/bsp. 2011. 0096.

[50] McGrath JW. Biological impact of social disruption resulting from epidemic disease. Am J Phys Anthropol. 1991; 84 (4): 407 - 19.

[51] Collmann J, Blake J, Bridgeland D, Kinne L, Yossinger NS, Dillon R, Martin S, Zou K. Measuring the potential for mass displacement in menacing contexts. J Refug Stud. 2016; 29 (3): 273 - 94. https: //doi. org/10. 1093/jrs/few017.

[52] Briggs CL, Mantini - Briggs C. Stories in the time of cholera: racial profiling during a medical nightmare. Berkeley: University of California Press; 2004.

[53] Crouch A. Japanese biological warfare in China: one family's encounter. In the inventory of

the Sheldon H. Harris Papers, Box 7, Folder 1. Hoover Institution Archives, Stanford University, Stanford, California. http://www.oac.cdlib.org/findaid/ark:/13030/kt8f59r20s/entire_text/. Accessed 12 Dec 2018.

[54] Ammari T, Schoenebeck S. Understanding and supporting fathers and fatherhood on social media sites. In: Proceedings of the 33rd Annual ACM Conference on Human Factors in Computing Systems. New York: ACM; 2015. p. 1905 - 14.

[55] De Choudhury M, Counts S, Horvitz E. Predicting postpartum changes in emotion and behavior via social media. In: Proceedings of the SIGCHI Conference on Human Factors in Computing Systems. New York: ACM; 2013. p. 3267 - 76.

[56] Lin YR. Assessing sentiment segregation in urban communities. In: Proceedings of the 2014 International Conference on Social Computing. SocialCom '14. New York: ACM; 2014. p. 9: 1 - 8. https://doi.org/10.1145/2639968.2640066.

[57] Valdes JMD, Eisenstein J, De Choudhury M. Psychological effects of urban crime gleaned from social media. In: Proceedings of ICWSM; 2015. http://www.aaai.org/ocs/index.php/ICWSM/ ICWSM15/paper/view/10563.

[58] Harris J, Mansour R, Choucair B, Olson J, Nissen C, Bhatt J, Brown S. Health department use of social media to identify foodborneillness - Chicago, Illinois, 2013 - 2014. MMWR. 2014; 63 (32): 681.

[59] Paul MJ, Dredze M. Drug extraction from the web: summarizing drug experiences with multidimensional topic models. In: Proceedings of HLT - NAACL. Atlanta: Association for Computational Linguistics; 2013. p. 168 - 78.

[60] Ortony A. On making believable emotional agents believable. In: Trappl R, Petta P, Payr S, editors. Emotions in humans and artifacts. Cambridge, MA: MIT; 2003.

[61] Pennebaker J. Using computer analyses to identify language style and aggressive intent: the secret life of function words. Dynamics of Asymmetric Conflict. 2011; 4 (2): 92 - 102. https://doi.org/10.1080/17467586.2011.627932.

[62] Corley CD, Pullum LL, Hartley DM, Benedum C, Noonan C. Disease prediction models and operational readiness. PLoS One. 2014; 9 (3): e91989. https://doi.org/10.1371/journal.pone.0091989.

[63] Schmidhuber J. Deep learning in neural networks: an overview. Neural Networks. 2015; 61: 85 - 117.

[64] Nguyen TH, Grishman, R. Event detection and domain adaptation with convolutional neural networks. 2015. Volume 2. Short Papers, 365.

[65] Dong L, Wei F, Zhou M, Xu K. Question answering over freebase with multi - column convolutional neural networks. In: Proceedings of the 53rd Annual Meeting of the Association for Computational Linguistics and the 7th International Joint Conference on

Natural Language Processing, vol. Volume 1. Beijing: ACL; 2015. p. 260 - 9.

[66] Lei T, Xin Y, Zhang Y, Barzilay R, Jaakkola T. Low - rank tensors for scoring dependency structures. In: Proceedings of the 52nd Annual Meeting of the Association for Computational Linguistics, vol. Volume 1; 2014. p. 1381 - 91.

[67] Godin F, Vandersmissen B, De Neve W, Van de Walle R. Multimedia Lab@ ACL W - NUT NER shared task: named entity recognition for Twitter microposts using distributed word representations. ACL - IJCNLP. 2015; 2015: 146.

[68] Wu Y, Schuster M, Chen Z, Le QV, Norouzi M, Macherey W, et al. Google's neural machine translation system: bridging the gap between human and machine translation; 2016. arXiv preprint arXiv: 1609. 08144.

[69] Tang D, Wei F, Yang N, Zhou M, Liu T, Qin B. Learning sentiment - specific word embedding for Twitter sentiment classification. In: Proceedings of the 52nd Annual Meeting of the Association for Computational Linguistics, vol. 1; 2014. p. 1555 - 65.

[70] Yin W, Schütze H. Convolutional neural network for paraphrase identification. In: Proceedings of the 2015 Conference of the North American Chapter of the Association for Computational Linguistics: Human Language Technologies. Denver: Association for Computational Linguistics; 2015. p. 901 - 11.

[71] Bahdanau D, Cho K, Bengio Y. Neural machine translation by jointly learning to align and translate. In: Proceedings of the International Conference on Learning Representations (ICLR); 2015. arXiv preprint arXiv 1409. 0473.

[72] Cho K, Dzmitry Bahdanau D, Bougares F, Schwenk H, Bengio Y. Learning phrase representations using RNN encoder - decoder for statistical machine translation. In Proceedings of the Empirical Methods in Natural Language Processing (EMNLP) Conference; 2014. arXiv preprint arXiv: 1406. 1078.

[73] Srivastava N, Mansimov E, Salakhutdinov R. Unsupervised learning of video representations using LSTMs; 2015. arXiv preprint arXiv: 1502. 04681.

[74] Stoto MA. Biosurveillance capability requirements for the global health security agenda: lessons from the 2009 H1N1 pandemic. Biosecur Bioterror. 2014; 12 (5): 225 - 30. https: //doi. org/10. 1089/bsp. 2014. 0030.

[75] Burkom HS, Loschen WA, Mnatsakanyan ZR, Lombardo JS. Tradeoffs driving policy and research decisions in biosurveillance. Johns Hopkins APL Tech Dig. 2008; 27 (4): 299 - 312.

[76] Buehler JW, Berkelman RL, Hartley DM, Peters CJ. Syndromic surveillance and bioterrorism related epidemics. Emerg Infect Dis. 2003; 9 (10): 1197 - 204.

[77] Hartley DM. Space imaging and rift valley fever vectors. In: Laxminaryan R, Macauley MK, editors. The value of information: methodological frontiers and new applications for

realizing social benefit. Springer; 2012.

[78] Macauley MK, Laxminarayan R (2010) The value of information: methodological frontiers and new applications for realizing social benefit. Resources for the future conference summary. http: //www. rff. org/research/publications/value - information - methodological - frontiers - and - new applications - realizing. Accessed 22 Aug 2017.

[79] Laxminarayan R, Macauley MK. The value of information: methodological frontiers and new applications for realizing social benefit. Springer; 2012.

[80] Chen H, Zeng D, Yan P. Infectious disease informatics: syndromic surveillance for public health and biodefense, integrated series in information systems 21. New York: Springer; 2010.

[81] Wong W - K, Moore AW. Classical time - series methods for biosurveillance. In: Wagner MM, Moore AW, Aryel RM, editors. Handbook of biosurveillance. MA: Elsevier Academic Press; 2006.

[82] Ginsberg J, Mohebbi MH, Patel RS, Brammer L, Smolinski MS, Brilliant L. Detecting influenza epidemics using search engine query data. Nature. 2009; 457: 1012 - 4. https: //doi. org/10. 1038/nature07634.

[83] Pollett S, Boscardin WJ, Azziz - Baumgartner E, et al. Evaluating Google Flu trends in Latin America: important lessons for the next phase of digital disease detection. Clin Infect Dis. 2017; 64: 42 - 3. https: //doi. org/10. 1093/cid/ciw657.

[84] Santillana M. Perspectives on the future of internet search engines and biosurveillance systems. Clin Infect Dis. 2017; 64: 34 - 41. https: //doi. org/10. 1093/cid/ciw660.

[85] Lazer D, Kennedy R, King G, Vespignani A. The parable of Google Flu: traps in big data analysis. Science. 2014; 343 (6176): 1203 - 5. https: //doi. org/10. 1126/science. 1248506.

[86] Bansal S, Chowell G, Simonsen L, Vespignani A, Viboud C. Big data for infectious disease surveillance and modeling. J Infect Dis. 2016; 214 (suppl _ 4): S375 - 9. https: //doi. org/10. 1093/ infdis/jiw400.

[87] Santillana M, Nguyen AT, Dredze M, Paul MJ, Nsoesie EO, Brownstein JS. Combining search, social media, and traditional data sources to improve influenza surveillance. PLoS Comput Biol. 2015; 11: e1004513. https: //doi. org/10. 1371/journal. pcbi. 1004513.

[88] Parker J, Yates A, Goharian N, Frieder O. Health - related hypothesis generation using social media data. Soc Net Anal Min. 2015; 5 (1) https: //doi. org/10. 1007/s13278 - 014 - 0239 - 8.

第 4 章　生物防御领域互信与信息透明度

Filippa Lentzos

4.1 引言

据报道，美国于 21 世纪初进行了一系列提高生物防御能力的秘密项目。彼时的五角大楼正在购买商用设备，以建造一个能够生产炭疽芽孢杆菌模拟物（苏云金芽孢杆菌）的小型工厂，伊拉克的主要生物武器设施一直在生产这种生物杀虫剂（苏云金芽孢杆菌），直至 1997 年联合国观察员将其摧毁。美国的另一个项目是对炭疽芽孢杆菌进行基因改造，使其成为一种对疫苗有抵抗力的“超级细菌”。与此同时，中央情报局的一个项目是制造苏联式的生物炸弹，并测试它们在不同大气条件下的传播特性[1]。

五角大楼和中央情报局的法律相关人士表示，这些项目是合法的防御性质活动。建造和运行生物武器设施有助于揭示设备购买的独特模式。对炭疽杆菌进行基因改造，用于检验目前给士兵接种的疫苗是否有效至关重要，而制造和测试炸弹则是对有关可能对手的具体情报的防御反应。然而，反对者认为这些项目是美国 1975 年签署并批准的《禁止生物武器公约》所不允许的[2]。

《禁止生物武器公约》允许以国家防御的名义进行几乎各种类型的研究，这其中有些工作是合理的，而其他研究更接近于防守和进攻工作之间的模糊界限。区分许可生物防御项目与非许可项目的问题在于，不能仅评估所涉及的设施、设备和活动，还必须检查和阐明这些活动的目的或意图。《禁止生物武器公约》第一条规定：各国“同意在任何情况下都不获取或保留生物武器”，因此，在划定

F. Lentzos (✉)
Department of War Studies, Department of Global Health and Social Medicine, King's College London, London, UK
e-mail: filippa. lentzos@kcl. ac. uk

被禁止和合法活动的边界方面是模糊的。第一条只提到“没有理由用于预防、保护或其他和平目的的类型和数量”的生物制剂。因此，判断各国遵守公约的一个重要部分是分析所涉活动的理由。

进行秘密的“灰色地带”项目，比如建造模拟生物武器工厂，制造“超级细菌”或测试细菌炸弹，都会破坏《禁止生物武器公约》的权威性，因为这些活动，无论其合法性如何，一旦曝光，都将不可避免地引起怀疑。虽然一个国家可能会合法地保密防御性研究，例如探索现有疫苗脆弱性的实验，但只要有可能，就应该公开这类研究的存在及其大致范围，以减轻恐惧和怀疑。

拥有生物防御计划的国家有特殊的责任，证明他们的防御活动不被用来作为进攻计划的掩护，而且更重要的是，他们的计划不被认为是进攻计划。尤其重要的是，要积极主动地回应这样一种看法，即生物防御计划可能被用来掩盖进攻性计划或进攻性计划的要素，因为这种看法可能会为其他国家提供发起或继续进攻性生物战计划的理由。

然而，不同寻常的是，对于裁军和不扩散条约而言，《禁止生物武器公约》没有包括确保遵守条约的核查机制。为《禁止生物武器公约》提出一项具有法律约束力的核查议定书的长达十年的努力，在 2001 年以失败告终，在近期和中期内就这样一项议定书达成政治协议的可能性极小。然而，这并不意味着各国不能证明其负责任地开发生物防御能力，或者各国不可能得到其他国家遵守其条约义务的保证。有许多行动和活动累积起来可以合理地表明一个国家的意图和遵从状态。这些措施包括执行国家生物安全和生物安保立法，为令人关切的“两用性”研究（DURC）制定有效的监督程序，与关于生物防御设施研究的公开发布政策合作，努力在科学界促进责任履行，持续和建设性地参与《禁止生物武器公约》会议，以及就与公约有关的问题与学术界和民间社会定期接触。对国家而言，最重要的是通过透明度培育信任[3]。通过开放和沟通，使国家之间以及国家与其公民之间的信任得到加强。

本章讨论了《禁止生物武器公约》目前正在运作的信息共享机制，这些机制旨在证明生物活动完全是为了和平目的而进行的[4]。本章首先描述和评估了信任建立措施（CBM），这些措施构成了正式适用于所有成员国的主要信息交换。本章的第二部分介绍并分析了一系列新的和非正式的信息共享机制，这些机制在过去几年中已在一些国家中开展：“合规评估”“同行审查”“实施审查”和“设施访问”。最后，本章认为，这些更为非正式的交流机制有可能在较长期内与其他努力一起实现核查议定书所规定的目标，但它们将以不同的方式实现，以更适合于当下建立信任。

4.2 信任建立措施

《禁止生物武器公约》信任建立措施是成员国定期交流信息的核心正式机制，每年提交一次，范围广泛，包括生物防御计划的数据等。这些表格包括生物防御计划的目标和资金、主要的研究和开发活动、所涉及的设施、设施的组织结构和报告关系，以及工业界、学术界或其他非国防机构的任何分包方的详细情况。这些表格还包括以下方面的信息：国防之外的最大限度限制措施、执行条约和规范生物研究的国家监督框架、详细介绍与公约直接相关研究结果的已发表文章或报告、传染病的异常暴发、疫苗生产设施以及任何以往进攻和/或防御活动的详细情况[5]。

信任建立措施出现于 20 世纪 80 年代初，当时各国因未解决的不遵约指控、科学和技术的迅速发展以及其他压力而出现信任危机。信任措施被构想、发展和商定的时候，《禁止化学武器公约》声明和现场视察正在谈判，这似乎让人相信能建立类似的核查机制。因此，这些措施不被视为核查工具，而只是更大的“遵约制度”中的一个层面[6]。

信任建立措施以《禁止生物武器公约》关于协商与合作的第五条为依据，在 1986 年的第二次审查会议上商定，在 1987 年的一次科学和技术专家会议上拟订，并在 1991 年的第三次审查会议上进行了修改和大幅度扩大[7]。从冷战结束到 2001 年第五次审查会议，强调寻求核查，导致对进一步制定这些措施的关注度降低。2006 年第六次审查会议就信任建立措施提交和分发机制的各种改进措施达成了一致，但政治分歧意味着信任建立措施实质上没有变化，直到 2011 年第七次审查会议通过对报告表格的微小修改。

虽然信任建立措施并非直接源自《禁止生物武器公约》内容，但第二次审查会议以协商一致方式作出决定，规定《禁止生物武器公约》成员国“在相互合作的基础上执行“信任建立措施”。这一决定意味着执行信任建立措施成为《禁止生物武器公约》所有成员国的一项要求。大多数拥有生物防御计划的国家认识到他们有责任确保高标准的透明度，他们根据信任建立措施机制提交有关其计划的信息，以向其他国家保证他们的活动完全是为了和平目的。

最初，在 1992 年的第一轮申请中，13 个国家宣布了生物防御计划[8]。近年来，宣布实施生物防御计划的国家数量有所增加，在过去 20 年中，生物防御活动大幅度增加，在世界各地研究危险病原体的设施和研究人员数量大幅度增加。在 2016 年提交的最新报告中，有 29 个国家宣布了生物防御计划[9]。对生物恐怖主义和新兴传染病的担忧，在世界各地引发了最高等级（或生物安全等级 4 [BSL－4]）生物实验室的建设风潮，在这类实验室里可以处理最危险的病原体。在美国有 13 个 BSL－4 实验室在运行或建设中，在世界其他地区至少有 24 个这样的实验室在运行[10]。此外，在美国有超过 1400 个已注册的 BSL－3 实验室用于研究危险的病原体[11]。随着各国升级其公共卫生基础设施，这种实验室在世界各地越来越普遍，但精确的数字却不得而知。

许多关于危险病原体研究的硬件设备、材料和技术往往被认为是具有“两用性”特征。这意味着，虽然用于和平目的，它们也可能被用于邪恶目的。在基础生物研究方面，很难区分允许的活动和禁止的活动，因为为了人类健康和福祉，可以使用同样的技术来了解和理解基本生命过程，也可以用于研制生物武器制剂。特别值得关注的包括提高下列能力的实验：操纵病原体的致病性、毒力、宿主特异性、传播性、对药物的抗性；在不培养微生物或使用其他自然来源的情况下人工合成病原体和毒素；确定破坏人类、动物和植物健康功能的新机制；以及开发生产生物制剂和毒素的新方法。美国国务院在向国会提交的年度遵约情况报告中指出，可能有些国家或地区从事“两用”活动，但现有资料没有表明这些活动是否与《禁止生物武器公约》相违背[12]。当然，同样的逻辑也适用于美国和其他任何拥有发达生物科学基础的国家。

信任建立措施为从事这种“两用”活动的国家，特别是在其生物防御方案范围内从事这种活动的国家提供了一个机会，为其活动提供正当理由，这是判断遵约情况的一个关键组成部分。

在国家层面上，统筹国家生物防御信息，并结合不同资助者的项目，如五角大楼和中央情报局，为国家提供了一个机制来审查全国范围内的生物防御工作，从而提供了一个附加的监督机制。例如，如果白宫在 2000 年年初就知道一个秘密项目，随即启动一项法律审查，以确保美国遵守《禁止生物武器公约》。信任建立措施资料收集和提交资料的过程为各国政府提供了一个机制，使国内利益攸关方能够聚集在一起，集中进行机构间或部门间的内部协调，并提高它们对相关国家生物活动的认识和监督。通过提交完整、准确的年度资料，可以建立正常的国家活动模式，这也可以对遵约情况的判断做出重大贡献。通过向政府和其他政府同行提供信任措施履行资料，可证明各国有自己的秩序。

不幸的是，在实践中，许多国家（其中一些国家有生物防御计划）远远达不到这一要求，只提交部分完成的申报表，在某些年份提交申报表而在其他年份不提交，或者在最坏的情况下，完全不提交申报表。多年来，为应对这些挑战和改进强化信任建立措施机制，提出了各种建议。

1）审查在信任建立措施表格上提出的问题，确保这些问题明确、具备相关性，并有助于提高透明度和建立国家间信任；

2）改进信任建立措施表格的格式，使表格的填写更加直观，并对用户更加友好，同时也满足以更多语言提供信任建立措施的需要，确保普遍可及性；

3）使报告程序现代化，更多地利用信任建立措施电子表格和在线资源，逐步建立所有成员国都能进入的全面网络信息管理系统；

4）改进国家数据收集进程，鼓励核查成员轮换，通过移交说明的改进、提供指导方针、完整的信任建立措施表格、数据收集和核查讲习班，以及一对一的援助；

5）强执行的作用，逐步建立一个拥有适当权力和资源的行政办公室，以促进信任建立措施机制的执行；

6）促进成员国之间的合作，鼓励双边和多边对话，使有能力的国家能够援助那些努力履行其信任建立措施义务的国家；

7）邀请民间社会团体和国际组织在信任建立措施信息交流中发挥作用，利用其专门知识和行动力帮助解决信任建立措施机制的问题并寻求可能的解决办法[13]。

在 2016 年举行的最近一次审议大会上，与会者再次呼吁通过进一步完善信任建立措施所要求的信息类型和范畴来生成更有用的信息。例如，美国强调要确认所要求的关于生物防御方案的资料既包括军事方案也包括民用方案，并需要作出澄清。它指出："目前，大约三分之一提报国家生物防御研究方案的缔约国，报告了民用生物防御研究；对于其余三分之二的缔约国，尚不清楚它们是否将提供信息的要求理解为仅适用于军事方案，或者它们是否没有平民执行的旨在保护民众的生物防御研究方案"[14]。

据估计，2010— 2016 财政年度，美国在联邦民用生物安保方面平均每年花费 17.9 亿美元，以防止、防备和应对使用生物制剂及意外释放生物制剂对平民的攻击[15]。作为信任建立措施信息交流的一部分，获取这一信息对于准确反映国家生物防御能力以及所开展的研究、项目和方案至关重要。尽管信任建立措施的主要目的是提高军事生物防御计划的透明度，但因为过去十年中一些国家建立的民用生物防御计划迅速扩增，其今天的主要用途更可能是确保不会为了自己的目的而“创造性地解释”条约，以及进攻和防御活动之间的界限，这一点也特别重要。

为了最大限度地提高透明度，越来越多的国家现在也公开提交信任建立措施的材料，并向民众社会开放。公开这些意见书可以大大提高它们的作用。民众社会的知识优势、经验和专业知识可以通过几种方式促进沟通和提高国家之间的透明度，包括：协助各国收集和整理关于信任建立措施的信息；监测各国的活动；从公开来源收集数据；处理提交的数据以获得信息；以及最终将这些信息纳入公共领域。限制获取信任建立措施的反馈有可能使重要利益攸关方产生怀疑，而不是建立信任，并错失让这些利益攸关方参与进程的机会，而该进程可能切实会提高所提交信息质量和完整性。在 2011 年审议大会上，22 个国家公布了其信任建立措施。截至 2016 年审议大会，30 个国家公布了它们提交的信任建立措施报告，其中 18 个国家有生物防御项目[16]。

4.3 遵约评估

最近，少数几个国家自愿采取进一步行动，努力保持在该领域的透明度，并减轻人们对其生物防御计划状况的任何潜在怀疑。

加拿大在 2011 年第七次审议大会之前提出了一项《禁止生物武器公约》“尊约评估”倡议[17]。该倡议从审查国家立法和实施方案的广泛角度，而不是从更传统和更集中的角度来检查，以探讨合规性核查的概念。加拿大试图证明，在具有法律约束力的核查议定书之外存在评估条约遵守和执行情况的备选方案。

加拿大认为，国家执行方案既包括缔约国已经采取的执行措施，也包括缔约国为持续管理和执行这些措施所作的努力。因此，在遵约评估举措下提交的材料分为两部分：1）详细说明支持国家执行《禁止生物武器公约》的国家立法和规章，包括逐节分析法定措施如何运作、法定措施的范围以及与违反行为有关的处罚；2）详细描述该计划如何在国家层面上运行，包括运行该计划的年度预算、实施计划的工艺流程图和组织结构图、工艺和标准操作程序，以及检查计划的明确说明、检查频率、公告与非公告检查的数量，以及如何处理重大和轻微不合规情况。

被认为有效管制病原体控制设施的国家将增强人们对该国遵守《禁止生物武器公约》第一条（以及第三和第四条）规定的不扩散义务的信心。

加拿大主动提出一个试验案例，并以工作文件的形式向 2012 年《禁止生物武器公约》会议提交了初步遵约评估报告[18]。提交的材料更深入地报告了国家执行情况和业务细节，以补充和增加加拿大通过其年度信任建立措施材料和五年期审查会议遵守情况报告提供的信息。其他感兴趣的国家也被邀请参加这一倡议，瑞士、捷克共和国和法国都向《禁止生物武器公约》会议提交了工作文件[19]。

鉴于执行《禁止生物武器公约》的方法多种多样，参加国没有采用共同的模板。加拿大提交的文件类似于一份合规性报告，涉及对加拿大实施措施的逐条审查。加拿大有一个庞大的中央监督系统，其中加拿大公共卫生署负责该国执行《禁止生物武器公约》的几乎所有方面。这意味着，已经制定的联邦监督计划可以很容易地描述详细的审查内容。瑞士和捷克提交的材料更接近于一份非常详细的信任建立措施表格，其中简要说明了法律当局和部委安排的方案。在瑞士，《禁止生物武器公约》的执行则更为分散，许多措施是在国家层面执行的，提交的文件虽然范围更广，但规模较小，更易于管理，也更有效。捷克共和国提交的文件旨在反映一个较小的中央系统。

编写初次提交的材料需要付出很大努力，但强调所包含的详细程度只需要提交一次。随后提交的文件只需要进行信息的更新，包括年度合规、执行指标以及任何新的政策举措。2012 年，加拿大和瑞士提交了年度申报样本，以证明随后提交的便利性。

4.4　同行审查

法国提出了一项互动性更强的提案，与此同时加拿大提出了其遵约评估倡议[20]。在这方面，与会国将实际走到一起，根据闭会期间进程中达成的共识，对国家执行标准进行相互评估。与提交的“遵守情况评估”一样，“同行审议”机制也旨在建立信任和提高国家间的透明度。此外，这一机制还旨在改进国家执行情况，而且重要的是，为专家之间交流经验和最佳做法提供机会。

该机制是自愿的，所有评估都是应有关国家的要求启动的。评估报告是否公布取决于国家，后续进程的性质也取决于国家。同行审查的主要优势是加强国家执行，通过提高透明度增强各国之间的信任，分享良好做法，并提供发展国际合作的机会。

法国于 2013 年组织了第一次同行审查[21]。来自加拿大、中国、德国、印度、墨西哥、摩洛哥、瑞士、英国和美国九个国家的专家以及作为观察员的《禁止生物武器公约》相关代表就法国生物安全和生物安保措施、出口管制和提高认识政策方面作了介绍。随后，通过对两个民用实验室（Maisons - Alfort 动物健康实验室和巴斯德研究所）的现场访问，包括与参与研究活动人员的交流，说明了演示中提供的信息。法国鼓励其他国家组织类似的活动，以制定自己的同行审查方法，并扩大对这一概念的理解。

2015 年，比利时、卢森堡和荷兰根据共同制定和商定的格式开展了同行审查活动，在对“同行审查”的解释中，信任建立措施特别是表格 A 和表格 E，被赋予了核心作用，作为开展国家实施情况评估的基础[22]。比利时、卢森堡及荷兰同行审查包括第一阶段和第二阶段，在第一阶段，三国进行书面磋商，在第二阶段，每个国家组织一次活动，并接待来自其他两个国家的同行访问，通过介绍和现场访问进行审查。

4.5 执行情况审查

第三项非正式安排称为“执行情况审查”，由加拿大、智利、加纳、墨西哥和美国于 2016 年提出[23]。这一安排的目的是自愿提高透明度，并交流关于国家执行《禁止生物武器公约》的信息、经验和最佳做法，将“遵约评估”和“同行审查”的内容结合起来。五个参加国联合编制了国家报告表格，作为交流关于履行《禁止生物武器公约》义务的国家法律、条例和其他措施信息的基础，包括法律禁令、出口管制、生物安全和生物安保以及对生命科学观点的看法。然后，每个国家通过咨询相关国际机关、部门和机构，填写国家报告表，填好的表格分发给其他参与国审查，并确定了需要进一步资料的领域。

执行情况审查进程的下一步是对每个参与国的首都进行为期两天的访问，就法律、条例和实际执行情况进行深入对话。在每个国家，应邀请一到两名《禁止生物武器公约》专家，这些专家将与更多直接负责某些执行工作的当地从业人员会面（例如：生物安全和生物控制方面的专家、法律专员、进出口管制官员）。为了尽量减少差旅费用，所有四次美洲访问都是在两周内从北到南相继进行的，对阿克拉（加纳首都）的访问是后来进行的。设施参观也是该计划的一部分。在加拿大，受邀的专家参观了渥太华医院研究所。在美国，这次访问包括参观位于马里兰州贝塞斯达的美国国立卫生研究院（NIH）的生物安全三级实验室（BSL - 3）和生物安全四级实验室（BSL - 4）。访问了墨西哥的四个设施：国家食品安全和质量安全服务局、联邦卫生风险防护委员会、国家核研究所和流行病学参考和诊断研究所的生物安全三级实验室。在智利，受邀专家在圣地亚哥国际机场阿图罗·梅里诺·贝尼特斯观看了国家边境管制机制的演示。在加纳，与会者参观了纪念医学研究所位于阿克拉加纳大学校园的生物安全二级和三级设施。

每个伙伴国都完成了其首都访问的总结报告，并将其分发给受邀专家，以便他们审查其准确性，与会者被鼓励分享他们的意见，但其目的不是评价或批评他人在执行《禁止生物武器公约》方面的进展。

参加国指出，执行情况审查的优势之一是采用了共同报告表格。这一共性有助于评估不同方法的利弊，例如在参与国政府内部指派部门或机构领导《禁止生物武器公约》执行工作的不同方法，并有助于对执行系统进行直接比较。与会者还指出，在每次访问开始时讨论该国适用于《禁止生物武器公约》执行工作的政府结构和组织关系会有所帮助。这种介绍将为以后的演讲和讨论提供一个框架。在访问西半球各国首都之后，加纳利用这一经验教训，在阿克拉简报会上提供了这类信息。参与国还指出，他们在运作中对生物安全和生物安保有不同的定义。例如，对一些人来说，生物安全是指保护实验室工作人员、公众和环境免受实验室中使用的危险生物制剂无意中暴露的手段。其他国家采取了更广泛的做法，包括进口食品和使用转基因生物。关于生物安全，一些国家将其定义限于保护传染性生物制剂免遭损失、盗窃或滥用，而另一些国家则采用了更广泛的定义，包括监测可能影响农业部门的食品中的传染性制剂。

4.6 机构参观

2011 年，美国强调致力于在其生物防御活动中建立一个开放和协作的环境，并概述了一系列单方面的、自愿的“生物透明和开放”倡议活动[24]。2012 年，美国报告了这些活动[25]。包括《禁止生物武器公约》主席在内的各国驻日内瓦大使参观了位于德特里克堡的国家生物防御园区。大使们参观了美国陆军传染病医学研究所和美国国土安全部国家生物防御分析与对策中心。他们听取了来自国防部、国土安全部、卫生与公众服务部、农业部以及联邦调查局的高级代表的简报。这次访问有助于对美国项目的深入了解，并促进了对美国生物防御活动的性质和范围的更多了解。这次访问还展示了美国在生物防御方面所遵循的“整体政府”方针，并提供了一个分享正在进行的国际合作活动和援助的机会。

其他国家也采取了类似举措，邀请相关专家对实验室访问，并组织关于《禁止生物武器公约》专题的国际会议，以鼓励透明度和促进意见交流。例如，瑞士多次邀请驻日内瓦的《禁止生物武器公约》代表团访问其位于施皮茨（Spiez）的生物安全四级实验室。这个实验室还为当地人和其他感兴趣的团体举办年度开放日。

从2015年到2016年，西班牙、智利和其他拉丁美洲国家一道发起了一系列“自愿访问”，目的是探讨每个参与国国家层面与生物安全特别是生物安保有关的优势和弱点。在每个国家，都访问了一些生物设施并组织了研讨会。作为这一进程的后续行动，在马德里举办了讲习班，目的是促进区域合作，支持拉丁美洲国家改进其生物安全和生物安保立法。

为了将合规评估更具体地集中在生物防御、军事活动和现场访问上，德国在2016年组织了所谓的“同行审查合规访问演习”[26]。这次演习是德国外交部（MFA）和国防部（MOD）组织的一个联合项目，是该国长期努力的一部分，务实并逐步加强《禁止生物武器公约》，以促进国家和欧盟加强条约遵守和核查能力的长期目标。德国国防部在慕尼黑向20名国际专家开放了联邦国防微生物学研究所，其明确目标是证明该设施符合《禁止生物武器公约》的规定和义务。

专家们被要求对访问期间获得的信息进行评估，并编写一份遵守情况评估报告[27]。他们的方法是根据设施、设备和材料、程序和人员来评估这次访问。考虑了德国提交的信任建立措施文件中提供的信息，以及访问期间提供和观察到的信息，总结大体上遵循了评估会议讨论的框架。

访问专家通过观察该设施发现，该机构的规模与信任建立措施提供的信息一致。专家们还注意到，尽管该设施位于一座老建筑内，但已进行了改造，以满足其活动的目的，实际安保包括几层出入控制，以防止未经授权者进入敏感地区。在设备和基础设施方面，评估报告指出，参观者所看到的一切都与研究所所述的预防、保护和其他和平研究和诊断目的有关。报告继续说：“关于病原体和毒素物质，特别是在生物安全三级实验室保存的菌株，我们详细了解了管理的过程。菌株库访问方法虽然不是最先进的访问控制方法，但适用于这一目的，是良好做法的范例，病原体和毒素的种类和数量符合信任建立措施和访问期间情况介绍中所述的目的。”

专家们指出，除了在初次情况介绍会上解释的程序之外，还对要求作了进一步和更详细的阐述。提供了文件说明，以表明已经制定了具体程序来评估在启动时和在开展工作期间被视为需引起关注的两用性项目。还提供了从研究所转移和出口病原体、毒素的文件程序。专家们指出，如有需要，可以提供安全事故报告；如有具体要求，可以查阅实验室笔记；研究所遵循国际标准（ISO）。

观察结果还显示："我们提供了有关员工初次就业培训计划和年度强化训练培训计划的信息，培训内容涉及技术、安全和程序问题。出示了针对特定方案的工作人员培训记录。所有员工都接受了安全审查，高级员工与团队成员建立了信任关系。尽管没有提出请求，但根据设施规定，可以有机会与更多的工作人员面谈。在整个访问过程中，所有当地工作人员和陪同人员都非常乐于助人，并对所有查阅资料、文件和信息的要求作出了公开回应。"

访问专家的结论是，他们对研究所的研究和诊断活动有了很好的了解，东道国的合作"有助于提高《禁止生物武器公约》方面的透明度和信任，并再次保证所有活动都在第一条允许的预防、保护及其他和平目的范围内"。生物安全和生物安保程序、病原体和毒素的转让和出口以及其他措施表明了履行《禁止生物武器公约》第三条和第四条义务的承诺，而提交的信任建立措施材料中提供的信息进一步加强了这一承诺。此外，还提供了与第七条和第十条有关的国际援助与合作活动的一些信息。

最后，意见摘要认为，这次活动不仅为研究所和德国提供了一个机会，表明它们与提交的信任建立措施报告保持一致，并表明它们执行《禁止生物武器公约》的透明度，而且还为所有参与者交流良好做法提供了一个有益的平台。

4.7　结论

自《禁止生物武器公约》首次谈判以来的几十年里，对该公约可核查性的意见一直存在分歧，仍然是生物裁军和不扩散领域的根本挑战之一。一些国家坚持认为，生物武器的性质使得根本不可能核实是否存在生物武器，不仅可以在小型且易于隐藏的设施中生产大量的生物制剂，而且所需的大多数设备（如发酵罐、离心机、冷冻干燥机）在公共、私人以及商业实验室。另一些人则认为，虽然无法实现与核军备控制条约核查相同的准确性和可靠性，但有可能建立一种令人满意的信心，即生物只用于和平目的。

许多国家支持在一项具有法律约束力的文件基础上加强《禁止生物武器公约》。然而，很少有人认为回到 20 世纪 90 年代的核查议定书草案是前进的道路。然而，议定书草案是一揽子措施，其中只有一部分涉及核查。议定书作为一个整体功能无法发挥出来，并不一定意味着所有组成部分，包括核查，也都"失效"[28]。事实上，正如本章所述最近的非正式信息交流倡议所表明的，《禁止生物武器公约》成员国越来越希望就如何最大化提高透明度和建立对各国遵守公约义务的信心进行有意义的对话。

从议定书草案中提取和发展有用的内容是可能的，这些内容可以想象在没有具有法律约束力的框架和没有像禁止化学武器组织这样的组织机构支持的情况下运作（至少在初期）。自下而上的方法可以导致在小规模上制定和实施各个组成部分，完善和改进其运作，逐步扩大参与范围，一旦每个人都知道所涉及的内容并相信这些措施在实践中有效，则会将其纳入一项具有法律约束力的文书。

议定书草案有四个补充部分：声明、访问、磋商、澄清条款和调查。“声明”和“调查”都类似于现有的机制：建立信任措施和联合国秘书长关于涉嫌使用化学和生物武器的调查机制（UNSGM）。信任建立措施和联合国特别代表办公室都需要加强，但这些机制本身已经到位。议定书的“磋商和澄清条款”可以独立复制，并在一定程度上以第二次和第三次审查会议商定的根据《禁止生物武器公约》第五条进行磋商的程序的形式存在。

可以说，从长远来看，除了信任建立措施、联合国全球机制以及协商和澄清条款外，本章所述的非正式信息共享举措可能会取代议定书的最后访问部分。尽管遵约评估、同行审查、执行情况审查和机构参观各不相同，但它们都有一个共同的总体目标：以可行和务实的方式推动核查机制落地。这些倡议也有许多相似的特点：1）外国高素质专家的参与，允许从业人员之间进行实质性交流，并建立具备资质的专家联系网络；2）对设施进行现场访问，有机会与当地工作人员分享经验，这对参与国比较各种办法至关重要，不仅仅是审查法律和条例的案文，而是了解这些办法在实地的影响；3）各国家机构的参与，这有助于促进东道国内的机构间努力，向有关机构通报与《禁止生物武器公约》有关的问题，并展示各机构如何合作执行公约；4）与会者的反馈意见，以加强东道国执行《禁止生物武器公约》的方式，并向其他国家通报东道国执行公约的情况[29]。总的来说，所有参与国都认为信息共享举措为各国的遵约判断增加了实际价值[30]。它们强调互动和灵活性，强调专家一级交流最佳做法，而不仅仅是现场监测，并强调对相关实验室和设施的广泛概念，可以说，这使它们比议定书的“访问”更适合于在 21 世纪生物防御中提高透明度和建立信任。

参考文献

［1］ Miller J, S Engelberg and W Broad (2001) Germs: The Ultimate Weapon. New York: Simon & Schuster.

［2］ Ibid.

［3］ See e. g. 2013 BWC, Meeting of Experts, 'We need to talk about compliance: a response to BWC/MSP/2012/WP. 11', Working paper submitted by the United Kingdom, BWC/MSP 2013/ MX/WP. 1.

［4］ Much of the material in this chapter is based on previous publications, including Koblentz G and F Lentzos (2016) '21st Century biodefence: Risks, trade – offs and responsible science' ILPI BWC Review Conference Series Paper No. 3 available at http: // nwp. ilpi. org/wp – content/uploads/2016/ 11/03 – 21st – century – biodefence – gold. pdf [accessed 17 July 2017]; Lentzos F (2016) 'Increasing transparency in biodefence: A 2016 visit to a German military medical biodefence facility,' EU Non – proliferation Consortium Paper No. 52; Lentzos, Filippa (2015) '3D Bio: Declare, Document & Demonstrate,' EU Non – proliferation Consortium Paper No. 45; and Lentzos, Filippa (2011) 'Strengthening the BWC confidence – building measures: Toward a cycle of engagement' Bulletin of the Atomic Scientists Vol. 67 (3): 26 – 33.

［5］ For more details on the information requested as part of the CBM exchange, see the blank form templates and the 'Guide to participating in the confidence – building measures of the Biological Weapons Convention' (Revised edition 2015) prepared by the United Nations Office for Disarmament Affairs, available from www. unog. ch/bwc [accessed 17 July 2017] .

［6］ Sims N. A. (2001) The Evolution of Biological Disarmament. Oxford: Oxford University Press.

［7］ BWC Article V states: The States Parties to this Convention undertake to consult one another and to cooperate in solving any problems which may arise in relation to the objective of, or in the application of the provisions of, the Convention. Consultation and cooperation pursuant to this article may also be undertaken through appropriate international procedures within the framework of the United Nations and in accordance with its Charter.

[8] Op. cit. Koblentz G and F Lentzos (2016).

[9] Ibid.

[10] National Research Council (2011) Biosecurity Challenges of the Global Expansion of HighContainment Biological Laboratories. Washington, DC: National Academies Press.

[11] Kaiser J. (2011) 'Taking stock of the biodefence boom', Science Vol. 333, No. 6047: 1214.

[12] US Department of State (2015) Adherence to and Compliance with Arms Control, Nonproliferation, and Disarmament Agreements and Commitments. Bureau of Verification, Compliance and Implementation. In 2016 and 2017, these reports limited themselves to Russia only on the grounds that "there is insufficient information to support the inclusion of other countries".

[13] Lentzos F and RA Hamilton (2010) BWC Confidence Building Measures: Preparing for a Comprehensive Review of the CBM mechanism at the Seventh Review Conference, Report prepared for BWC MX 2010.

[14] 2016 BWC Review Conference, 'Strengthening confidence - building and consultative mechanisms under the Biological Weapons Convention,' Working Paper submitted by the United States, BWC/CONF. VIII/PC/WP. 6, 21 April 2016.

[15] Watson C, M Watson and T Kirk Sell (2017) 'Federal funding for health security in FY2018,' Health Security Vol. 15 (4).

[16] www. unog. ch/bwc [accessed 17 July 2017].

[17] 2010 BWC Meeting of States Parties, 'National implementation of the BTWC: compliance assessment: a concept paper', Working Paper submitted by Canada, BWC/MSP/2010/WP. 3/Rev. 1.

[18] 2012 BWC Meeting of Experts, 'National implementation of the BTWC: compliance assessment', Working Paper submitted by Canada and Switzerland, BWC/MSP/2012/MX/WP. 17.

[19] 2012 BWC Meeting of States Parties, 'National implementation of the BTWC: compliance assessment: update', Working Paper submitted by Canada, the Czech Republic and Switzerland, BWC/MSP/2012/WP. 6; and 2013 BWC Meeting of Experts, 'National implementation assessment report of the Biological Weapons Convention', Working Paper submitted by France, BWC/MSP/ 2013/MX/WP. 16.

[20] 2011 BWC Review Conference, 'A peer review mechanism for the Biological Weapons Convention: enhancing confidence in national implementation and international cooperation', Working Paper submitted by France, BWC/CONF. VII/WP. 28.

[21] 2014 BWC Meeting of States Parties, 'Peer review pilot exercise held from 4 to 6

December 2013 in Paris', Working Paper submitted by France, BWC/MSP/2014/WP. 3.

[22] 2016 BWC Preparatory Committee, 'Strengthening the BWC: reflecting on the peer review concept', Working Paper submitted by Belgium, Luxembourg and Netherlands, BWC/CONF. VIII/PC/WP. 26; and 2016 BWC Preparatory Committee, 'Peer review: an innovative way tostrengthen the BWC', Working Paper submitted by Belgium, France, Luxembourg and Netherlands, BWC/CONF. VIII/PC/WP. 13.

[23] 2016 BWC Review Conference, 'BWC Implementation Review Initiative', Working Paper submitted by Canada, Chile, Ghana, Mexico and the United States of America, BWC/CONF. VIII/WP. 22.

[24] US Secretary of State Hillary Rodham Clinton 'Remarks at the 7th Biological and Toxin Weapons Convention Review Conference,' 7 December 2011. Available at: www. state. gov/secre tary/20092013clinton/rm/2011/12/178409. htm [accessed 17 July 2017].

[25] 2012 BWC Meeting of States Parties, 'The United States Government's Bio - transparency and Openness Initiative,' Working Paper submitted by the United States, BWC/MSP/2012/WP. 3.

[26] 2016 BWC Review Conference, 'Confidence in compliance: peer review visit exercise at the Bundeswehr Institute of Microbiology in Munich, Germany', Working Paper submitted by Germany, BWC/CONF. VIII/WP. 11.

[27] Lentzos F (2016) 'Increasing transparency in biodefence: A 2016 visit to a German military medical biodefence facility,' EU Non - Proliferation Consortium Paper No. 52.

[28] Lennane R. (2011) 'Verification for the BTWC: If not the protocol, then what?' Disarmament Forum No. 1, pp. 39 - 50.

[29] 2016 BWC Review Conference, 'Building confidence through voluntary transparency exercises,' Working Paper submitted by Belgium, Canada, Chile, Czech Republic, France, Ghana, Germany, Luxembourg, Mexico, the Netherlands, Spain, Switzerland and the United States, BWC/CONF. VIII/WP. 35.

[30] Ibid.

第 5 章　法医流行病学在生物攻击（生物恐怖主义）侦测中的应用

Steven A. Koehler

5.1 引言

从历史上看，卫生部门及其流行病学工作人员的作用一直是监测他们所服务的社区的整体健康状况，这种监测是由许多监测系统组成并共同进行的，这些监测系统负责跟踪该社区内疾病、伤害和死亡的数量和类型。食物环境卫生署负责处理食源性疫情，进行与暴露风险有关的调查，例如测定向水、大气或土壤释放的化学物质，并向市民通报其他公共卫生风险。此外，他们还进行研究，证明某些类型的暴露和行为以及由此产生的疾病和健康的相关风险，并且通过开展针对健康风险的教育以减少疾病、伤害和死亡，从而为社区提供服务。

公开或隐蔽的生物攻击目前可以造成的威胁越来越大，导致全国各地的卫生部门及其工作人员承担了一种新的和不熟悉的角色。卫生部门通常调查自然或意外发生的疾病、伤害和死亡，但现在他们参与调查犯罪或恐怖事件。调查与健康有关的犯罪行为，如蓄意在供水系统投毒或生物恐怖攻击，标志着公共卫生官员职能定位进入了一个新时代，并突出表明熟悉流行病学、法医学和执法科学的法医流行病学家的作用和职能日益增加。这种新的公共卫生威胁的出现导致法医流行病学领域和法医流行病学专家的作用和职能从民事调查扩展到刑事调查。法医流行病学的专业是利用流行病学的基础、公共卫生方法如监测和暴发调查、法医技术和执法调查协议来进行潜在的生物恐怖主义及生物领域犯罪调查[1]。法医流行病学家在公共卫生和执法部门之间架起了桥梁。在调查可能发生的生物攻击时，公共卫生官员、法医流行病学家和执法机构协同工作，每个人都拥有独特的技能和背景。

S. A. Koehler (✉)
Forensic Medical Investigations，Pittsburgh，PA，USA

通常情况下，食源性疾病暴发会被认为是自然发生的事件。因此，在卫生部门的调查中，流行病学家查找暴发原因时，往往看食品制备或食品处理中是否存在无意中违反操作规程的情况。然而，及早认识到与健康有关的事件涉及蓄意犯罪（生物攻击），将有助于保存证据，并提高破案的可能性。

恐怖攻击基本上有两种类型，即公开的和秘密的。在秘密攻击中，任何团体或个人都不对攻击承担责任，最初也无法将事件认定为攻击。1984 年发生在俄勒冈州的鼠伤寒沙门氏菌大暴发就是一个秘密攻击的例子。疫情发生近一年后，当局才发现一个宗教社团的成员故意污染多家餐馆，导致疫情暴发。在发动精心策划的秘密攻击时，法医流行病学家将获得监测数据，包括病例信息，如病史、体征、症状和实验室结果，以及了解动机来区分自然暴发与恐怖攻击。因此，拥有一个与地区医院、急诊室（ER）、实验室、药房、非处方药（OTC）的实时通联系统，以及来自私人医疗保健提供商的信息相关联的复杂监控系统显得至关重要。暴露于可能的生物攻击的个人可能出现在急诊室或其初级保健医生（PCP）处，或只是尝试使用非处方药进行自我治疗。

即使在查明社区内所有受暴露影响的人之后，要立即确认发生了生物恐怖主义事件可能仍然具有挑战性。因此，当大量病例出现在不同寻常的季节、超过正常背景水平或出现不明原因的疾病或死亡时，当地卫生部门应立即通知国家卫生部门。在这种情况下，应咨询法医流行病学家进行初步调查。如果此次调查发现可能发生生物攻击等犯罪的重大嫌疑，需采取联合调查。这项调查由一名法医流行病学家、卫生部门和地方及国家实验室协助下的执法部门以及监测系统数据组成[1]。

这一章有六个目标：一是在现实存在生物恐怖攻击威胁的时代，明晰卫生部门角色的变化；二是追溯法医流行病学领域的起源，明晰法医流行病学家的作用和功能，以及在联合调查中法医流行病学方法的整体性；三是了解由公共部门流行病学家进行的标准食源性流行病暴发调查的步骤；第四是了解俄勒冈州奥修教邪教的历史背景信息、邪教从事生物攻击的动机、生物制剂的选择、生产和传播所使用的方法，以及生物攻击的后果，生物攻击涉及鼠伤寒沙门氏菌，是美国国内第一个被认可，经彻底调查、记录和报告的生物恐怖主义事件[1]；五是审查公共卫生部门运行的步骤，以调查 1984 年奥修教的秘密生物攻击；最后，说明在奥修邪教生物攻击的初步调查期间一些不足和错过的预警信号，并强调从那次攻击中吸取的教训，以及法医流行病学方法在哪些方面不同于流行病学方法，因为它涉及对可能呈现为自然疾病暴发的秘密生物攻击的调查。

5.2 流行病学与卫生部门的角色转变

5.2.1 卫生部门角色的转变

美国卫生部门流行病学家的传统角色是通过监测疾病、伤害和死亡来监测社区的健康，识别风险，并提供有关社区内情况、危险的信息和预警信息。例如，当怀疑发生食源性疫情时，当地卫生部门的流行病学家会进行标准的食源性疫情调查。一旦确定某种特定食品是引起暴发的原因，调查的重点是：1）食品从农场到餐馆经历的过程；2）食品处理人员；3）食品的储存和制备。流行病学家关注的重点是食物采购者的个人卫生、运输过程中可能的食物污染或交叉污染、储存温度不当、设备故障或食物制备过程中的违规操作。全美各地的卫生部门都有法律权力对餐馆进行传讯，对违反卫生法规的行为处以罚款，必要时还可以关闭受影响的餐馆。其他国家卫生部门的作用和权力级别可能有所不同，所有这些行动都是在没有执法部门参与的情况下进行的。

在 20 世纪 90 年代之前，公共卫生调查人员和执法人员之间的互动有限。然而，在当今社会，随着互联网的便捷接入，本土和国际恐怖组织的扩张，食品、水、空气或土地的污染作为生物恐怖主义目标对象在今天比过去更加现实。单纯地说，无论是执法部门还是卫生部门，都不具备识别和调查某些形式的秘密生物恐怖主义攻击所需的全部专业知识。隐蔽攻击的一种形式为模仿常见/典型食源性流行病暴发的蓄意生物攻击，这种类型的攻击给执法部门和调查疫情的卫生部门流行病学家带来了许多挑战。执法人员面临的挑战是，他们没有接受过识别此类攻击的培训。当地急诊室出现的不寻常的淡季病例增加，或因胃肠道症状或疾病而出现的非处方药销售突然增加，不会引起执法人员的怀疑。调查疫情的流行病学家也面临挑战。尽管流行病学家会准确评估疫情是否已经发生，但他们没有接受过调查恐怖主义犯罪行为的培训。因此，他们的调查可能无法确定疫情暴发的“真正”原因，无法收集关键的法医证据，或无法按照司法要求保存证据，如可被法院受理的证据链。

5.2.2 经典的流行病学

卫生部门配备了大量的流行病学专家以履行职能。流行病学领域是对特定人群中与健康相关的状态或事件的分布和决定因素的基础研究，并确定与特定疾病和活动相关的风险因素，以识别和控制流行病，监测疾病、伤害和死亡的发生率、分布和季节性特点。所有这些措施都旨在识别、减少和控制健康相关问题。流行病学家也参与了许多领域的调查。以下是其中一些领域的清单[2]：

研究与暴露有关的风险。流行病学研究为暴露与结果之间存在关联提供了证据。大多数调查侧重于自然疾病或意外暴露于有害物质或病原体的因果关系问题。例如，使用氟化物与更好的牙齿健康之间的关系、吸烟与肺癌之间的关系、不正确使用卫生棉条与中毒性休克综合征风险增加之间的关系、水中的铅与发育和行为问题之间的关系、暴露于人类乳头瘤病毒与宫颈癌之间的关系以及超重和一些与健康有关的疾病相关的风险。

识别和控制流行病。流行病学家负责收集和分析卫生数据，如果有流行病学证据表明某一特定疾病出现非典型异常峰值、暴发或任何其他代表公共卫生紧急情况，则向卫生部门发出警报。地方和国家卫生部门拥有保护公共卫生的法定权力，并在必要时拥有控制流行病、隔离个人和/或检疫区的法律权限[3]。

监测报告。美国有许多公共卫生监测系统在收集数据。这些数据用于监测社区、城市或国家的总体健康状况和疾病趋势，并检测暴发情况[4]。这些监测系统包括生命统计、发病率数据、哨点监测、人畜共患病监测、综合征监测、实验室数据、医院急诊数据和非处方药的销售量。生命统计包括出生和死亡证明，是公共卫生监测的关键基石，已被用作人口总体健康状况的指标。发病率监测要求报告某些类型的疾病。哨兵监测涉及从多个报告地点（称为哨点）收集数据。美国使用的最常见哨点监测系统之一是流感监测。选定的医疗保健提供者每周向其国家卫生部门报告流感样疾病的数量。动物传染病（由动物传染给人类的传染病，如狂犬病）的监测涉及一个检测受感染动物的系统。2001 年，佛罗里达州使用多种策略对西尼罗河病毒感染进行了监测，其中大部分涉及动物[5]。综合征监测是一种相对较新的监测方法，在诊断之前使用关于疾病（体征和症状）的临床信息。综合征监测系统使用医院急诊室的电子数据。纽约市利用来自大约 44 家医院的急诊科主要投诉数据运行一个综合征监测系统。对数据进行电子监测，以便发现可能表明疾病暴发开始的信号[6]。2002 年，该系统检测到的腹泻和呕吐症状数量高于通常水平。根据这些信息，卫生部门通知医院急诊部门可能暴发疫情，并命令其收集粪便标本，其中几个标本的诺如病毒检测呈阳性。监测数据的另一个来源是公共卫生实验室，它们定期对病毒、细菌和其他病原体进行检测。在美国，公共卫生实验室参与国家沙门氏菌监测系统运作，该系统以电子方式报告沙门氏菌分离株。2006 年，通过该系统报告了美国各地超过 40 000 个沙门氏菌分离株[7]。实验室血清分型提供了关于可能与共同来源有关的沙门氏菌病病例的信息。由于这个原因，沙门氏菌血清型可用于检测地方或国家的疫情暴发。其他在监测方面发挥重要作用的实验室系统包括由疾病控制中心和公共卫生实验室协会开发的用于监测食物中毒暴发的 PulseNet。PulseNet 使美国各地的公共卫生实验室能够比较从患者身上分离出的细菌的脉冲场凝胶电泳（PFGE）特征模式，并确定它们是否相似。这种比较使科学家能够确定是否正在发生疫情，即使是在地理位置遥远的地方，并可以减少确定食物性流行病及其暴发原因所需的时间[8]。

流行病学家利用来自各种监测系统的多年信息，为不同的疾病和死亡创建“背景资料”“基线水平”和“季节模式”，而这是区分真正暴发、正常背景水平和非典型暴发的关键信息。例如，通过过去的数据，涉及沙门氏菌的暴发具有已知和预期的模式。沙门氏菌病的疾病潜伏期为 12～72 小时，临床症状包括腹泻、发烧、腹部绞痛和呕吐。在夏季，随着野餐、婚礼和其他户外活动（音乐会和集市）的进行，出现这些症状的人数也会增加。一般来说，一种食物，例如马铃薯沙拉，由于未能维持食物的安全温度而受到污染，引致病原体繁殖，令进食该种食物的人患病。因此，根据多年来收集的流行病学数据，流行病学家可以得出结论，目前的疫情是否与过去某一食物消费的季节性模式一致，或者这种情况是否不典型。一旦实验室确认暴发的具体病因，并将暴发与过去记录的暴发相匹配，暴发可被视为自然事件。

5.2.3 生物攻击的流行病学调查

对潜在生物恐怖分子或生物攻击的基本流行病学方法和评估，与标准流行病学调查没有什么不同。第一步是收集现场、实验室和临床数据，以确认暴发成为既定事实。使用客观标准来制定病例定义，依靠病例定义来确定病例的数量和发病率，而后这些标准用于确定准确的病例数、增加新病例，并排除其他病例。然后将估算的发病率与过去记录的发病率进行比较，以确定发病率是否偏离正常水平。一旦确定了病例定义和发病率，就可以在常规的时间、地点和人员背景下描述暴发的特征[9]。这些数据将为确定疫情的潜在来源提供至关重要的信息。流行病学家使用多种方法来更好地理解、可视化和区分自然与人为攻击，使用的方法包括检查流行曲线和检查疫情线索的流行病学模式。

流行曲线。病例数据用于描绘流行病曲线，该模式用于区分自然疫情和蓄意攻击。在大多数自然发生的流行病暴发中，随着越来越多的人接触到可能传播疾病的其他患者、病原体和媒介，病例数逐渐增加，最终，大多数易感人群已经暴露，病例数或流行曲线逐渐减少或降低。相反，生物恐怖攻击最有可能是由一个点源引起的，每个人几乎都在同一时间接触到这个病原。在这种情况下，流行曲线将被压缩，在几天甚至几个小时内达到高峰。如果生物制剂具有传染性，就有可能在第一个之后看到第二个曲线峰值，因为原始病例使原本未接触该病原的人暴露在该病原之下，进而感染二代病例。在生物恐怖攻击中预期的陡峭流行曲线与其他点源接触（如食源性暴发）所看到的曲线相似。因此，压缩流行曲线仍然不是可以确定生物恐怖攻击的独特表征。

如果一个特定的群体已经暴露，流行曲线可能表明暴露的时间。根据这些信息，可以推算出一个可能的疾病潜伏期，这有助于确定潜在的疾病原因，从而暗示可能的蓄意攻击（例如，如暴露频次高或接触途径较有效，导致疾病潜伏期较平时短）。计算疾病潜伏期也可能有助于确定病原体是否在人与人之间传播，这是实现有效疾病控制措施的极其重要的知识。

流行病学线索：自然疫情与生物恐怖。生物恐怖攻击可能很难与自然发生的传染病暴发或食源性暴发区分开来。调查人员必须首先检查暴发的病原学和流行病学特征，以确定其来源、传播方式和高危人群。某些线索可能表明暴发是否是蓄意释放病原微生物的结果。由于在自然点源暴露中可以看到陡峭的流行曲线，因此应调查暴发的其他特征，以帮助确定暴发是自然的还是生物攻击的结果[10,11]。下列线索中任何一条都不能单独构成蓄意使用生物制剂的证据，但合在一起则可表明有必要进行进一步调查：

1）存在大规模流行病，病例数超过预期，特别是在散发人群中；

2）比预期的某种病原体更严重的疾病，以及异乎寻常的暴露途径[12]；

3）在正常传播季节之外诊断出在特定地理区域不寻常的疾病，或在病原体传播的正常载体不存在的情况下发生；

4）不同疾病的同时流行；

5）具有人畜共患病特征的疾病暴发，因为许多潜在的威胁制剂对动物是致病的；

6）微生物的异常菌株或变异体，或与特定地区常见菌株或变异体不同的抗生素耐药模式；

7）暴露在某些区域（例如，如果在室内释放药剂，则暴露在建筑物内）的人发病率较高，如果气溶胶释放到室外，密封建筑物内的人发病率较低；

8）敌方可以接触特定病原的情报；

9）恐怖分子声称释放了生物制剂；

10）释放生物制剂的直接证据，包括发现与攻击有关的设备、弹药或产品。

自然发生的疾病往往是某些地区的地方病，涉及传统的传播周期，即季节特征和散发病例并不罕见。相比之下，生物恐怖主义造成的疾病暴发可能在一年中的任何时候毫无预警地在非地方病流行地域发生，主要取决于病原体特性和传播方式，可以波及大量人群，可能突然发生数千例病例。因此，公共卫生官员在调查突发事件时必须适当提高对生物恐怖主义可能性的认识程度。因此，由法医流行病学家调查可疑的疫情就显得尤为重要。如果法医流行病学家调查发现或怀疑生物恐怖，他们会联系联邦调查局，联邦调查局负责协调对此类事件的跨部门协作。联邦调查局特工和法医流行病学家在刑事调查的法医方法方面训练有素，并得到地方和国家卫生部门和实验室的支持[15]。

5.3 法医流行病学

5.3.1 法医流行病学的历史和法医流行病学专家的职能

过去，流行病学家曾在医学、药学、急诊医学和公共卫生领域任职。然而，一种新的公共卫生威胁已经出现，即针对食品、水和农业的生物攻击或恐怖主义威胁。恐怖攻击不仅可以是公开的，也可以是隐蔽的，有些甚至一开始就不被认为是攻击。这些攻击旨在模拟自然暴发，以避免引起太多关注，并确定未来大规模攻击的可行性，评估危害的媒介和方法，衡量卫生部门、执法部门和公众的反应。为了应对这一新的公共卫生威胁，出现了一个新领域，它将公共卫生方法、流行病学科学、法医学领域和技术以及生物恐怖主义行为调查中的执法协议结合起来，因此被称为法医流行病学。

法医流行病学的早期历史。在 20 世纪 70 年代和 90 年代早期，当时流行病学家和法医流行病学家之间几乎没有区别。二者都接受了流行病学以及流行病学方法和技术方面的培训。法医流行病学家受雇于医学、药学、急诊医学和公共卫生领域，职能之一是他们更经常地在民事审判中担任专家证人。他们的职责是确定特定类型的疾病、伤害和死亡的原因，评估数据和流行病学方法的优缺点，并审查医学和科学文献。法医流行病学家将证实研究方法及医学研究的优势和不足。他们评估受试者的数量和类型、研究时间长度、结果中断等因素，并强调局限性。他们经常被用来解决这样的假设，“暴露于某种化学物质是否与特定出生缺陷的风险增加有关?”

法医流行病学近代史。从 20 世纪 90 年代末开始，法医流行病学领域经历了重大变革。1999 年 10 月，“法医流行病学”一词首次与生物恐怖联系在一起，当时该词被苏联生物武器计划第一副主任 Ken Alibek 博士使用。法医流行病学当时被定义为有助于区分自然流行病和人造流行病的活动[1]。2001 年 9 月和 10 月发生炭疽攻击事件后，疾病控制和预防中心、传染病国家中心的高级官员格伯丁博士将法医流行病学家定义为接受过应对生物恐怖主义攻击培训的流行病学家[1]。

隐蔽生物攻击的风险日益增加，这突出表明执法人员和公共卫生人员必须共同努力，开展联合调查，特别是以可能发生的生物恐怖事件为中心的调查。新一代的法医流行病学家将医学、公共卫生、法医学和执法信息等科学结合起来，创造出对疾病、伤害和死亡事件的情境感知能力，这些事件可能是自然事件、意外事件、犯罪事件或国家安全问题，如恐怖攻击。法医流行病学与流行病学的不同之处在于，法医流行病学在分析一个事件时包括执法信息，因为它涉及恐怖主义团体、犯罪动机、执行能力和以前攻击的特征。法医流行病学家接受各种法医学技术的培训，如鉴定、文件分析和证据收集，并了解法律技术，如面谈、监管链和证据可及性。法医流行病学分析的结果可能导致执法行动、调查或刑事指控。

定义。2002 年出现了几个法医流行病学的定义[1]。其中包括：1）使用流行病学方法作为正在进行的公共卫生问题调查的一部分，将对潜在的故意行为或犯罪行为的怀疑或证据作为导致公共卫生问题的因素；2）结合流行病学和其他公共卫生方法，以作为正在进行的刑事调查的辅助手段。当公共卫生和刑事调查重叠时，特别是在涉及可能的生物恐怖事件时，法医流行病学通常被理解为这一实践领域[1]。因此，法医流行病学家在刑事调查中使用公共卫生方法，并与执法调查人员密切合作，以确定公共卫生紧急情况的原因，例如含有炭疽芽孢杆菌的信件攻击或其他形式的生物攻击[14]。

5.3.2　法医流行病学方法

公共卫生流行病学家和法医流行病学家之间的主要区别之一，是前者接受的训练是调查由非故意事件引起的疾病和食源性流行病暴发，而后者在没有证据证明之前，将这些事件视为非常可疑和可能的生物恐怖攻击，特别是那些不符合典型食源性疫情暴发模式的事件。如果暴发的特征不典型，调查将从流行病学家转移到卫生部门的法医流行病学家进行调查。如果存在强有力的证据表明可能发生了生物攻击，法医流行病学家将与执法部门联合起来，并为地方/国家卫生部门和实验室提供支持。

5.3.3 公共卫生部门、法医流行病学家和执法部门的联合调查

从 20 世纪 70 年初开始，执法部门和公共卫生当局进行了一些联合调查。这些调查集中于怀疑是故意造成的健康问题或可能对公共健康造成重大影响的犯罪。例子包括“仁慈天使”综合征，即医疗服务提供者故意通过给予致命剂量的药物来帮助病人实现死亡愿望。2002 年，CDC 开发了法医流行病学培训，即执法和公共卫生官员关于调查应对生物恐怖的联合培训。疾病预防控制中心和联邦调查局联合合作出版了《犯罪和流行病学调查手册》[15]。刑事司法培训部专门设计了一些课程，以帮助执法人员在调查可能由肠道病原引起的公共卫生问题或对公共卫生造成后果的犯罪时，与法医流行病学家密切合作，以提高工作效率。这一合作的目的是使执法人员熟悉公共卫生的一些基本原则和调查可能发生的生物攻击的法医流行病学方法。

对生物恐怖攻击的全面调查需要法医流行病学家、执法人员以及卫生部门、地方和国家实验室的协助。执法的作用是执行法律，发出逮捕令和扣押证据，并实施逮捕。在发生生物攻击的情况下，执法部门往往无法获得该部门遇到的常规类型证据，因此，执法人员与法医流行病学家密切合作，对证据进行识别、收集和分析。法医流行病学家利用了大量的监测数据、既往的暴发数据和实验室数据，在卫生部门和执法部门之间起到了桥梁作用。在这次联合行动中，执法人员必须对法医流行病学家在调查中的技能、培训和作用有深刻的了解。同样，法医流行病学家必须了解警察在调查中的限制和权力[16]。

5.3.4 证据收集相关问题

执法人员收集证据，公共卫生官员收集样本。在某些情况下，它们是相同的，但是收集它们的目的和处理它们的方法是不同的。在调查期间收集证据的目的之一是向法院提供证据。为了在法庭上提出证据，必须满足两个标准：首先，证据必须在合法的刑事/公共卫生调查期间收集；第二，所收集的证据必须符合证据收集标准，即为了使证据在法庭上被采纳，它必须有一个保管链，要进行严格登记。登记表格记录证据的历史，包括提供收集证据人士的姓名（首字母）及收集日期、案件编号、受害人/疑犯的姓名，以及该物品的简介，并载有收到该物品的人士或机构的名单[17]。监管链也是法医和法医病理学家收集证据的常规部分[18]，在公共卫生调查中通常不建立监管链[17]。被记录为证据保管人的个人应当能够在法庭上作证，证明该物品在其保管期间是安全、未经改动和未受污染

的，并且应当能够解释他们用来储存、检查、测试和以其他方式处理该物品的程序[19]。

5.4　标准食源性流行病暴发调查

了解标准食源性流行病暴发调查所涉及的基本步骤以及进行调查的流行病学家的思维过程非常重要。调查涉及卫生部门、流行病学专家、实验室和媒体。

卫生部门采用了许多监测系统，从许多来源收集数据。当这些系统中的任一系统向流行病学家发出疫情暴发的警报时，程序随即启动。暴发的迹象可能包括在当地急诊室出现类似症状的患者人数激增，当地病理实验室的工作量增加，或针对特定疾病如胃肠道问题的非处方药物销售增加。

一旦流行病学家确定发生了食源性流行病，下一步就要识别可能的病例并收集病例数据。我们需要根据最初几起病例的初步信息广布网络，寻找流行病其他可能受害者并与他们取得联系。调查此次流行病的流行病学家正试图确定一个共同的接触点，比如在同一家餐厅吃饭。为了确定这种共同的接触点，流行病学家与所有可接触的受害者进行访谈，以确定所有受害者都参加的共同事件。

食物事故调查的其中一项主要功能，是确定所有受影响人士所食用的特定食物。要做到这一点，需要获得详细的食品历史记录，记录疫情受害者在关键时期消费的所有食品和饮料。一旦确定了共同的具体食品，调查的重点就转移到确定污染是否由与食品的获取、运输或加工有关的违规行为或与人为因素有关的违规行为造成。这一阶段的调查采取两条路径：一条路径检查有关食品项目的历史，第二条路径检查从农场到餐桌处理食品的所有个人。调查人员检查了食品的历史，从农场种植，到食品的运输路线和方法，最后到餐厅提供食品的过程。此外，调查还包括对种植粮食的农场的水和土壤进行环境测试。如果食物中毒的源头是肉类，就要对牲畜进行检查和测试。我们的目标是找出在安全食品处理、运输、准备或储存方面发生缺陷的地方，以便整改。

接下来，调查那些处理食物的人，从农场的食物处理人员开始，到餐馆的食物准备人员和服务员结束。研究人员从所有与食品互动过的人群中收集生物样本、病史和卫生实践方面的教育水平。

下一步是收集以下信息：个体暴露的时间/日期、最有可能导致暴发的特定食品、症状/体征首次出现的时间/日期、症状/体征的类型、症状/体征的严重程度、个体为解决症状/体征而采取的措施（OTC、PC、ER）以及症状/体征的持续时间。流行病学家将使用这些信息来创建所谓的“病例定义”。该病例定义将用于确定未来病例是否应被视为与特定暴发相关。这些数据也被用来“界定疫情的范围”。流行病学家将使用描述性流行病学方法和术语描述暴发的特征，例如受影响的人数、暴发的地点、症状/体征、治疗。

一旦确定了引起疾病暴发的特定污染食品，下一步就是确定病原体（特定微生物）。在调查的这一阶段，收集生物样本（血液、粪便）并送往当地、州或国家实验室进行分析，以确定病原体并识别特定生物体。下一步是确定传播机制。发病机制包括农场食物处理人员卫生情况欠佳、食物在运送途中交叉污染，或食物储存条件存在问题。当污染的食物被放在其他食物的上面，清洗上面的容器时会污染下面的容器，或者当在运输其他食物之前没有对污染的运输容器进行消毒时，即可能发生交叉污染。

一旦确定了食品污染的来源和方法，下一步就是确定公众处于危险中的时间段，这一时期被称为接触的关键时期。在获得与流行病有关的所有关键数据后，下一步是通知公众发生了与食品有关的流行病。卫生部门的公开通知可以包括新闻稿、新闻发布会和社交媒体的使用。这些通知提供了暴发地点、接触时间、涉及的食物、症状/体征和医疗建议。以下是公共卫生警告通知的示例：

如果您最近在 11 月 15 日至 18 日期间在位于森林山的 Karen's Dinner 吃过马铃薯沙拉，您可能已经接触到葡萄球菌，这种微生物通常会引起几天的轻度胃肠道感染。如果您出现更严重的症状，请咨询您的医疗服务提供者或当地急诊室。如果您对此次疫情有任何疑问，请联系当地卫生部门。

流行病学家的角色是预防。卫生部门提出建议并采取控制措施，以防止今后发生类似的疫情。

一旦获得疫情的所有事实，如果最近的疾病暴发符合过去的疾病暴发情况，流行病学家将确定此次流行病是典型的并符合预期的。这一功能是通过将最近暴发的一些特征与过去暴发的特征进行比较而实现的。例如，流行病学数据显示，在夏季的几个月中，20～50 岁的个体中与食物有关的胃肠道感染（GI）症状的数量有所增加。这些个体在他们的全科医生办公室或急诊室出现与胃肠道相关的临床体征，并且与胃肠道临床体征相关的非处方药的销售有所增加。诊断实验室的金黄色葡萄球菌分离数量也有所增加。通常，这些暴发与室外活动中马铃薯沙拉的温度保持不佳有关。通常情况下，只有少数人患病，呈现轻微的胃肠道症状，使用非处方药物可自行治疗。有时，暴发会影响大量个体。当地卫生部门的流行病学家利用多年来广泛来源的监测数据，能够根据受害者的年龄、季节模式和暴发所涉及的特定因素等特点，确定特定疾病和疾病的正常背景水平。

上述程序是用于调查与生物恐怖攻击无关的食源性流行病暴发的标准方法。然而，“如果食源性流行病实际上是一次生物恐怖攻击呢?”

5.5 1984 年的生物恐怖主义攻击：奥修教

直到 1984 年，美国发生了 222 起与生物恐怖有关的事件，只有 24 起攻击得到证实。其中，只有奥修教攻击造成了大规模影响，直到 9·11 攻击。大规模伤亡可定义为伤亡人数（受伤程度从中度到重度不等）超过当地正常可用医疗资源的事件。下面我们将回顾 1984 年俄勒冈州的奥修教“如何”和“为什么”成功地在美国发动了第一起有记录的生物恐怖事件。

5.5.1 背景

1974 年，一个名叫巴格万·史利·拉杰尼希（Bhagwan Shree Rajneesh）的人建立了奥修修道院，这是印度一个基于佛陀、奎师那、耶稣、禅宗大师、哈西德派和苏菲派的精神组织[20]。1981 年，巴格万由于印度国内日益增长的敌意和政府对其逃税的指控而移民到美国。他在俄勒冈州一个当地人称为大泥泞牧场（Big Muddy Ranch）的地方建立邪教，这处房产横跨杰斐逊和沃斯科两郡，大部分位于沃斯科。1985 年，该地区主要是农村地区，人口约为 2 万，该郡位于一个名为达拉斯的小镇，人口约为 1 万。巴格万的计划是建立一个“佛地”，在那里奥修教徒们可以庆祝开明的大师的哲学“美丽、爱和无罪的性”[21]。

1982 年，巴格万宣誓自愿接受 4 年的沉默。因此，他没有直接参与组织的日常运作，这项工作由巴格万的私人秘书希拉斯利弗（Sheela P. Sliver）接手，也就是马阿南德希拉（Ma Anand Sheela）[22]。奥修教人普遍视希拉为代表。她以教会的名义发言，在整个社区拥有广泛的权力。希拉统治了大量的“妈妈”和更高级的“大妈妈”，她依靠这些“大妈妈”来指导公社的日常运作。除了巴格万本人之外，只有一位资深男性成员 David Berry Knapp，也被称为 Krishna Diva 或“K. D.”，他曾担任“奥修庄园城（Rajneeshpuram）”自治市市长。另一个核心圈子的关键成员是“大妈妈” Dianne Y. Onang，也叫普阇（Ma Anand Puja）。她是一个有执照的家庭执业护士，注册护士，奥修教堂和奥修国际基金会的副主席[23]。普阇对本组织内的所有医疗设施实行绝对控制，包括奥修医疗公司的毕达哥拉斯诊所和毕达哥拉斯药房。1980 年，她成为奥修修道院健康中心的主任，普阇的兴趣包括死亡、毒药、HIV－1等，以及执行各种阴谋。她对HIV－1的痴迷包括购买一台快速冷冻干燥机（1984年9月）来提纯病毒，并进行一次人体试验，以及一份未经证实的报告，报告称她可能故意使一个人感染HIV－1，看看是否有可能传播这种病毒[23]。

5.5.2 奥修教与社区

为了充分理解奥修教徒从事生物攻击的动机，了解奥修教徒与周围社区之间的关系非常重要。这个邪教从外部来看非常宏伟，特别是与周围的住宅相比。他们可观的收入来自于追随者将他们所有的资产转交给邪教，加上销售关于奥修教义的书籍和磁带所产生的收入。奥修教的社区拥有庞大的基础设施，包括大坝、湖泊、大量的农场、道路网络、先进的供水排污和交通系统（85辆公共汽车），甚至还有供邪教使用的五架喷气式飞机、一架直升机以及简易机场[25]。这个社区还包括一个有160个房间的酒店，一个两个街区长的购物中心，一个赌场和一个迪斯科舞厅[25]。奥修教徒利用法律制度来推进他们的议程，对挑衅者提起诉讼，并向法院提出数百项动议来压制和恐吓反对者。县办事员凯伦勒布雷顿估计，她60％的工作涉及回应奥修教的法律诉讼和请愿[26]；另一方面，该组织无视法律，并干扰法律。假结婚使得这个邪教与美国移民及归化局和俄勒冈州波特兰市的美国检察官办公室发生冲突。此外，尽管多年来一直谴责有组织的宗教，该组织还是注册成为一个可享受税收优惠的宗教[27]。当地人容忍奥修教，因为他们带来了医生、律师和工程师到该地区[28]。此外，他们的巨额开支相当于当地在建筑方面的投资超过3500万美元，这是一个巨大的财政刺激，因为该郡的唯一的行业，一家铝冶炼厂，已关闭多年。

5.5.3 争议问题

这个邪教令人印象深刻的扩张是一个主要问题，它与农村分区条例相冲突。然而，邪教组织在没有得到沃斯科县专员批准或获得必要许可的情况下，继续进行建设。奥修教徒发现自己陷入了一系列旷日持久的政治和法律纠纷中，其中许多纠纷是他们自己造成的。他们有一个合理的计划，通过政治斗争来解决他们所有的问题。为了规避区域限制，奥修教在1982年接管了附近的羚羊（Antelope）镇及其学区。通过利用俄勒冈州的自由选民登记法律，将足够多的人迁入这个只有75人的小社区，并使其人数超过现有居民[27]。在获得该镇的选举控制权后不久，他们将羚羊镇及其学区重新命名为“奥修”，并将羚羊镇唯一的商业变成了一家素食健康食品咖啡馆，名为“佛祖佐巴（Zorba the Buddha）”。他们计划的第二阶段是将大泥泞牧场公社并入一个名为“奥修庄园城”的小镇，这里最终成为了邪教和俄勒冈州司法部长大卫·弗伦迈尔之间法律纠纷的中心。弗伦迈尔得出结论，在这个新建立的小镇里，教会和政府之间没有分离。因此，弗伦迈尔认为“奥修庄园城”小镇的创立是违反宪法的。对于奥修教徒来说，外交失败了，政治策略陷入了僵局。随着法院规定时间的流逝，绝望开始出现，邪教开始升级为使用暴力，以维护他们的社区的自主意识、控制和权力。这些动机滋生了他们夺取县政府和地方政府政治控制权的意图。

5.5.4　控制沃斯科委员会的计划

为了解攻击的类型以及用于实施攻击的生物制剂的选择，有必要对该组织的动机和意图进行审查。希拉和巴格万决定通过赢得即将到来的 1984 年 11 月的选举来控制沃斯科县委员会。通过某种方式，4000 名公社成员（其中许多人不是美国公民，也不能投票）需要接管一个有 20000 名居民的县，其中包括大约 15000 名登记选民。他们考虑了三个方案：第一个方案是在沃斯科县各地租赁公寓，并在选举期间用多个名字登记奥修，让他多次投票。然而，这个计划因为被揭穿的风险太大而被拒绝。第二个提议涉及竞选县委员会委员，这将支持奥修教的利益。由于该集团无法获得让其候选人参加投票所需的签名数目，这一计划也失败了。于是，希拉提出了第三个计划，在大选前让沃斯科公民患病，这样他们就无法投票，于是一个阴谋计划浮出水面。

对奥修教组织结构的研究揭示了一个经典的恐怖网络模型，该模型由一个动机主导的官僚机构组成，其中包括一小群拥有巨大权力的利己主义个人，这些个人得到一些小团体的支持[29]。一个只有 14 人的小组执行了由一个有 4000 名成员的组织中的三个关键人物构想的计划。巴格万发誓保持沉默和不干涉的态度给了希拉推动她的议程的力量。普阇的阴暗面、技术专长以及与希拉的特殊关系使她能够诱使这一小群人走向生物恐怖主义。最后，邪教成员 K. D. 的公共关系和市长身份使他能够控制大多数人。虽然他积极参与了攻击，但他说服希拉和普阇不要在未来攻击中使用致命的病原体，以免邪教组织快速被怀疑。

5.5.5　生物制剂

一旦使用生物制剂的计划获得批准，下一步就是选择和获得生物制剂。邪教领导人考虑了一些可以使居民生病以降低投票率的生物制剂，普阇考虑了引起伤寒、肝炎甚至艾滋病的病原体[30]。因为很难培养和武器化 HIV－1，因此艾滋病病毒被放弃。邪教团队还考虑过把死亡的海狸放进达拉斯的供水系统。海狸之所以被考虑，因为它们是贾第鞭毛虫的天然携带者，贾第鞭毛虫是一种原生动物，可导致人类的胃肠道疾病贾第鞭毛虫病或“海狸热”，但这些啮齿动物太大，无法通过该镇水箱上的过滤器。他们甚至还考虑了感染的大鼠和小鼠。邪教订购并接收了各种病原体，如阴沟肠杆菌（可引起各种感染，包括菌血症、下呼吸道感染、皮肤和软组织感染以及尿路感染）、淋病奈瑟菌（引起人淋病）和痢疾志贺氏菌（志贺氏菌病）。

该组织最终决定通过使用沙门氏菌使选民生病，并使即将到来的选举对奥修教有利，从而推翻当地政府[31]。他们选择的肠道沙门氏菌为鼠伤寒沙门氏菌，该菌株为美国典型培养物保藏中心（ATCC）编号 14028 的细菌株。鼠伤寒沙门氏菌（ATCC 14028）是医疗环境中常见的细菌。奥修医疗公司（RMC）对鼠伤寒沙门氏菌有合法的需求，因为这种细菌被用作质控生物体，用于满足获得许可的临床实验室的质量保证要求。依照法律，普阇和奥修医疗公司需要通过让技术人员识别被已知制剂污染的样本，来测试其专业水平。同时医疗公司还利用这些生物体来确保诊断测试中使用的生长培养基的质量。由于这些要求和现实需要，奥修教理所当然地可以购买鼠伤寒沙门氏菌，同时不引起供应公司的怀疑。奥修医疗公司从位于华盛顿州西雅图的医疗供应公司 VWR Scientific 合法购买了一套“质量控制剂”。奥修医疗公司实验室技术员帕拉布迪（Parambodhi）提供了技术专长，并协助培养沙门氏菌。奥修医疗公司技术人员使用国家许可的医学实验室来培养并大规模生产最终的生物制剂[26]。负责该县公共卫生办公室的护士卡拉占伯兰（Carla Chamberlain）在皇家医学中心访问了普阇，讨论了该县的卫生报告要求，并得到了实验室将遵守这些要求的保证。她惊奇地发现，奥修教的设施甚至比该县的设施更好。

选择鼠伤寒沙门氏菌有多种原因。沙门氏菌病是引起细菌性食物疾病的第二大常见原因[32,33]。沙门氏菌病的平均发病时间约为 12～36 小时，主要表现为急性胃肠炎。其他症状/体征包括发烧、厌食和腹泻，可持续数日，有时可能出现更严重的表现，特别是低龄人群或老年人。受污染的食物是病原体传播的主要途径[32,34]。据估计，美国每年发生 140 万例沙门氏菌病，导致 1.5 万人住院治疗，400 人死亡[35]。因此，怀疑故意暴发沙门氏菌病的指标仍然很低[34]。

在“奥修庄园城”进行了大规模的生物制剂生产，后来被转移到组织东北部大约由二十多栋建筑组成的艾伦·瓦茨综合体。生产鼠伤寒沙门氏菌的实际设施由一个公共浴室连接两个框架结构组成。该设施包括一个大型冷冻干燥机和“一个小型公寓式冰箱大小的绿色培养皿”，培养皿用于培养细菌。下一阶段是评价制剂的有效性，并对处理方法进行实验。

5.5.6　攻击、目标和结果

攻击的目标是个别人和几家餐馆。发生在 1984 年的这些攻击被称为“沙拉吧污染事件”或“餐馆攻击事件”。

初次攻击。奥修教最初试图传播鼠伤寒沙门氏菌，他们污染了组织成员迎接外客的手，以及沃斯科县法院的门把手和小便器把手，这些尝试没有导致任何疾病。

第二次攻击。第二次使用生物制剂的记录发生在 1984 年 8 月 29 日。在沃斯科县专员（威廉·赫尔斯法官和雷蒙德·马修斯法官）对“奥修庄园城”进行例行实况调查访问期间[36]，当天早上两个人在去农场的行程中，邪教成员艾娃在“佛祖佐巴”咖啡馆将鼠伤寒沙门氏菌放入法官的早餐中[26]。当天晚些时候，邪教成员还给这两名男子喝了掺有鼠伤寒沙门氏菌的水。法官威廉·赫尔斯和雷蒙德·马修斯是对该组织最不利的两名委员。两人都病倒了，其中赫尔斯法官被要求住院治疗。根据医院记录，赫尔斯法官入院后，甚至一度濒临死亡。

第三次攻击。餐馆攻击事件分两波发生，目标是当地的餐馆。达拉斯位于 84 号州际公路沿线，这是一条主要的东西交通路线，距离俄勒冈州波特兰以东仅 90 英里。由于其优越的地理位置，它拥有的餐馆（总共 35 家）超过了一个城镇的正常规模[37]。大约 12 个人参与了这次阴谋，多达 8 个人负责分发鼠伤寒沙门氏菌培养物到地区餐馆[34]。

第一波攻击发生在 1984 年 9 月 9 日至 18 日，涉及阿尔洛餐厅、波蒂奇酒店、娱乐咖啡厅、约翰尼咖啡厅和查克旅行车餐厅[34]。在邪教试运行期间，餐馆被沙门氏菌污染。K. D. 的同伙艾娃直接参与了攻击，希拉和普阇也参与了攻击。普阇给了 K. D. “一个塑料袋，里面装有一个用软木塞密封的试管，其中装满了几乎透明的浅棕色液体”[37]。普阇命令他在城里的餐馆中散布小瓶里的东西。因为他们是午餐时间后到的，所以沙拉吧关闭了，但是他把小瓶里的东西倒进了沙拉酱里。然后，普阇污染了娱乐咖啡馆的沙拉吧台。应希拉和普阇的要求，艾娃污染了另外三家餐馆。她和邪教成员施瓦米萨蒂扬达摩带着五六个装有沙门氏菌的瓶子，驱车前往达拉斯，并在约翰尼咖啡馆和查克旅行车餐厅把小瓶里的东西倒进咖啡奶精里。他们还污染了阿尔洛餐厅的蓝纹奶酪沙拉酱。

第二波病例发生在1984年9月19日至10月10日期间，涉及以下餐馆：北极圈餐厅、阿尔洛餐厅、勃格维尔·美国、科珀厨房、皮埃特罗披萨餐厅、波塔吉餐厅、娱乐咖啡厅、沙基披萨店、船长海鲜餐厅和塔可时光。

第四次攻击（未成功）。邪教计划攻击的一个重要基础设施是城镇的供水系统。两名邪教成员朱利安和阿努金曾两次试图污染该镇的供水系统。朱利安和阿努金爬上一座小山，来到一个可以俯瞰附近一所学校的水箱前。他们试图撬开水箱上的屏蔽网，但没有成功。

后果。9月下旬，沙门氏菌攻击结束。总共有45人住院，751人患病。对于为何决定终止攻击有两种解释。根据K.D.所说“共享家庭项目（Share-A-Home project）一开始，污染项目似乎就不那么重要了，每个人都集中精力在共享家庭项目上”[38]。这个项目很难管理，因而没有足够的时间继续进行生物攻击。艾娃给出了这样的解释：“沙门氏菌投毒只是一个实验，通过这个实验，希拉和她的同事可以评估他们是否可以在投票时使达拉斯的投票人口无法参与投票。”[39]当奥修教发现他们不能在地方选举中获胜时，他们放弃了“共享家庭项目”和污染项目[40]。

5.6 公共卫生部门的调查

沃斯科-谢尔曼公共卫生部对疫情进行了初始响应，该部门展开了标准的食源性流行病暴发调查。当疫情进展到第二波时，卫生部门得到了疾病预防控制中心的流行病信息服务部（EIS）协助。

5.6.1 疫情调查

第一次暴发。第一波沙门氏菌病病例发生在1984年9月11日至18日，第一例病例于9月17日报告给了沃斯科－谢尔曼公共卫生部。有人在阿尔洛餐厅及波塔吉餐厅进食后出现肠胃炎征状[34]。接下来的几天里，又有来自两家不同餐馆的20个病例。地方和州卫生官员启动了上述标准食源性流行病暴发调查。调查显示，那些光顾达拉斯多间餐厅及进食沙拉吧食品的人出现病征。随着时间的推移，病例数量增加。生物样本被送往中部哥伦比亚医学中心，病理学家们在疫情暴发后不到48小时就在患者的粪便样本中发现了沙门氏菌。从388例患者样本中分离出鼠伤寒沙门氏菌。当局通过粪便中可培养出鼠伤寒沙门氏菌的微生物学方法或使用腹泻病的临床标准和至少以下三种症状/体征确认病例：发烧、寒战、头痛、恶心、呕吐、腹痛或血便。四天后，波特兰的公共卫生专家分析了更多的样本，证实了鼠伤寒沙门氏菌的存在，这是该地区一种非常罕见的沙门氏菌[35]。鼠伤寒沙门氏菌分离株最终从所有患者的临床标本中获得。然而，这次暴发的源头令人费解。流行病学分析显示，暴发的原因是多种食品，而不是单一的可疑食品[34]。

第二次暴发。县公共卫生官员认为，当流行病流行开始达到顶峰时，疫情就已经结束了。1984 年 9 月 25 日，该县正处于第二次暴发的中期，州政府向流行病信息服务部系统寻求帮助[41]。在疫情暴发期间，哥伦比亚医学中心的实验室立即被大量的标本淹没（正常情况下一周要检测 20 个培养皿，如雨后春笋般增加到每隔一天检测 200 个）。有 125 张病床的哥伦比亚医学中心医院首次爆满，一些病人被安置在走廊里。医生努力治疗惊慌失措甚至怀有敌意的病人。暴力患者及其家属要求他们提供检测结果，有些人甚至向医院员工投掷粪便和尿液样本[41]。

公共卫生部门针对沙门氏菌病暴发进行了广泛调查。根据症状/体征发作前一周内单一餐厅暴露的经培养确认的顾客病例数，对位于达拉斯的 38 家餐厅进行分组[34]。通过实验室报告临床标本或临床医生向公共卫生机构报告（被动疾病监测），找到了其他患病顾客。发布了新闻稿，鼓励患者和临床医生报告疾病。公共卫生官员与病人面谈，以了解他们的症状/体征、危险因素、全面的饮食史以及与他们一起在餐馆用餐的所有人的姓名。

为了区分自然暴发和人为暴发，了解所谓的“背景水平”至关重要。背景数据提供了按微生物、菌株、年度流行特征和以往暴发模式分列的病例数。根据县卫生部办公室主任卡拉·张伯伦提供的信息，她审查了 1980 年至 1983 年的数据，发现检出了 16 株沙门氏菌，其中只有 8 株是鼠伤寒沙门氏菌。对这 8 例病例进行了更仔细的检查，发现没有一个与 1984 年疫情期间分离出的菌株相匹配[37]。

5.6.2 流行病信息服务部调查

EIS 是在朝鲜战争开始后于 1951 年创建的，作为一个针对生物战和人为流行病的预警系统。EIS 由医生、研究人员和科学家组成。今天，EIS 的任务包括监测和应对包括慢性病和伤害在内的所有类型的流行病。EIS 和沃斯科－谢尔曼公共卫生部进行了实质性的流行病学调查。该小组询问了数百名患者、家属和朋友。调查人员采访了在 10 家受影响餐馆工作的所有 325 名食品从业人员，其中大约 100 人受到感染，其中许多人先于顾客生病[42]。对使用信用卡购买食物的外地游客、120 名订购送货上门的人以及那些在宴会上由餐厅提供服务的人进行了详细的调查。幸运的是，这些人都没有被感染。作为环境影响评估调查的一部分，检测了两个本地供水系统和餐厅的供水系统，评估了沙拉吧的温度系统，并仔细检查了食物处理方法。调查人员走访了向餐馆供应黄瓜、西红柿和甜瓜的农场。他们还检查了邻近的华盛顿州的一家奶牛场，以检测奶牛、牛粪、原奶和农场的池塘水。所抽取的样本均不含鼠伤寒沙门氏菌，甚至没有发现共同的污染源。生菜和其他蔬菜来自不同的供应商，沙拉酱是从不同的批发商处购买[42]。EIS 小组确实在一家咖啡馆的咖啡精牛奶和另一家咖啡馆的蓝纹奶酪调料中发现了鼠伤寒沙门氏菌，但是在用于制作调料的干的混合原料中没有发现鼠伤寒沙门氏菌。这一发现表明是在制备过程中或之后受到了污染[42]。

5.6.3 公共卫生调查的措施、结果和结论

随着肠胃炎个案增加，公共卫生官员于 1984 年 9 月 25 日封闭了达拉斯所有沙拉吧。这次暴发导致 751 例沙门氏菌病病例，感染者从新生儿到 87 岁不等，并与 10 个地区餐馆的就餐有关。至少有 45 人住院，但没有人员死亡[34]。到 1984 年年底，当地公共卫生官员得出结论，疫情是由受污染的食品从业人员意外引起的。虽然有数十名食品从业人员患病，但他们出现症状/体征的时间并没有先于顾客。当地实验室仅用了 4 天时间就确定鼠伤寒沙门氏菌是疫情暴发的原因，但疾病预防控制中心用了一年多时间才提交最终报告，证实是一种菌株引起了所有疾病[43]。

调查结果如下：未能找到所有涉及餐馆的共同供应商；沙拉吧供应的多种食物均与患病有关，而且各餐馆的情况不同；患病与进食蓝纹奶酪调料、马铃薯沙拉及生菜有关；以及鼠伤寒沙门氏菌是从一家餐馆收集的蓝纹奶酪调料中分离出来的，但不是从制作调料的干的混合原料中分离出来的。国家公共卫生调查员和疾病控制中心在 1984 年秋季和 1985 年初发表的报告都得出结论认为，奥修教不应该为疫情负责[44]。

5.7 后续的刑事调查

在 1985 年 9 月 16 日，人们对 1984 年事件的看法发生了戏剧性的变化。邪教组织从内部开始分裂，暴露了疫情的真实性质，首次揭示了这是邪教组织成员

发动的生物攻击。第一个证据来自巴格万发表的公开声明，揭示了参与生物攻击的邪教成员的活动。希拉和普阇辞职飞往欧洲两天后，在一个牧场举行了新闻发布会。巴格万指责他的副手和其他人建立了一个“法西斯政权”，密谋杀害邪教成员，窃取金钱，对组织事务管理不善，并留下约 5500 万美元的债务[44]。更重要的是，他公开指责希拉毒害了他的私人医生、牙医和邻近杰斐逊县的地方检察官，并试图污染达拉斯的供水系统。巴格万发表声明后不久，俄勒冈州总检察长成立了州警察局和联邦调查局的联合工作队，进行刑事调查。1985 年 10 月 2 日，调查人员在组织中发现了细菌相关的实验室设备[45]。1985 年 10 月，俄勒冈州公共卫生实验室官员和联邦调查局在奥修教的诊所实验室发现了一个装有鼠伤寒沙门氏菌原始培养物的开口小瓶[46]，该菌株与从食品和临床标本中分离的菌株一致。在组织中发现的 ATCC 文件（ATCC 发票）显示，该制剂是在疫情暴发前购入的[34]。联邦调查局和州警局没有将搜查期间查获的 ATCC 发票与公共卫生官员共享（如果公共卫生官员当时获悉了这些发票的存在，应该能够立即意识到这些发票在刑事侦查方面的重要性）。多年以后，当公共卫生官员得知了这些发票的存在时，他们意识到这种病原体与 RMC 实验室购入它们的时机之间存在着非常“糟糕”的联系[47]。

5.7.1　刑事调查的结果

1985 年 10 月 27 日，巴格万逃离了组织，当他的飞机降落在北卡罗来纳州夏洛特时其被捕。西德警方在一家豪华的德国度假酒店拘留了希拉和普阇，两人后来被引渡回美国。希拉和普阇在州法院和联邦法院之间的刑事诉讼中受审。俄勒冈州总检察长办公室受理了法官威廉·赫尔斯和专员雷蒙德·马修斯的中毒案件，而美国检察长办公室则受理了餐馆案件[24]。1985 年 7 月 22 日，希拉和普阇在州法院对赫尔斯法官中毒一级攻击和共谋攻击指控认罪，并对马修斯局长中毒二级攻击指控认罪。希拉总共被判三次 20 年监禁（合并执行），罚款 40 万美元，并被勒令向沃斯科县支付 69353.31 美元的赔偿金[48]。普阇被判处两次 20 年监禁（合并执行）和 7.5 年监禁（合并执行）。希拉被送往加利福尼亚州都柏林的联邦惩教所（女犯监狱）。1988 年 12 月，在服刑 29 个月后，她因表现良好而被释放，并移居瑞士。希拉嫁给了瑞士居民乌尔斯·伯恩斯蒂尔（Urs Birnstiel），后者是奥修教的追随者。1999 年，她因 1985 年谋杀美国联邦检察官查尔斯·特纳（Charles Turner）的阴谋而被瑞士一家法院定罪，罪名是“策划谋杀的犯罪行为”。瑞士政府拒绝将她引渡到美国，但同意在瑞士审判她。她被判上述罪名成立，并被判处有期徒刑。普阇也因表现良好在最低安全级别的联邦监狱服刑 2.5 年后被释放。这两名女性都在美国司法部通知州政府提前获释之前逃到了欧洲。巴格万因知情攻击事件而被判 10 年缓刑，并且处 40 万美元罚款。他后来于 1985 年离开美国[49]。巴格万于 1990 年 1 月 19 日因心脏病去世，终年 58 岁[50]。然而，他的一些追随者怀疑他是被觊觎他的财富的心腹所毒害。

5.7.2 调查

回顾卫生部门和 EIS 的调查可以发现，在整个调查过程中，调查人员忽略了很多具有警示作用的指示迹象，表现出一定程度的偏见以及对恐怖组织的思维模式缺乏了解。总体结果是没有认识到这次暴发不是自然发生的事件，而是一次有迹象的生物攻击，这些迹象涉及生物学、流行病学和政治学。调查人员对恐怖组织的框架及其动机和最终目标缺乏了解。此外，流行病学家的培训有一个内在的偏见水平，导致未能发现攻击。以下是一些被遗漏、忽略或忽视的指示迹象，这些迹象表明这次暴发与典型的自然暴发的特征并不一致。同时介绍了如果法医流行病学家参与调查，将会采取的调查步骤和类型。

生物学。1978 年至 1983 年间，当地卫生部门鉴定出 16 株沙门氏菌，其中只有 8 株是鼠伤寒沙门氏菌。此外，在 8 月暴发沙门氏菌病前，1984 年并无本地个案报告[35]。暴发期间分离的鼠伤寒沙门氏菌特异性菌株罕见，加之沙门氏菌病罕见，本应提高对该疾病暴发为非典型的怀疑程度。基于疾病暴发的这些初步特征，如果有法医流行病学家参与，应该已经怀疑暴发可能不是自然事件。一旦实验室确定了确切的细菌菌株，法医流行病学家将会联系提供该菌株的医疗用品公司。然后，法医流行病学家将与执法部门合作，获得一份在疫情暴发 100 英里半径内供应该细菌的地点的列表。

流行病学。有几个流行病学特征表明这是一次非典型的食源性暴发。首先，流行病暴露曲线表明，沙拉吧在几周的时间内多次受到感染，这表明持续供应这种病原体是必要的。绝大多数自然发生的疫情呈现单一的暴露曲线。流行病异常的双波峰应该表明是蓄意犯罪。其二，几种不同的食品受到污染。在几乎所有自然食源性流行病暴发的情况下，暴发的源头都可以追溯到一个特定的食品。在本例中，涉及几种不同的食物。法医流行病学家可以确定多个曲线的存在和几种不同食物的污染，作为蓄意污染和生物攻击的明确指标。法医流行病学家用来确定疫情非自然的其他迹象一般包括：极其罕见的疾病（如天花）的出现、反季节出现的普通或常见疾病、传播方式不寻常的普通疾病，或公共卫生调查未能确定疫情的源头。

其他假设。卫生部门、工作人员、流行病学家和 EIS 调查的缺失之一是他们不愿意考虑疫情的其他假设。调查成员对于考虑生物攻击的可能性持抗拒态度。他们抗拒的原因主要是之前缺乏涉及食源性流行病暴发的生物攻击的记录。所有参与调查的人都只关注传统和常见的疫情原因。这包括涉及食物收集、处理、运输、储存和准备的违规行为。根据合同，法医流行病学家接受培训，考虑所有可能的其他假设，即使是那些不太可能的假设。在这种情况下，法医流行病学家将搜索与食源性流行病暴发相关的典型原因。这包括考虑和调查可能有动机或从疫情中受益的地方组织[3]。

邪教组织。参与调查的所有机构对奥修邪教的结构组织和动机都不了解。此外，他们不知道奥修教徒与当地社区之间存在冲突。奥姆真理教和奥修教等有宗教动机的邪教与外部世界隔绝，往往受到“魅力四射、无所不能”的领导人的指导，使他们不太受社会规范的约束。这些邪教还往往使恐怖主义暴力升级，并使用创新的武器和战术。恐怖组织的动机包括夺取对社区的政治控制权、动物权利、生态恐怖主义或针对特定公司或组织。

政治因素。有许多迹象表明，奥修邪教可能与这次攻击有关。证据包括：邪教与当地社区之间的紧张关系日益加剧，这是一个不争的事实。该县公共卫生官员卡拉·张伯伦和专员威廉·赫尔斯法官对邪教活动表示关切，这些事实本应足以提高怀疑的程度。尽管担心可能存在选举舞弊，但 9 月和 10 月的疫情与即将举行的 11 月选举并未被关联起来。调查人员未能想到，9 月和 10 月的攻击是用来评估制剂/攻击的有效性和公众对疫情反应的试验性攻击。邪教组织通过测试当地卫生部门和执法部门的反应来评估其对生物攻击的反应。两个机构都认为这是一次自然疫情暴发。调查的其中一个失误是，调查人员认为，没有恐怖组织就此发表负责声明或提出要求，因此可以排除恐怖攻击。他们认为如果恐怖组织确实实施了恐怖主义行动，就会发表公开声明，以制造广泛的恐慌。调查人员/流行病学家未能察觉奥修教徒的潜在动机和目标，即在疫情暴发和秘密攻击的基本特征不会引起不必要的关注的情况下，降低选民投票率。如果当时有法医流行病学家的参与，他们应该会从当地执法机构收集有关邪教最近行动的信息，与委员会成员谈话，了解奥修邪教和社区之间的冲突，并联想到邪教可能的动机和目标以及即将举行选举的重要性。此外，法医流行病学家应该会将最近发生的 ATCC 14028 细菌采购事件、前所未有的鼠伤寒沙门氏菌病例数，以及即将到来的选举和奥修教徒如何从中获益关联起来。

培训及偏倚。最初的调查人员劳伦斯·福斯特（Laurence Foster）和托马斯·图鲁克（Thomas Török）未能察觉这是生物攻击，甚至没有发现这是故意污染。失败的部分原因在于公共卫生调查人员（流行病学家）的传统培训。1984年的调查有一个独特之处，那就是关键研究人员劳伦斯·福斯特带来了一定程度的偏倚。福斯特是最资深的流行病学家，也是该地区医学界广受尊敬的人物。他是一个坚定的公民自由主义者，"热切地相信奥修教徒因为他们奇怪的宗教信仰而受到不公平的骚扰"[26]。此外，福斯特还是托马斯·图鲁克的导师，托马斯·图鲁克是被派往达拉斯领导联邦响应的EIS主要团队成员之一。福斯特在1984年11月的初步报告中没有发现任何证据支持故意污染，并得出结论，食品处理人员更有可能对此负责。尽管福斯特承认没有找到感染的共同来源，但他推断，感染的原因"可能是食物处理人员在排便后没有充分洗手，然后接触生食"。托马斯·图鲁克的EIS团队在1985年1月发布的初步报告中同意这些发现，称"没有流行病学证据"支持故意污染。

这项调查显示的偏倚类型不仅仅表现为个人对邪教支持的个人偏倚，而且还有制度化的偏倚。流行病学家首先接受研究生水平的培训，然后接受卫生部门高级调查员的培训，从食品、个人或环境因素的角度调查食源性流行病暴发。在这种情况下，调查人员的个人意识形态和培训影响了调查，因此未能查明暴发的真正原因。调查人员的培训导致他们从来没有考虑过开展恐怖主义可能性的调查；另一方面，法医流行病学家接受的训练，使他们能够考虑所有可能的甚至是可能性极小的理由来解释疫情，然后寻找支持或反驳生物恐怖攻击假说的证据。

执法。执法调查人员没有发现餐馆顾客和餐馆工作人员报告的可疑活动，也没有建立可识别的异常行为的监管模式。没有发现不满的员工，刑事调查证实员工没有故意污染任何食品。调查的重点狭窄，只针对餐馆雇员，导致错过了调查其他个人或组织作用的机会。执法部门了解到，只有两份关于使用生物制剂故意污染引起食源性疾病的报告，而且这两起事件似乎都没有政治动机。因此，为什么没有考虑或发现隐蔽的生物恐怖主义攻击的原因之一是这种事件以前从未发生过。此外，执法部门未能认识到卫生部门的调查未能找到暴发的共同来源的重要性，以及存在多种受污染食品和多次暴发的重要性。

5.8 奥修邪教调查的教训

通过评估奥修教徒进行的生物攻击的事实，可以吸取一些教训。这些经验教训对于以下方面非常重要：确定易受攻击的领域、可能成为攻击目标的社会部门、获取生产和传播生物制剂的方法、恐怖主义组织的思维模式；调查机构之间需要更好的沟通渠道，以及为弥合不同机构之间的缺漏，由卫生部门、执法部门与法医流行病学家进行联合调查的重要性。

首先，奥修教的攻击证明了组织目标、生物制剂选择和最终结果之间不可分割的联系。对于生物制剂的选择，邪教采取了深思熟虑的、程序化的和理性的方法。该组织的关键成员就各种致命病原体的成本和收益进行了辩论和仔细计算，最终决定选择一种温和的细菌。

第二，奥修教的攻击突出表明，社会的某些部门（医院、医疗机构、实验室、检测门诊）能够轻易获得和生产生物制剂。

第三，奥修教徒的攻击揭示了辨别生物攻击特征和追踪病毒、细菌或毒素获取和产生的困难。有很多合法获取生物制剂的地点。例如，世界培养物储藏联合会由 61 个不同国家的 472 个标本库组成，在德国、印度和伊朗等不同国家有 46 个细菌库。此外，医院实验室、兽医诊所、研究机构所需的合法两用设备和敏感医学材料（病毒、细菌）也很容易获得，更不用说微生物培养物的国际贸易或“细菌贸易”，加剧了本已困难的局面[51]。在这种情况下，用于培养生物制剂的设备被看作普通的日常设备，不会引起任何人的警惕。

第四，生物攻击的目的并不总是造成大规模伤亡、恐慌或政府的行动。奥修教案例表明，仅仅考虑为大规模伤亡情况做准备是不够全面的。事实上，无论是奥修教还是 2001 年美国的“炭疽邮件”攻击都不是为了造成大规模伤亡。奥修邪教成功地攻击了当地居民这一事件对于现今非常具有参考价值。这显示，美国的两个领域正面临巨大风险：农业和公共卫生。专家警告说，生物恐怖是发动持续经济战的工具。例如，对美国农业的攻击可能会引起人们对食品污染的恐惧，这将影响普通民众和国家经济，并引起更广泛的恐慌。对公共卫生部门的关注集中在紧急医疗服务、医院和社区承受攻击结果的能力上。相对简单的奥修教攻击已经给州和地方当局提出了挑战。在攻击期间和攻击之后，当地的医院和实验室都达到了最大运转负荷。如果奥修教使用的生物制剂是致命的或者是接触传染性病毒，当地的公共卫生部门会受到更严重的冲击。公共卫生部门规模庞大且类型繁多，“包括国家和地方卫生部门、医院、卫生诊所、精神卫生机构、疗养院、血液供应机构、实验室、殡仪馆和药品储备部门”[52]。这些系统能够在生物攻击中幸存，保持持续运行，并且可以恢复到可接受的和可持续的运行水平，这些能力是至关重要的[53]。

最后，奥修教一案突显了情报、公共卫生和执法官员之间有效沟通和协调的必要性。1984 年流行病学调查和 1985 年刑事调查期间公共卫生与执法的关系被形容为“摇摆不定”和“文化冲突”[54]。信息没有被共享，机会被错过。自然疫情暴发和蓄意污染之间的界限模糊不清，事实证明难以确定犯罪已经发生[54]。奥修邪教的生物攻击表明，平民人口容易受到生物恐怖主义的伤害[55]。该案永远改变了美国对生物恐怖主义的看法。通过此次事件，突显了联合调查的必要性，即如果怀疑发生了生物恐怖攻击，即使这种可能性并不是很大，也在调查初期阶段就让法医流行病学家介入，在执法的同时，联合卫生部门、实验室和刑事司法部门的力量展开调查。这一事件对公共卫生和执法部门关于生物恐怖主义的观念产生了一定影响，并由此带来一系列变化，例如卫生部门与执法部门、法医流行病学家和执法工作队开始展开联合培训。

5.8.1　未来攻击的风险

奥修邪教攻击事件提出了三个重要问题：

1）今天发生类似生物攻击的风险有多大？

2）可以防止这种攻击吗？

3）对于疑似使用不受限制和容易获得的生物制剂的秘密攻击，最佳的调查方法是什么？

1997 年，对与生物恐怖主义攻击有关的风险进行了全面审查，提出了四点意见[56]。第一，生物恐怖主义比以往任何时候都更有可能发生，其威胁性远远超过爆炸物或化学品。然而，目前的国际数据显示，化学攻击的使用有所增加，如叙利亚的化学攻击（毒气攻击）和 ISIS 的轰炸。第二，针对平民所受威胁的官方行动只能得到很少的资金和最低限度的支持[57]。第三，防止或打击生物恐怖主义将极其困难。制造生物武器的技术及方法在互联网上很容易获得，资金不足、接受过基本生物学培训的小团体可以以最低成本研制生物武器[58]。第四，发现或阻断意图使用生物武器的人是一项严峻挑战。因此，最初的生物攻击迹象几乎肯定是医院急诊室/医生诊室病例数量激增，且所有这些病例都表现出相似的症状，相似的 OTC 药物的购买数量增加，以及实验室报告检测到的相同致病制剂数量增加[59]。

5.8.1.1　生物恐怖制剂

与化学或核攻击相比，生物制剂的风险更大，部分原因是生物制剂相对容易获得，易于大量生产，运输安全，并且可能受到多种方法的干扰。使用生物制剂的主要优点之一是它可以模拟自然发生的疾病，从而表现为正常发生的疫情暴发。炭疽、鼠疫、布鲁氏菌病、天花、病毒性脑炎和病毒性出血热的病原体尤其值得关注，然而，它们不易量产，处理起来很危险，播散过程也同样存在危险[13]。

对第二个问题的回答是“不能”，主要有三个原因。第一，对商业上可获得的病原体的管制和更严格的控制是否能防止这种或类似的未来攻击，这一点令人怀疑。第二，像在达拉斯攻击中使用的那种培养物很容易从医疗用品公司和临床分离物中获得，或者从生食中分离出来[45]。大量细菌的生产和储存成本低廉，所需要的基本设备及技术门槛极低。最后，在一个开放的社会中，种植（养殖）、运输、分配和处理食品的做法不足以防止有决心的行为者故意污染。这种安全性与自由度的权衡会带来一定程度的无法管理的风险[32]。

对于第三个问题，当医疗卫生专业人员和实验室与地方和州卫生部门在报告异常疾病“集群”方面进行沟通和合作时，公众得到了最好的服务[45]。奥修教事件的调查结果突出表明，需要建立强有力的监测系统，并报告不寻常的疾病簇或非典型症状表现。例行报告对地方和国家一级的疾病监测至关重要，努力完善监测将有助于发现未来的疫情。

为了及早识别生物恐怖事件，医疗、公共卫生和执法部门必须比过去更有效地共享信息。自 1984 年以来，在数据共享方面有了一些改进，但仍然存在一些挑战。结构性挑战包括：美国 90%以上的医疗卫生服务是由私营企业提供的，这些企业雇佣的员工基本上没有受过化学、放射性和生物恐怖主义的教育。另一个挑战是由市、县、州和联邦公共卫生当局组成的高度不规范的系统，这些机构在恐怖主义调查中各有不同的能力和利益。每一级都拥有关于恐怖主义集团特征的信息，但现有的程序性指导方针有限，无法促进对受保护的保健数据和机密执法信息进行综合分析。在分享和分析这些信息方面也存在人员操作上的挑战。这些问题可以概括为“门槛”问题和“责任与权威”问题，门槛问题涉及处理事件的初始识别和报告。个人从业者的局限性，缺乏意识，以及缺乏信心报告可疑的事件造成了这些障碍。在没有明显威胁的情况下（例如：白色粉末和恐吓信），可能构成“恐怖攻击”的疾病模式对大多数医疗、公共卫生和执法人员来说并不清晰。

从长远来看，我们需要扩大监测系统、深入卫生部门的法医流行病学家以及卫生部门和刑事司法系统之间的联合工作机制，以检测、诊断、描述流行病学特征，并适当应对生物攻击，特别是针对食物和水的隐蔽攻击。还需要在国际、国家和地方各级建立更大的能力，以提高监测能力，建立一体化和更好的实验室网络，以及更好的诊断仪器。

5.9 结论

恐怖组织使用的方法总是在不断演变，寻找脆弱目标、不同的发动攻击的方法，以及使用容易获得的生物制剂作为武器制造原材料。从 2001 年 9 月 18 日开始，也就是 9・11 恐怖攻击发生后的一周，美国境内发生了数周的公开攻击，比如 2001 年美国炭疽攻击事件，也就是联邦调查局的案件名称中的“炭疽邮件”。然而，对“脆弱目标”（如食品和供水基础设施）的小规模秘密攻击是一个日益严重的威胁。这些团体的人员通常很少，经常进行小规模的“踪迹攻击”，目的是评估生物制剂的有效性、散布方式以及它在公共卫生和执法机构中引起的怀疑程度。这些攻击的目的不是造成大量人员死亡，而是以一种起初可能难以察觉的方式扰乱社会。这种生物攻击说明大量合法途径的生物制剂极其容易获得。这些生物制剂由于其易于生产和广泛的破坏范围，很多都可用于生物攻击。恐怖主义领域的大多数专家已经得出结论，未来的攻击将以基础设施为目标，如食品供应、餐馆和其他容易受到谴责的目标。

面对恐怖主义，包括法医流行病学在内的公共卫生界的作用也必须改变。法医流行病学家的独特技能，如了解监测系统、前瞻性数据、流行病学、法医学以及证据识别、收集和呈现等执法技术和政策，在领导非典型调查方面处于关键地位，以区分自然暴发和秘密生物攻击。一旦有足够的初步证据证明发生了恐怖主义攻击，法医流行病学家就可以充当卫生部门和执法部门之间的联系人。

虽然大多数表面上的食品突发事件实际上是食品处理人员卫生习惯不良、交叉污染或未能将食品保持在安全温度下的结果，但实际上也有一些是生物恐怖攻击。出于若干原因，这些秘密攻击在未被发现的情况下进行，其中包括对公共卫生办公室的传统培训，对恐怖主义的理想和动机认识不足，在证据收集、文件记录和监管链协议方面的培训不足，以及调查中的偏倚程度。

历史证据表明，未来的生物恐怖主义事件可能涉及相对较小规模的攻击，如食品污染。然而，与生产生物和毒素制剂有关的“两用”技术的传播，以及以前受雇于尖端生物战计划（如苏联的计划）的科学家和工程师的潜在可用性，表明大规模伤亡恐怖主义的技术壁垒正在削弱。

一次攻击如果要被归类为恐怖主义事件，事件必须涉及一个组织或个人，这些组织或个人密谋使用暴力手段推进政治、意识形态或宗教目标[55]。参与获取和使用化学、生物、放射性或核材料的恐怖组织的类别随着时间的推移而变化。近年来，涉及三类恐怖组织的案件有所增加：1）涉及堕胎和动物权利等单一问题的组织；2）涉及车臣反叛组织、库尔德工人党、斯里兰卡泰米尔猛虎组织和伊斯兰国等民族主义和分裂主义组织；3）涉及奥姆真理教等世界末日宗教邪教组织[55]。

生物恐怖攻击可以是秘密的或公开的，实际上可以由任何病原微生物引起。在俄勒冈州的达尔斯，奥修教的宗教邪教组织发动的生物攻击就是一个精心策划的使用传染性鼠伤寒沙门氏菌攻击的例子，该计划是在选举日将沙门氏菌传染给居民，使其在选举前感染鼠伤寒，以影响县级选举的结果，从而有利于这个邪教组织。邪教组织进行了多次试验性攻击，污染了 10 个地区的餐馆，这些攻击被用来评估生物制剂特性，受影响的人数，最重要的是卫生部门和执法部门的反应。这些攻击在全社区暴发，导致该县 751 例沙门氏菌病病例，而通常每年报告不到 5 例。卫生部门、流行病学家和疾控中心的初步调查都得出结论，疫情与邪教无关。然而，他们未能确定疫情暴发的原因。一年后，在联邦调查局对邪教组织的其他犯罪行为进行调查时，暴发的真正原因和来源才为人所知。在调查期间，在该邪教的一个临床实验室中发现了一小瓶与暴发菌株相同的鼠伤寒沙门氏菌，该邪教的成员随后承认污染该地区的餐馆。除了最近发生的其他事件之外，这次事件突出了在各级进行监测和改善防备的重要性[13]。

奥修教的攻击凸显了秘密生物攻击的几个特征：首先，容易获得生物制剂，容易大量生产生物制剂，以及对购买此类制剂缺乏关注令人不安；其次，恐怖组织参与评估潜在制剂的程度、制剂的选择、播散方法、致命程度，以及选定的目标。奥修教精心挑选了一个不会导致死亡，但只会使选民丧失能力的生物制剂。他们还选择了一种模仿普通食源性流行病暴发引起疾病的药剂，因此在暴发期间不会引起怀疑；第三，尽管暴发有一些非典型的特征和生物攻击的标志，但那些调查疾病暴发的人缺乏得出这一结论的培训、知识和背景；第四，这个案件突出了法医流行病学家作为主要调查人员的必要性，他们可作为卫生部门和执法部门之间的桥梁。虽然生物攻击未能影响选举结果，但它确实突出了普通民众易受生物攻击的脆弱性。

表 5－1 从 1970 年到 2003 年，参与犯罪或恐怖活动的生物制剂的确认使用、可能使用和威胁使用（确认拥有）的资料

时间	地点	制剂	调查结果
2003		烟碱	超市向州和联邦机构报告，计划召回绞碎的牛肉，因为顾客投诉食用该产品后出现急性疾病；超市化验室随后鉴定烟碱为碎牛肉污染物。至少 92 例病例符合病例定义。调查发现碎牛肉中含有高浓度的烟碱。大陪审团起诉一名超市雇员，他被逮捕并被指控使用杀虫剂在肉中下毒
2001	华盛顿特区	炭疽芽孢杆菌	2001 年秋季恐怖攻击之后，装有炭疽芽孢的信封被邮寄给新闻媒体、公司和政府官员。炭疽病 22 例（吸入性 11 例，皮肤性 11 例），死亡 5 例
1998—1999		灭多威 （高毒杀虫剂）	县卫生部门记录了两组在一家餐馆就餐后不久发病的急性胃肠道疾病患者，共有 107 人患病。在食盐中发现了灭多威；患病的风险与食物中添加的盐量成正比。流行病学家最终认定此为蓄意投毒，一名厨师助理被捕
1997	新西兰	兔出血症病毒	农民使用兔出血症病毒作为动物（害虫）控制工具
1996	达拉斯（美）	痢疾志贺菌 2 型	在 3 天的时间里，一个大型医疗中心的实验室工作人员患上了一种罕见的病原体引起的严重胃肠炎。一名心怀不满的雇员利用实验室原料培养菌污染实验室工作人员的糕点；45 名工作人员中 12 人患上严重腹泻。该实验室工作人员被起诉，并被控对消费品蓄意污染
1996	英格兰	小肠结肠炎 耶尔森菌	企图以污染牛奶为要挟，对英国乳品厂进行勒索
1990	苏格兰	贾第鞭毛虫	据称含有病原的粪便被放入水箱
1990—1995	日本	炭疽、肉毒、沙林	奥姆真理教用汽车/卡车、屋顶上的喷雾器和地铁里的公文包/罐子释放病原；只有一次尝试（使用沙林）成功造成伤亡
1989	纳米比亚	霍乱、黄热病	据称，污染了一个难民营的供水系统
1985	墨西哥	螺旋虫	据称，墨西哥工人传播这种寄生虫是为了在根除计划中保护工作岗位
1984	达拉斯	鼠伤寒沙门氏菌	奥修教是一个宗教邪教组织，他们污染餐馆的沙拉吧，以影响地方选举的投票率；751 人患病
1978	伦敦	蓖麻毒素	一名保加利亚持不同政见者被一把装有该毒素的雨伞刺伤腿部，最终死亡
1977—1980	挪威	氯化琥珀胆碱	一名养老院工作人员使用该制剂杀死了 22 名患者
1975		泮库溴铵	在 6 周期间，退伍军人医院的心肺骤停发生率显著增加（35 例患者发生 51 次心脏骤停）。两名护士被控谋杀未遂和共谋谋杀
1972	芝加哥	伤寒沙门氏菌	青少年密谋污染市政供水系统

参 考 文 献

[1] Goodman RA, Munson JW, Dammers K, Lazzarini Z, Barkley JP. Forensic epidemiology: law at the intersection of public health and criminal investigations. J Law Med Ethics. 2003; 31: 684 - 700.

[2] Mountcastle S. Focus on forensic epidemiology. NC Center for Public Health Preparedness School of Public Health, University of North Carolina, vol 2 (5). https://nciph. sph. unc. edu/ focus/vol2/issue5/2 - 5ForensicEpi _ issue. pdf. Accessed 25 Nov 2003.

[3] Schofield AR. Forensic epidemiology: legal considerations for public health practitioners. Center for Public Health Law Partnerships. www. publichealthlaw. info. Accessed 27 Nov 2003.

[4] Anderson M. Focus on field epidemiology. Public Health Surveillance Systems, vol 5 (6); 2008. https://nciph. sph. unc. edu/focus/vol5/issue6/5 - 6SurveillanceSystems _ issue. pdf

[5] Blackmore CGM, Stark LM, Jeter WC, Oliveri RL, Brooks RG, Conti LA, Wiersma ST. Surveillance results from the first west Nile virus transmission season in Florida, 2001. Am J Trop Med Hyg. 2003; 69 (2): 141 - 50.

[6] Steiner - Sichel L, Greenko J, Heffernan R, Layton M, Weiss D. Field investigations of emergency department syndromic surveillance signals - New York City. Morb Mortal Wkly Rep. 2004; 53 (Suppl): 190 - 5.

[7] Centers for Disease Control and Prevention. Salmonella surveillance: annual summary, 2006. 2008. http://www. cdc. gov/ncidod/dbmd/phlisdata/salmonella. htm. Accessed 14 Oct 2008.

[8] Centers for Disease Control and Prevention. What is PulseNet? 2006. PulseNet Website. http:// www. cdc. gov/pulsenet/whatis. htm. Accessed 3 Dec 2008.

[9] Pavlin JA. Epidemiology of bioterrorism. Emerg Infect Dis. 1999; 5: 528 - 30.

[10] Noah DL, Sobel AL, Ostroff SM, et al. Biological warfare training: infectious disease outbreak differentiation criteria. Mil Med. 1998; 163: 198 - 201.

[11] Weiner SL. Strategies of biowarfare defense. Mil Med. 1987; 152: 25 - 8.

[12] Meselson M，Guillemin J，Hugh-Jones M，et al. The Sverdlovsk anthrax outbreak of 1979. Science. 1994；266：1202-8.

[13] Federal Bureau of Investigation，Centers for Disease Control and Prevention，Department of Justice，U. S. Army Soldier Biological Chemical Command. Criminal and Epidemiological Investigation Handbook. 2006. Edition. http：//www2. cdc. gov/phlp/docs/CrimEpiHandbook2006. pdf

[14] Scott MJ. What is a forensics epidemiologist? http：//www. chow. com/fact _ 6174467 _ forenensicepidmiologist _ html. Accessed 30 Oct 2012.

[15] McDade JE，Franz D. Bioterrorism as a public health threat. Emerg Infect Dis. 1999；4：493-4.

[16] Richards EP. Plagues，police，and posse comitatus：legal issues in forensic epidemiology and public health emergency response. http：//biotech. law. lsu. edu. Accessed 2 Aug 2017.

[17] Technical Working Group on Crime Scene Investigation，National Institute of Justice. Crime scene investigation：a guide for law enforcement. 2000，January. http：//www. ncjrs. org/txtfiles1/nij/178280. txt. Accessed 31 Aug 2005.

[18] Fierro MF. Chief Medical Examiner. Virginia Department of Health. 2005，November 17.

[19] Scenario 1 - Suspicious letter in DeKalb County. Working group exercise. Presented at：forensic epidemiology training course；November 2-5，2002；NC：Chapel Hill.

[20] Answers. com. Rajneesh. http：//www. answers. com/topic/rajneesh. Accessed 20 Sept 2006.

[21] Miller J，Engelberg S，Broad W. Germs：biological weapons and America's Secret War. New York：Simon & Schuster；2001. p. 15.

[22] The New York Times. Former aides to guru in Oregon plead guilty to numerous crimes. http：//topics. nytimes. com/top/reference/timestopics/subjects/i/immigration _ and _ refugees/index. html? query = ONANG，% 20DIANNE% 20Y&field = per&match = exact. Accessed 20 Sept 2006.

[23] Carus SW. The Rajneeshees - Chapter 8（1984）. In：Tucker JB，editor. Toxic terror：assessing terrorist use of chemical and biological weapons. Cambridge：MIT Press；2000. p. 121.

[24] Carus SW. The Rajneeshees - Chapter 8（1984）. In：Tucker JB，editor. Toxic terror：assessing terrorist use of chemical and biological weapons. Cambridge：MIT Press；2000. p. 126-7.

[25] Miller J，Engelberg S，Broad W. Germs：biological weapons and America's Secret War. New York：Simon & Schuster；2001. p. 16.

[26] Miller J，Engelberg S，Broad W. Germs：biological weapons and America's Secret

War. New York: Simon & Schuster; 2001. p. 22.

[27] Carus SW. The Rajneeshees - Chapter 8 (1984). In: Tucker JB, editor. Toxic terror: assessing terrorist use of chemical and biological weapons. Cambridge: MIT Press; 2000. p. 118.

[28] Miller J, Engelberg S, Broad W. Germs: biological weapons and America's Secret War. New York: Simon & Schuster; 2001. p. 17.

[29] Stern J. Terrorist motivations and unconventional weapons. In: Lavoy PR, Sagan SD, Wirtz JJ, editors. Planning the unthinkable: how new powers will use nuclear, biological, and chemical weapons. Ithaca: Cornell University Press; 2002. p. 202 - 29.

[30] Carus SW. The Rajneeshees - Chapter 8 (1984). In: Tucker JB, editor. Toxic terror: assessing terrorist use of chemical and biological weapons. Cambridge: MIT Press; 2000. p. 124 - 7.

[31] Zilinskas RA. Bio criminality and bioterrorism: assessing the threats (Monterey Institute of International Studies, November 4, 2005), slides 25 - 29. Presentation given as part of Workshop 548, "Simulating a Deliberately Caused Foodborne Disease Outbreak Using the Table - top Exercise (TTX)," held at Monterey Institute of International Studies on 4 and 12 November, 2005.

[32] Buehler JW, et al. Syndromic surveillance and bioterrorism - related epidemics. Emerg Infect Dis. 2003; 9 (10). http://www.cdc.gov/ncidod/EID/vol9no10/03 - 0231.htm. Accessed 15 Oct 2006.

[33] Widdowson MA, et al. Automated, laboratory - based system using the Internet for disease outbreak detection, the Netherlands. Emerg Infect Dis. 2003; 9 (9). http://www.cdc.gov/ ncidod/EID/vol9no9/02 - 0450.htm. Accessed 15 Oct 2006.

[34] Dembek ZF. Epidemiology of biowarfare and bioterrorism. In: Medical aspects of biological warfare. Washington, DC: Bordon Institute, Walter Reed Army Medical Center; 2007.

[35] Stern J. Confronting biological terrorism: global epidemiological monitoring. Harv Int Rev. 2001; 23 (1). http://hir.harvard.edu/articles/1008/. Accessed 15 Oct 2006.

[36] Carus SW. The Rajneeshees - Chapter 8 (1984). In: Tucker JB, editor. Toxic terror: assessing terrorist use of chemical and biological weapons. Cambridge: MIT Press; 2000. p. 128.

[37] Miller J, Engelberg S, Broad W. Germs: biological weapons and America's Secret War. New York: Simon & Schuster; 2001. p. 19.

[38] Knapp DB. Interview. November 13, 1985. AG files. p. 7.

[39] Avalos AK. Interview. October 22, 1985. AG files. p. 48.

[40] Deva SK. Report of Interview Swami Krishna Deva [K. D.], AKA David Berry Knapp, November 25, 1985. AG files. p. 76.

[41] Centers for Disease Control and Prevention. Epidemic intelligence service—about EIS. http: // www. cdc. gov/eis/about/about. htm. Accessed 20 Sept 2006.

[42] Miller J, Engelberg S, Broad W. Germs: biological weapons and America's Secret War. New York: Simon & Schuster; 2001. p. 20 - 1.

[43] Anderson M. The Rajneeshee Cult - Passagen. http: //hem. passagen. se/jan. olofsson/ biowarfare/ history/rajneeshee. html. Accessed 26 Nov 2005.

[44] Miller J, Engelberg S, Broad W. Germs: biological weapons and America's Secret War. New York: Simon & Schuster; 2001. p. 23.

[45] Török TJ, et al. A large community outbreak of Salmonellosis caused by intentional contamination of restaurant salad bars. In: Lederberg J, editor. Biological weapons: limiting the threat. Cambridge: MIT Press; 1999.

[46] Levy BS, Sidel VW. Terrorism and public health: a balanced approach to strengthening systems and protecting people. New York: Oxford University Press; 2003.

[47] Miller J, Engelberg S, Broad W. Germs: biological weapons and America's Secret War. New York: Simon & Schuster; 2001. p. 27.

[48] Carus SW. The Rajneeshees - Chapter 8 (1984) . In: Tucker JB, editor. Toxic terror: assessing terrorist use of chemical and biological weapons. Cambridge: MIT Press; 2000. p. 136.

[49] Miller J, Engelberg S, Broad W. Germs: biological weapons and America's Secret War. New York: Simon & Schuster; 2001. p. 32.

[50] Pace E. Baghwan Shree Rajneesh, Indian guru, dies at 58. https: //www. nytimes. com/ 1990/01/ 20/obituaries/baghwan - shree - rajneesh - indian - guru - dies - at - 58. html. Accessed 2 Apr 2018.

[51] Barletta M, Sands A, Jonathan B, Tucker JB. Keeping track of Anthrax: the case for a biosecurity convention. BullAt Sci. 2002; 58 (3): 57 - 62.

[52] The White House. National strategy for the physical protection of critical infrastructures and key assets. Washington, DC: The White House; 2003.

[53] Parker HS. Agricultural bioterrorism: a federal strategy to meet the threat. McNair Paper 65. 2002, March. http: //www. au. af. mil/au/awc/awcgate/ndu/mcnair65. pdf. Accessed 26 Nov 2005.

[54] Miller J, Engelberg S, Broad W. Germs: biological weapons and America's Secret War. New York: Simon & Schuster; 2001. p. 33.

[55] Tucker JB. Historical trends related to bioterrorism: an empirical analysis. Emerg Infect

Dis. 1999；5（4）. http：//www. cdc. gov/ncidod/EID/vol5no4/pdf/tucker. pdf. Accessed 26 Nov 2005.

[56] Bioweapons and bioterrorism. JAMA1997；278：351 - 370，389 - 436.

[57] Tucker JB. National health and medical services response to incidents of chemical and biological terrorism. JAMA. 1997；285：362 - 8.

[58] Danzig R，Berkowsky PB. Why should we be concerned about biological warfare? JAMA. 1997；285：431 - 2.

[59] Henderson DA. Bioterrorism as a public health treat. Emerg Infect Dis. 1998；4：488 - 92.

第 6 章　生物武器攻击的补救

Crystal R. Watson and Francisco J. Cruz

6.1　引言

无论是自然发生的、意外的还是蓄意的生物污染事件，补救都是应对和恢复的关键组成部分。无论原因如何，当环境中持续存在有可能造成人类感染的生物制剂时，都需要采取补救措施，使受污染地区得以恢复和重新使用。

补救措施的一个组成部分是去污，每天都在全国和世界各地的医院和实验室进行着。在美国，用于净化医院病房和医疗工具以及预防医院获得性感染的控制方案已得到充分验证，但并不能保证得到良好遵守。此外，偶然的生物污染事件，包括小的实验室事故、因进口和使用生物污染材料如动物皮而引起的感染，也时有发生。在很大程度上，这些事件的规模和范围往往有限，并由负责的实验室或当地环境和公共卫生当局即可迅速且有效地补救。

使用生物制剂作为武器的蓄意攻击则不同。虽然补救步骤与其他事件类似，但蓄意攻击比事故或其他常规的污染事件更引人关注，也更复杂。使用生物武器的攻击可能涉及更大量的生物制剂，以及在环境中更稳定和持久的潜在“武器

克里斯特尔·沃森（Crystal Waston）是约翰霍普金斯健康安全中心的高级学者和助理教授，弗朗西斯科·克鲁兹（Francisco J. Cruz）是美国环境保护署的生物学家，他拥有特拉华大学生物科学学士学位和乔治梅森大学生物防御硕士学位。克鲁兹先生也是 2016 年通过卫生安全中心的生物安全倡议新兴领导人，这项工作不是美国政府或美国环境保护局的产物，提交人（克鲁兹先生）也没有以任何政府身份从事这项工作。所表达的观点仅代表作者的观点，不一定代表美国或美国环保局的观点。

C. R. Watson (✉)
Johns Hopkins Center for Health Security，Baltimore，MD，USA
e - mail：cwatson@jhu. edu

F. J. Cruz
Environmental Protection Agency，Washington，DC，USA

化”制剂。释放的地点对补救工作同样很重要，可能涉及各种受污染的地域和表面，并可能涉及更大的污染区域。人们还可能担心生物制剂从表面再次气溶胶化，导致更多的感染，因此需要安全处置大量受污染的废物。

使用生物武器的攻击除了造成疾病和死亡外，还可能产生区域拒止的效果。整栋大楼或整个城市街区可能需要封闭、疏散和暂停所有经济活动。因此，在生物武器攻击中，补救工作特别重要，既可降低发病率和死亡率，又可确保受影响地区今后可供居住并且经济上可行。

6.1.1　补救措施都有哪些？

生物攻击后的补救将涉及若干重要组成部分，从生物制剂的识别和鉴定到重新恢复使用已消除污染的地区。

生物制剂的识别和鉴定。补救的第一步是识别生物制剂。可以通过前端的医疗卫生人员提供的临床诊断数据进行识别，或者通过空气采样进行环境识别，例如通过 BioWatch 空气监测系统，该系统在全美 30 多个司法管辖区运行，提供气溶胶攻击的早期识别[1]。一旦生物制剂得到确认，还需要对其进行表征，以了解其环境稳定性和再次气溶胶化的潜力，以及诸如感染剂量和人体剂量反应关系等特性，以帮助进行风险评估。为了更好地了解可能被用作武器的制剂，在紧急情况之前进行的防御性生物威胁表征研究，可以帮助减少在紧急情况下进行这种评估所需的时间。

确定污染边界。一旦识别出攻击，通过环境取样、检测和分析确定污染的地理范围，有时称为“热区”或“禁区”。该过程可能涉及由环境卫生或公共卫生人员从室内和室外表面收集的数百或数千个样品。这些样本将在具有检测能力的实验室，如 EPA 的环境反应实验室网络（ERLN）进行处理，并进行分析以确定需要去污的区域[2]。

评估人类健康的风险。科学家接下来需要评估生物沾染对人类健康造成的风险，以便为补救制定清除目标。这包括病原识别、危害识别、剂量反应评估、暴露评估和风险表征等经典风险评估步骤[3]，这一明确的过程旨在确定环境中可接受的污染风险/水平或能生存的生物材料。然后可以确定清除水平或“清理目标”，以指导去污。

选择一个去污技术。去污工具和技术数不胜数，但并非所有去污方法可适用于所有环境，同样也没有单一的工具或方法可以在生物攻击后完成去污作业。去污策略的选择须以多项因素为指引，包括攻击地点（例如：室内、室外、地铁）、受污染表面的类别（例如：混凝土、玻璃、地毯、木材、树叶等）、沾染水平、公众对污染物和去污方法的风险认知、可供补救的时间，以及通过风险评估确定的清除目标。

优先去污。一旦确定了污染的边界并确定了清除目标，就可能有必要优先开展去污工作，特别是在广阔的区域攻击中，这一问题可能难以一次性解决。优先事项可能包括首先修复关键基础设施、清除家庭污染、为居民清理生活空间、确保企业所涉及范围内的污染清除，以便重建经济活动。这一进程应以经验为基础，但最终将归结为关于受影响社区的价值观和目标的政治决定。

确定责任方。大面积的补救需要迅速进行，也需要许多合作伙伴来完成。联邦政府可能没有足够的资源直接进行补救，因此联邦、州和地方政府将需要与私营部门合作，共同努力消除污染。在 2001 年的“炭疽邮件”攻击中[4,5]，政府和私营部门雇用私营公司进行了去污。在紧急情况发生之前，备有一份经认定的具有生物去污资质的公司名单，对于确保去污迅速有效地进行至关重要[6]。

减少污染源。减少污染源是为了在主要去污作业之前降低污染水平，以便使去污工作更加有效和高效。通过清除和随后处理受污染的物品，并对表面进行预处理，为最终去污做准备[7]。

受染地区去污。去污包括从污染环境和表面去除或灭活生物制剂。这是一个反复的过程，有时也是一个漫长的过程，包括确认取样、检测、实验室分析和进一步去污，直到达到确定的安全残留污染水平和清除目标，期间可能需要多种去污方法，包括使用液体或其他试剂进行熏蒸或表面处理[8]。

污染材料的安全处置。在生物攻击的去污过程中会产生大量废物，包括液体和固体废物、办公室和家庭的受污染设备和物品、地毯和木材等受污染材料、个人防护装备和其他个人废物，以及可能的动物粪便和尸体（取决于场景）。这些材料需要通过无害化或焚烧进行净化，并安全地放置在垃圾填埋场或其他场所完成最终处置[9]。

重新使用。去污工作完成后，补救的最后阶段是重新恢复使用以前受污染的地区。这将可能涉及一个大的社区或是国家的努力，以吸引企业和居民，并鼓励他们返回家园和工作场所。如果残留污染可能会长期存在，重新使用可能包括考虑开展疫苗接种运动（如果有疫苗），以保护社区成员（特别是易感/免疫功能低下的人群），免于未来暴露感染。重新使用和恢复可能是一个漫长的过程，一些受污染地区可能永远无法再使用。

6.1.2　生物制剂与环境持久性

生物制剂在环境中的持久性各不相同，环境稳定性较高的生物制剂在发生生物武器攻击时的补救问题更令人关切。在环境中的持续时间在某些情况下可以从几分钟到几年不等，细菌通常更稳定，病毒通常不太稳定，而其他因子包括真菌、原生动物、毒素和朊病毒具有可变的稳定性。昆虫媒介的持久性也因媒介昆虫种类不同而异，一些媒介或病原体在户外更稳定，另一些在食物或水中更稳定，还有一些在土壤或其他表面上更稳定（见表 6－1）。

表 6－1　NIH 关注的病原及其环境稳定性[10]

生物战剂	分类	环境稳定性
炭疽芽孢杆菌	产芽孢细菌	在大多数环境中非常稳定，在某些情况下可能存在数年。芽孢的灭活是非常困难的，成功与否取决于环境条件（例如，温度及湿度）。二次气溶胶化的风险尚不清楚，但可能在室内和室外环境中都很重要[11-13]
布鲁氏菌	非产芽孢细菌	在环境中有些稳定，特别是在潮湿的条件下。随着时间的推移，污染会自然减弱，估计多个表面的生存能力最多只能维持 2 个月[14]
鼻疽伯克霍尔德菌	非产芽孢细菌	可以在潮湿、温暖的条件下存活多个星期，但在干燥的条件下或在阳光或其他紫外线源下不能存活很长时间[15]
类鼻疽伯克霍尔德菌	非产芽孢细菌	能在潮湿、温暖的环境中存活数月至数年，特别是在水和土壤中。它在干燥环境或土壤外的生存能力较低，并且与其他细菌相似，对阳光或其他紫外线源敏感[15,16]
鼠疫耶尔森菌	非产芽孢细菌	在空气中不稳定，但在土壤、水和活组织中可能存活数月至数年[15]
土拉弗朗西斯菌	非产芽孢细菌	能在各种污染物上存活数天至数周，并以气溶胶形式存活数小时至数天。这种细菌也可能在水中存活数周，包括自来水。然而，人们对它在土壤中的持久性或对紫外线辐射的敏感性知之甚少[15]
贝氏柯克斯体	产芽孢细菌	这些细菌能以气溶胶形式相当稳定地存在数周。它们在污染物上也很稳定，有可能稳定数年，并能在潮湿的土壤中存活数周至数月[15]
天花病毒	病毒	该病毒在环境中不稳定，在室温下只能在大多数表面存活数小时。然而，天花病毒可以在天花结痂或冷藏中存活数年甚至数十年[17,18]

续表

生物战剂	分类	环境稳定性
出血热病毒	病毒	这些病毒在气溶胶形式下通常是不稳定的——存活力仅持续几个小时。在污染物上，在室温下，病毒预计不会持续超过几个小时。然而，在干燥的血液和其他体液中，在尸体中，或在较冷的温度下，这些病毒在某些情况下可以存活数天甚至数周[15]
肉毒毒素	产芽孢细菌（产毒素）	相对不稳定，在室外环境中几天内会自然降解。这种毒素对热敏感，可以用漂白剂灭活。然而，在食物基质或未经处理的水源中，它可能持续数周或更长时间[19,20]
蓖麻毒素	毒素	可能在环境中持续存在长达2周，取决于附着的表面，但该毒素是热敏性的，并可以通过次氯酸钠溶液灭活[21]

环境的稳定性是生物制剂的一个自然特征，但也可以有意设计生物制剂和病原体，通过武器化使其有更佳的环境稳定性。过去进攻性生物武器计划的目标一直是通过工程化修整提高稳定性，该计划旨在使生物制剂更容易以气溶胶的形式传播，具有更小的颗粒尺寸、更少的结块聚集现象，以及对包括紫外线和降水在内的环境因素敏感性更低。此外，更有效的气溶胶往往更有可能重新气溶胶化，因此攻击后的残余污染物也更危险。

6.2 生物去污案例

6.2.1 美国2001年“炭疽邮件”事件

2001年的“炭疽邮件（Amerithrax）”攻击造成22人患病，5人死亡，同时也需要美国民用部门进行有史以来最大规模的生物补救工作。2001年秋天，据估计有七个含有炭疽杆菌芽孢粉末的信封被邮寄给美国的公众人物和媒体公司，其中包括美国全国广播公司（NBC）和汤姆·布罗考（纽约市）、美国传媒公司（AMI）（佛罗里达州博卡拉顿）、美国参议员帕特里克·莱希和托马斯·达施勒（华盛顿特区）[3]。这些信件通过华盛顿特区、新泽西州和纽约市的邮政设施处理，并被送往它们的目标，其中至少有四个信封被打开。打开信件的收件人在里面发现了炭疽粉末，以及承认该物质为“炭疽”的威胁性信函[3,4]。

在这次攻击中，环境污染和人类接触以多种方式发生：目标收件人或工作人员打开炭疽信件，无意中向周围环境释放炭疽芽孢；邮政设施处理信件时，当信件通过邮件分拣机，炭疽芽孢经物理扰动从信件上气溶胶化，使邮政雇员暴露其中；同时受到交叉污染的邮件被递送给部分家庭和企业，也使一部分人暴露于少量的炭疽杆菌之中。

在这些信件引起的 22 例病例中，有 11 例是由于吸入气溶胶化芽孢而引起的吸入性疾病。这些吸入性病例中有 5 例最终死于感染，11 例吸入性病例中有 9 例是邮政雇员。一名来自康涅狄格州的 94 岁妇女，因吸入性炭疽病死于感染，但她的接触来源始终未得到确定。尽管进行了广泛的采样和检测，但从她的家、汽车或任何其他物品中均未发现炭疽芽孢。据推测，该妇女是通过一处因交叉污染信件而污染的邮政设施而感染[22]。由于没有发现其他接触途径，也没有发现芽孢，这名患有慢性肺部疾病的 94 岁妇女可能吸入了非常少量的芽孢，甚至可能只有一两个。这个假设得到了疾病潜伏期的进一步支持，这个案例中的病人的确诊时间比第 10 个被诊断为吸入性炭疽的病人晚 3 周。动物研究表明，芽孢剂量越小，潜伏期越长[23]。

2001 年攻击中涉及的炭疽物质数量很小，但所需去污的范围很广，包括 9 个州和华盛顿特区的至少 42 栋建筑物。新泽西州和华盛顿特区的一些邮政设施，以及佛罗里达州的 AMI 大楼，都进行了整体消毒，而在其他受污染的地点，部分建筑物进行了熏蒸或其他消毒[4]。因为这七封信而产生的补救费用，如果仅计算去污费用估计为 3.2 亿美元[4]，如果考虑到设施关闭和收入损失带来的次生费用可达 20 亿美元[24]。美国邮政局（USPS）的建筑物，特别是华盛顿特区的布伦特伍德邮政设施和新泽西州的特伦顿邮政设施，由于信件通过高速邮件分拣机时炭疽芽孢的机械气溶胶化而受到最严重的污染。布伦特伍德和特伦顿大楼的彻底修复各花了两年多时间，总成本超过 2 亿美元[4]，AMI 大楼从未重新开放。

由于人类对炭疽病易感性的自然变异性（如上文 CT 受害者示例所示）以及炭疽病生物学的不确定性（包括其再次气溶胶化潜力和在环境中的持久性），对“炭疽邮件”攻击进行了补救，清除目标是检测不到活芽孢。虽然零风险显然是最理想的，但将芽孢污染降至零几乎是不可能实现的，特别是在大型污染事件中。尽管这是 2001 年补救行动的官方目标，也是目前的政策，但即使修复完成，残留的活芽孢仍可能留在受污染的建筑物中。实际未发生因残留污染而导致的炭疽病病例。然而，这一事件引发了生物防御界关于炭疽病攻击中“如何去污是安全的”的讨论，这一讨论在 15 年后仍在继续[25]。

6.2.2 “炭疽鼓”补救案例

人类通过接触受污染的土壤或动物产品（包括动物皮毛）而无意中接触炭疽杆菌的情况时有发生。过去发生这些接触的一种方式是通过使用未经处理的动物皮制作鼓。污染的生皮被拉伸、干燥、刮擦和其他处理以用作鼓面。在制造和使用这些鼓的室内，通常可使生皮上的炭疽芽孢气溶胶化，并导致人体暴露和环境污染。当这些事件发生时，它们通常规模很小，导致的疾病数量有限，污染也很小。然而，它们确实需要补救，因此提供了应对炭疽污染的实例和做法。

其中一起“炭疽鼓”事件发生在 2007 年，当时一名男子和他的儿子在康涅狄格州家外面的一个棚屋里用山羊皮制作鼓时感染了皮肤炭疽。虽然并没有在房屋里面进行鼓的制作，儿子也没有去过棚屋，但是对房屋和该男子的汽车的多个部位表面，以及棚屋里的材料、工具和环境进行擦拭取样，培养物都显示炭疽芽孢杆菌阳性[26]。

对 2007 年炭疽鼓事件的补救措施表明，在封闭环境中，即使是小规模的去污/补救措施也十分困难和昂贵。多个美国州政府机构，包括康涅狄格州卫生部、康涅狄格州环境保护部和康涅狄格州警察局，以及联邦机构，包括联邦调查局、疾病预防控制中心和环境保护局都进行了响应。综合所有这些利益攸关方的意见，制定取样策略，并作出去污决定。然而，个人和响应机构对取样和去污的方法意见不一。由于康涅狄格州最近经历了“炭疽邮件”攻击的最后一个病例，公众对接触炭疽的风险有了更深入的认识，联合指挥部决定采用零增长的去污标准，就像以前一样。这一决定使得有必要实施更严格和更昂贵的去污方法。

由于家庭环境中的复杂表面，包括棚屋中的木材和房屋中的地毯，净化污染须使用熏蒸方法，因为除了熏蒸的其他方法无法渗透所有受污染的材料并灭活所有现有的芽孢。鉴于这些限制，选择了二氧化氯熏蒸法对整个房屋进行净化，同时使用漂白剂对棚屋进行净化，以避免损坏可能有价值的工具（可能会氧化），并且由于棚屋不密封，因此难以进行熏蒸。还探讨了其他去污方法，但最终排除了这些方法，因为它们会产生大量有毒废物，而且没有安全的方法处理这些废物。例如，移除地毯的想法，但最终被否决。

二氧化氯熏蒸造成房屋内的个人财产发生一些氧化，但最终发现房屋内没有检出活芽孢，修复过程完成后，这家人得以返回家园。这一事件的补救措施总共使这家人离开居所 4 个月，花费 900000 美元（其中 612000 美元用于熏蒸）[27]。

6.2.3 2014 年埃博拉：纽约和达拉斯的补救

在 2013—2016 年西非埃博拉出血热（EVD）流行期间，人们对医疗保健和其他环境去污的必要性和方法产生了疑问。当被感染的人患有埃博拉出血热病情最严重时，他们会产生大量具有高度传染性的体液和排泄物，这些废物往往会污染周围的环境。在 2013—2016 年埃博拉疫情开始时，预计埃博拉病毒（EBOV）与甲型流感病毒和许多其他病毒一样，在大多数表面上不会长期存活，但是对这一假设的经验支持是基于相对较少的埃博拉病毒暴发和有限的数据。随着埃博拉病毒在 2013—2016 年暴发期间的迅速传播，一些人开始推测埃博拉病毒比预期的更加顽强，进一步的研究则证明了埃博拉病毒在多种表面和多种环境条件下具有稳定性[28,29]。然而，对于环境稳定性依然存在较大不确定性。在某些情况下，这种不确定性被用来为关于补救政策的政治决定辩护，而这些决定并未得到科学家和公共卫生官员的建议或支持。

在美国，埃博拉病毒去污首先在 2014 年 9 月和 10 月进入了更广泛的公众意识，当时托马斯·埃里克·邓肯从利比里亚旅行到得克萨斯州达拉斯，患上了埃博拉出血热，随后死亡，并将病毒传染给了两名护士，这两名护士在他病情最严重的时候为他提供了住院护理。当确定邓肯先生患埃博拉出血热时，达拉斯的一家私人公司被雇用来给病人的生活区去污[30]。这一过程充满了恐惧，居住在邓肯先生曾经逗留过的公寓楼里的人，即使在补救处置之后也面临着被用有色眼镜看待的困扰。然而，去污公司与得克萨斯州环境质量委员会合作制定了一项全面的行动计划，有效地完成了去污，在补救后没有发生与这些空间有关的感染[31]。虽然复杂和不确定，但这是一个经过深思熟虑的应急去污的例子。

几周后，斯宾塞医生在从西非治疗患者返回纽约市时，患上了埃博拉出血热。邓肯去世和达拉斯的两名护士感染后，纽约市政府面临着艰难的抉择，即是否对斯宾塞在病毒潜伏期到访过的空间进行消毒。现有的科学证据表明，补救措施可能是不必要的，因为在症状出现前的潜伏期内，埃博拉患者不具有传染性。斯宾塞医生意识到自己的症状可能是埃博拉后，立即进行了自我隔离，并寻求治疗，但他刚到纽约的第一个晚上就已经开始发烧，所以不可能说污染的风险为零。鉴于这种不确定性，市政府感受到了采取行动的政治压力，于是决定重走斯宾塞医生患病前几天的足迹，对他去过的地方进行检查和清理，包括他在发烧前打了几局球的保龄球馆、他吃晚餐的餐厅、他回家途中乘坐的汽车，以及他在曼哈顿的公寓[32]。

纽约市聘请了一家承包商——生物恢复公司（Bio - Recovery Corp）——来承担去污工作。不幸的是，这家公司最近被卖给了一个新的所有者，结果表明是个骗子。该公司在若干地点进行了“去污”作业，但其工作的有效性后来受到质疑，因为发现该公司没有执照，其所有人在其他一些场合也有欺诈行为。无论是在去污完成之前还是之后，都没有人感染与斯宾塞医生有关的埃博拉病毒，但不知道这是因为生物恢复公司有效地去污了这些地点，还是因为一开始就没有必要[33]。这个例子突出表明，需要进行风险评估和循证决策，以便在生物事件中通报去污情况，还需要确定补救处置承包商，核实其资格证书，并在紧急情况发生之前制定业务计划。

6.2.4 大范围攻击的补救

上述例子说明了相对受限的生物污染事件，涉及少量污染，并划定了污染区。对这些事件中的补救都是复杂和费用高昂的，但与在城市地区发生大面积生物武器攻击，特别是涉及炭疽芽孢杆菌的攻击所造成的人力和经济代价相比，补救费用看起来微不足道。

对大面积攻击的担忧是多方面的，除了炭疽攻击直接造成大量疾病和生命损失外，残留污染和重新气溶胶化的风险也可能威胁城市的生存。在应对攻击时，人们和企业可能会被要求撤离，或被迫自愿离开。大面积的区域将需要进行补救处置，不仅包括建筑物和室内空间，还包括街道和公园等室外区域。根据目前的政策和能力，估计一座城市的整治可能需要 2 年或更长时间。然而，大约 6 个月后，企业和居民可能就会永久搬迁，留下一个城市被无限期遗弃[34]。下一节概述了目前为补救大面积生物攻击而制定的政策和计划，以及我们在应对知识和能力方面存在的差距。

6.3 生物去污/修复的政府政策和计划

6.3.1 过去和当前的去污政策

环境生物去污清除的策略往往十分复杂，由于对生物制剂及其环境持久性的科学认知存在差距，将科学应用于政策制定的能力有限。国家决策应以保护公众健康为基础，然而，保守的决定可能导致有时无法实现有效的去污。与去污有关的科学不确定性导致耗时、昂贵的操作，可能使人们长时间离开受污染地区。

值得注意的是，许多与生物去污有关的研究和政策都集中在炭疽上，因为炭疽以芽孢的形式在环境中的持久性和炭疽病的致命性。研究人员把他们的努力集中在炭疽上，他们普遍认为，如果可以修复被炭疽芽孢污染的地区，也可以修复被其他环境耐受性较差的媒介污染的地区。

生物修复策略和实践一直受到一个问题的困扰：如何去污是安全的？到目前为止，去污方法的核心是预期受污染地区会获得补救，并重新恢复至事件发生前的状态（即：零污染），但这一愿景几乎是不可能的。虽然生物去污方法有所进步，但策略上基本没有改变。例如，美国政府围绕炭疽的主要去污策略之一是"零芽孢"的概念，这一概念要求完成去污工作，以确保无炭疽芽孢存活。"零芽孢"的清理目标是基于这样的观点，即不存在接触炭疽的安全水平，一个芽孢也可以导致人死亡[25]。正如在前面的案例中所讨论的，有几个原因可以解释为什么这个政策占了上风。截至 2017 年，接触炭疽芽孢的最低可接受风险尚未达成共识。虽然已开展工作，试图开发炭疽的剂量效应模型，但尚未根据现有研究结果确定去污目标。此外，没有可靠的方法将环境取样数据转化为确定可接受的风险水平[25]。虽然在环境表面样品培养物中确定的芽孢数量可以提供环境污染程度的证据，但它不能提供关于人类接触芽孢的可能性的信息。在缺乏剂量效应信息和解释环境取样数据能力的情况下，决策者已经默认了"零芽孢"清除污染的目标[25]。

那么谁来负责实现"零芽孢"的清理目标呢？地方、州和联邦各级当局在实现清理目标方面发挥作用，使生物事故期间的决策进一步复杂化。地方和州当局可以在联邦官员的技术支持下，处理不需要专门知识或资源的小事故，而较大的污染事件和蓄意攻击需要联邦政府采取行动，疾病预防控制中心从公共卫生角度提供指导，环境保护局被要求领导去污行动。无论事件的规模如何，地方和州政府的公共卫生官员，或者室内污染物的所有者，仍然拥有决定是否达到去污目标的最终权力[25]。地方、州和联邦官员在统一指挥框架内作出决策，确保各级政府了解情况，并能够就今后的行动提出建议。

实现去污目标需要大量的协调。进行去污的应急人员需要清楚地了解公共卫生官员的目标和理由，以便实现目标。如果没有这种理解，就很容易对小事件做出过度反应，采用最严格的标准和方法，然后不适当地扩大行动规模，以应对更大的反应。此外，救援人员的经验水平将严重影响补救程序的成败。

现行的联邦生物事件响应指南为如何进行补救提供了路线图，像联邦应急管理局（FEMA）生物事件附件这样的文件，详细说明了联邦响应措施的角色和责任。此外，可设立两个咨询委员会，以协助解决去污响应的技术难题，其中一个委员会称为技术工作组（TWG），由来自各级政府、私营部门和大学的专家组成，负责向事件指挥部提供技术咨询。工作组可以提供与技术难题有关的建议，如取样和分析、净化和废物管理方面的问题。第二个是环境清理委员会（ECC），可以说是两者中较有影响力的一个。技术工作组与环境清理委员会的区别在于，环境清理委员会由一个完全独立的专家小组组成，没有一个专家小组成员直接参与答复工作。特别行动委员会可以评估去污目标是否已经实现，在政治和公众压力很大的情况下，向事件指挥部提供重要的客观建议，以结束处置行动。虽然技术工作组和环境清理委员会的投入可以对去污应对措施产生影响，但它们是以咨询身份运作的，政府没有义务遵循它们的建议[25]。

决定谁来负责联邦政府的生物补救措施可能是一个挑战，不同的情景会导致不同的联邦角色。在撰写本章时，白宫国家安全委员会正在制定新的国家生物防御战略（NBS），这可能会对未来的补救作用和责任产生影响。国家生物防御战略模仿了蓝带生物防御研究小组的一份报告，政府试图制定一个全面的战略，来解决从生物防御研究到预防、公共卫生准备、国际卫生安全和环境矫正的一切问题，同时减少各机构之间的冗余[35]。该战略原定于 2017 年 9 月提交国会，后由白宫于 2018 年 9 月发布。

按照目前的组织架构，许多联邦机构在提供生物补救的指导和研究方面发挥作用。国土安全部（DHS）在制定联邦指导方针和政府研究议程方面发挥着重要作用。国土安全部多年来资助了几个项目，以填补生物去污和补救科学方面的空白。2010 年完成的广域恢复和复原计划（WARRP）确定了在大城市地区或军事设施发生化学、生物或放射性事故后难以恢复的问题，并帮助制定了指南[36]。国土安全部还与国防威胁降低局（DTRA）合作，制定了综合生物恢复示范方案。国际复兴开发银行采纳了 WARRP 的概念，并根据生物气溶胶在大面积城市地区释放的情景制定了一个恢复框架[36]。最近，国土安全部资助了地下交通恢复项目（UTR），重点是应对地铁站的生物攻击并从中恢复。地下交通恢复项目由多项研究组成，包括营业时间在纽约市地铁中释放一种行为类似炭疽芽孢的无害（非致病性）替代物，以观察其如何在交通系统中传播，以及一项操作技术演示（OTD），以演练快速净化地铁系统的方法[37]。正是通过这些项目，国土安全部才能够将多个利益攸关方聚集在一起，解决环境去污和补救方面的重大差距。

除了国土安全部开展的工作外，美国环境保护署（EPA）还有一个强大的生物修复研究计划，涵盖潜在应对的各个方面。在该机构的国家国土安全研究中心（NHSRC）的领导下，美国环境保护署开展了环境采样和分析方法、去污、废物管理和水系统安全方面的研究。国家国土安全研究中心成立于 2001 年“炭疽邮件”攻击后不久，当时很明显，在环境去污方面仍存在重大差距[38]。国家国土安全研究中心在废物处理和环境持久性方面的工作，为响应者如何实施潜在的去污和补救行动带来了更大的信心[39]。

6.3.2　联邦指导和研究议程的现状

如前所述，联邦政府正在制定国家生物防御战略，一个广泛的战略与执行计划，并于 2018 年发布。在环境去污和补救方面，国家生物防御战略可以帮助澄清政策和探讨责任。虽然联邦政府普遍认为环境保护署是环境去污的牵头机构，但这些活动的资金分配过程是复杂和不确定的。例如，在一个大范围的生物事件中，预计会有一个《斯塔福德法案宣言》（通常被称为联邦紧急宣言），允许联邦应急管理局资助环境保护局的去污活动，并使环境保护局领导做出反应。然而，如果没有《斯塔福德法案宣言》，为应对措施提供资金将变得更加复杂。虽然没有《斯塔福德法案宣言》的声明，环境保护局将保持其权力，通过综合环境反应、赔偿、责任法案（CERCLA）（更广为人知的超级基金法），响应的资金将来自已经捉襟见肘的超级基金预算，其中该预算可定期资助环境保护局的核心任务，清理危险废物。鉴于生物攻击后用于非常昂贵的去污行动的资金有限，环保局可能会敦促各州和地方应急人员，承担比常规危险废物情况下更大比例的行动。需要进一步澄清资助和执行生物应急补救措施的计划，包括与州和地方官员就其作用和责任进行坦率对话。

需要进一步研究和改进政策的一个领域是废物管理。环境修复产生大量废物，包括使用过的个人防护设备、去污工作产生的液体废物，以及从受关注地区移走的受污染物品（地毯、家具、办公室设备等）。这些废弃物很快就会堆积成山，所有这些废弃物都需要到某个地方进行最后的处理。因国家和垃圾填埋场运营商的不同，与生物危险废物有关的法律和做法有很大差异。此外，人们对废物的风险认知会影响到哪些地方可以接受废物，从而可能增加废物管理的成本。例如，与在纽约市的斯宾塞病例有关的埃博拉病毒污染废物被列为“A 类特殊废物”，在运往美国唯一愿意接受的垃圾填埋场之前，需要进行更大程度的破坏和包装。最后，这名患者产生了 352 桶废物，花费纳税人 112 万美元进行处理[40]。联邦政府需要明确规划如何解决特殊废物问题，要么建立一个联邦废物处理设施，要么提供指导，敦促所有美国司法管辖区统一废物管理方式[40]。

联邦政府还需要更好地协调和管理研究活动。似乎没有一个连贯一致的办法来资助去污染研究，考虑到生物补救方面持续存在的认识差距，也缺乏一个最新研究议程。环境保护局和国土安全部以及其他联邦合作伙伴在缩小研究差距方面取得了巨大进展。然而，科学的现状是，一些简单的问题基本上得到了解决，而更困难的空白仍然无人关注。随着最近对关键生物防御项目的预算削减，相关进展遇到阻碍。未来联邦政府需要进行补救研究，目标是更快地重新恢复使用受污染地区，并确定重新使用所涉及的风险。

6.3.3 科学现状

针对去污和补救方面持续存在的差距而开展的研究取得了喜忧参半的结果。虽然已经开发了去污的新工具和方法，但在采样和分析方法方面仍然存在差距，这将阻碍对广泛地区事件的应对。此外，针对生物制剂的风险评估研究还没有产生预期的结果，即离美国环境保护署和疾病预防控制中心制定的“零芽孢”清理目标还很远。

许多研究成果来自发展的去污方法。也许是因为成果很容易说明（简单地说，要么生物制剂失效，要么没有失效），政府和工业界已经开发了一个工具箱，可以用于各种污染情况下的去污选项。美国环境保护署一直是去污研究的领导者，为大规模和小规模的污染情景开发方法。美国环保署成功解决的一个挑战是对电子或敏感材料进行去污处理，这些材料可能会被二氧化氯熏蒸等强有力的方法破坏。鉴于电子设备在建筑物和关键基础设施中普遍存在，通过在有电子设备的地区周围工作来彻底清除一个地区的污染是不可能的。美国环保署已经证明，诸如甲基溴和环氧乙烷等熏蒸剂对炭疽模拟物是有效的，同时不影响计算机等电子产品使用[41]。

采样和分析方面的挑战仍然是环境去污和修复的瓶颈。收集环境样本仍然很麻烦，而且过程可能很慢。现场样品通常以三人一组采集：一名采样员、一名助理和一名团队负责人。该设置主要由防止样品之间交叉污染的工作流程所驱动。采样员在野外采集样品，很多时候在野外采样被称为“脏活”；助理（有时称为“清洁人员”）向采样器提供清洁的采样材料，从而防止采样器在污染区期间污染其他采样套件；第三个人，团队负责人，担任几个角色，包括导航到样品位置，确保样本采集按照标准操作规程进行，与污染区外的小组进行沟通，并对采样事件进行适当记录。

优化样本采集的研究有限，但对减少样本采集时间无显著影响。微真空采样是一种困难的采样方法，其目的是在多孔表面上采集样品，包括木材、混凝土和地毯。还有许多其他方法可用于收集多孔表面样品，但它们都难以在实验室中处理。微型真空采样器将颗粒收集到一个 37 毫米的盒子里，盒子里有一个过滤器，可以捕获任何收集到过滤器上的颗粒。该方法提供了良好的回收效率，并且产生了可以在实验室中安全处理的样品，污染实验室本身的风险较小[42]。虽然对于确保质量取样事件和安全实验室处理是一个重要的发展，但微真空采样在现场是一个非常缓慢的过程。经验证的收集样本的方法是将铅笔大小的真空吸嘴以重叠的S形图案穿过污染表面（12 英寸×12 英寸），并在整个区域内以 3～5 秒的速度进行清洁，即使在有限的室内污染区域内，该过程也会重复数百次。这个例子说明了在制定样本采集方法时需要考虑到现场实践，因为实验室中改进的方法可能会增加现场人员的负担。

在分析方面，污染区域的清除取决于培养分析的“黄金标准”，依赖培养分析的原因是需要确定可行性。聚合酶链式反应（PCR）分析能够快速鉴定有关物质的 DNA，但不能提供任何其他附加信息，如说明该 DNA 是来自样本所在地的一个可存活的生物体还是一个灭活的生物体。每个培养样本需要几个培养板和大约 36 小时的生长时间，占用实验室的空间和时间。

一种有前途的存活力分析方法是快速存活力 PCR（RV - PCR）方法，其已经成功地用于炭疽。RV - PCR 结合了肉汤培养物的灵敏度和实时荧光定量 PCR（qPCR）的速度，可快速分析样品的存在和活力。清洗样品并提取到滤杯上，加入生长培养基以促进生长。提取初始等分试样，称为零时（T_0）等分试样。生长 9 小时后，从滤杯提取另一份等分试样，称为时间 9(T_9）等分试样，并对两份等分试样进行 qPCR 分析以检测炭疽 DNA。比较两个等分试样的循环阈值（C_t）数，C_t 值在 9～36 之间的 Δ 代表在 9 小时期间萌发的活炭疽的增加。总的来说，与培养物分析所需的 36～48 小时相比，样品可在 15 小时内分析，生长量更小[43,44]。遗憾的是，该方法的验证尚未完成，且无法用于响应。

在环境整治过程中，一个常见的问题是“数字是多少”? 换句话说，需要清除多少污染才能达到可接受的公共卫生风险水平。对于大多数化学和放射性危害，这个问题可以得到肯定的回答，但对于生物制剂来说，这是一个很难回答的问题。理论上，吸入暴露一个炭疽芽孢杆菌芽孢可能是致命的。然而，期望在去污过程中每个芽孢都被灭活是不合理的。低剂量暴露于炭疽芽孢杆菌将有助于就去污水平作出更为明智的决定，因为不可能达到的“零芽孢”标准。环保署采取了第一步，通过将家兔暴露于炭疽菌株制剂来尝试建立低剂量数，并持续数天。虽然研究人员能够得出一个非常保守的数字，即 4900 个总吸入菌落形成单位作为 10%死亡率的 95%置信下限（BMDL10）的基准剂量，但该数字不能直接用于评估人类健康风险。首先，生物攻击很可能涉及干制剂，导致更少量的芽孢就能够引起死亡。其次，很难将使用兔子的小型研究有效地向人群进行风险外推。使用干制剂的类似研究可能能够提供在污染情况下可以使用保守风险数的更大置信度[45]。

去污和补救研究的前进道路需要在已经开展工作的基础上，开始解决科学知识方面存在的具有挑战性的差距，以便在处理环境修复和去除污染方面获得更大的能力。今后的工作应着重解决两个问题：室外去污和补救，以及清除阻碍做出快速去污决定的瓶颈。相对在室内情况下使用的策略，室外去污似乎是一个扩大的策略问题。然而，对植被和土壤、街道、水渠和车辆的去污还没有得到彻底的考虑。为了在动态的室外环境中控制污染，同时处理独特的去污情景，需要进行全面的努力，以便安全有效地将受污染的室外区域还给公众。

采样仍然是一个繁琐的过程，可以从其他方面的创新中获益。例如，美国环保署已经对机器人地板清洁器进行了初步评估，以收集复合材料样品，尽管早期取得较为正向的结果，还需要进一步的研究来评估这种技术在实验室外的动态环境中是否能成功[42]。任何减少人员数量和采集样本所需时间的措施都将大大减少总体响应时间。

此外，在补救应急程序中，样品分析仍然是一个挑战。关键是要开发一种既敏感又能够确定复制能力的方法。RV－PCR 是一个很好的方法，但是还需要做更多的工作来确保这种方法对不同的生物制剂和样品类型是有效的。可用于鉴定病原体并以一定程度的确定性提供关于复制能力信息的现场检测方法，将对位点的初始表征和可能的清除提供极大帮助。

作为国家生物防御事业的一部分，环境去污与修复很容易被忽视，因为迫切需要关注医疗对策（MCM）的发展和公共卫生快速反应能力建设。然而，如果没有及时适当处理受污染地区的有效工具，在发生生物攻击之后，人们将无法安全返回家园或找到工作。

参考文献

［1］ US Department of Homeland Security. The Biowatch program fact sheet. 2016. https：//www. dhs. gov/publication/biowatch－program－factsheet. Accessed 27 Dec 2017.

［2］ US Environmental Protection Agency. ERLN overview. 2011. https：//www. epa. gov/sites/pro duction/files/documents/erln _ general _ fs. pdf. Accessed 27 Dec 2017.

［3］ National Research Council. Science and decisions：advancing risk assessment. Washington，DC：The National Academies Press；2009.

［4］ US Department of Justice. Amerithrax investigative summary. 2010. https：//www. justice. gov/ archive/amerithrax/docs/amx－investigative－summary. pdf. Accessed 25 Aug 2017.

［5］ Schmitt K，Zacchia NA. Total decontamination cost of the anthrax letter attacks. Biosecur Bioterror. 2012；10（1）：98－107. https：//doi. org/10. 1089/bsp. 2010. 0053.

［6］ Franco C，Bouri N. Environmental decontamination following a large－scale bioterrorism attack：federal progress and remaining gaps. Biosecur Bioterror. 2010；8（2）：107－17. https：//doi. org/10. 1089/bsp. 2010. 0009.

［7］ Canter DA，Sgroi TJ，O'Connor L，et al. Source reduction in an anthrax－contaminated mail facility. Biosecur Bioterror. 2009；7（4）：405－12. https：//doi. org/10. 1089/bsp. 2009. 0028.

［8］ Canter DA. Remediating anthrax－contaminated sites：learning from the past to protect the future. Chem Health Saf. 2005；12（4）：13－9. https：//doi. org/10. 1016/j. chs. 2004. 12. 001.

［9］ Lesperance AM，Stein S，Upton JF，et al. Challenges in disposing of anthrax waste. Biosecur Bioterror. 2011；9（3）：310－4. https：//doi. org/10. 1089/bsp. 2011. 0033.

［10］ NIAID. NIAID emerging infectious diseases/pathogens. 2016. https：//www. niaid. nih. gov/ research/emerging－infectious－diseases－pathogens. Accessed 27 Dec 2017.

［11］ Paton S，Thompson KA，Parks SR，et al. Reaerosolization of spores from flooring surfaces to assess the risk of dissemination and transmission of infections. Appl Environ Microbiol. 2015；81（15）：4914－9. https：//doi. org/10. 1128/AEM. 00412－15.

［12］ Layshock JA，Pearson B，Crockett K，et al. Reaerosolization of Bacillus spp. in outdoor environments：a review of the experimental literature. Biosecur Bioterror. 2012；10（3）：

299 - 303. https：//doi. org/10. 1089/bsp. 2012. 0026.

[13] US Department of Defense. Review committee report：inadvertent shipment of live Bacillus anthracis spores by DoD. US Department of Defense. 2015.

[14] US Environmental Protection Agency. Persistence and decontamination testing of Brucella suis. US Environmental Protection Agency，Office of Research and Development；2011.

[15] US Environmental Protection Agency. Persistence of categories A and B select agents in environmental matrices - TB. US Environmental Protection Agency，Office of Research andDevelopment；2014.

[16] Inglis TJJ，Sagripanti J. Environmental factors that affect the survival and persistence of Burkholderia pseudomallei. Appl Environ Microbiol. 2006；72（11）：6865 - 75. https：//doi. org/ 10. 1128/AEM. 01036 - 06.

[17] Sinclair R，Boone SA，Greenberg D，et al. Persistence of categorya select agents in the environment. Appl Environ Microbiol. 2008；74（3）：555 - 63. https：//doi. org/10. 1128/AEM. 02167 - 07.

[18] National Institutes of Health. Report of the blue ribbon panel to review the 2014 smallpox（Variola）virus incident on the NIH Campus. National Institutes of Health；2017.

[19] Khan AS，Swerdlow DL，Juranek DD. Precautions against biological and chemical terrorism directed at food and water supplies. Public Health Rep. 2001；116（1）：3 - 14. https：//doi. org/10. 1093/phr/116. 1. 3.

[20] Arnon SS，Schechter R，Inglesby TV，et al. Botulinum toxin as a biological weapon：medical and public health management. JAMA. 2001；285（8）：1059 - 70. https：//doi. org/10. 1001/jama. 285. 8. 1059 .

[21] Audi J，Belson M，Patel M，et al. Ricin poisoning：a comprehensive review. JAMA. 2005；294（18）：2342 - 51. https：//doi. org/10. 1001/jama. 294. 18. 2342.

[22] Centers for Disease Control and Prevention（CDC）. Update：investigation of bioterrorism related inhalational anthrax—Connecticut，2001. MMWR Morb Mortal Wkly Rep. 2001；50（47）：1049 - 51.

[23] Barakat LA，Quentzel HL，Jernigan JA，et al. Fatal inhalational anthrax in a 94 - year - old Connecticut woman. JAMA. 2002；287（7）：863 - 8. https：//doi. org/10. 1001/jama. 287. 7. 863.

[24] Congressional Research Service. The US postal service response to the threat of bioterrorism through the mail. 2002. Accessed 25 Aug 2017.

[25] Centers for Disease Control and Prevention - US Environmental Protection Agency（CDC - EPA）. Interim clearance strategy for environmental contamination with Bacillus anthracis. Centers for Disease Control and Prevention - US Environmental Protection Agency；2012.

[26] Centers for Disease Control and Prevention (CDC) . Cutaneous anthrax associated with drum making using goat hides from West Africa—Connecticut, 2007. MMWR Morb Mortal Wkly Rep. 2008; 57 (23): 628 - 31. mm5723a3 [pii] .

[27] Guh A, Heyman ML, Barden D, et al. Lessons learned from the investigation of a cluster of cutaneous anthrax cases in Connecticut. J Public Health Manag Pract. 2010; 16 (3): 201 - 10. https: //doi. org/10. 1097/PHH. 0b013e3181ca650d.

[28] Joob B, Wiwanitkit V. Ebola virus in sterilized wastewater. Ann Trop Med Public Health. 2016; 9 (3): 209. https: //doi. org/10. 4103/1755 - 6783. 179122.

[29] Bibby K, Casson LW, Stachler E, et al. Ebola virus persistence in the environment: state of the knowledge and research needs. Environ Sci Technol Lett. 2015; 2 (1): 2 - 6. https: //doi. org/10. 1021/ez5003715.

[30] Schonfeld Z. This is the cleaning company decontaminating the Dallas Ebola Patient'sapartment. Newsweek. 2014. http: //www. newsweek. com/cleaning - company - decontaminating dallas - ebola - patients - apartment - 275208. Accessed 30 Sept 2017.

[31] Cameron RA. Ebola virus response procedures regarding the remediation of dwellings for the 2014 Dallas Ebola outbreak. Texas Commission on Environmental Quality. 2014. http: //www. protectusa. net/wp - content/uploads/Ebola - Virus - Response - Protect - Environmental - Services. pdf

[32] Boddie C. Cleaning up is hard to do. 2014. http: //www. bifurcatedneedle. com/new - blog/ 2014/ 12/10/cleaning - up - is - hard - to - do.

[33] Campbell A, Kaczynski A. The con artist hired to clean Ebola. BuzzFeed News. 2014. https: // www. buzzfeed. com/alexcampbell/how - new - york - city - hired - a - con - artist - to - clean - up - ebola? utm _ term = . ltoeXPa2bl # . wwrqnd1J6O. Accessed 30 Sept 2017.

[34] Raber E. The challenge of determining the need for remediation following a wide - area biological release. Biosecur Bioterror. 2011; 9 (3): 257 - 61.

[35] Schlegelmilch J, Carlin EP. Congress needs to act now to prevent another biodisaster like anthrax, Zika. The Hill. 2017. http: //thehill. com/blogs/pundits - blog/defense/316897 - congressneeds - to - act - now - to - prevent - another - biodisaster - like. Accessed 29 Sept 2017.

[36] Pacific Northwest National Laboratory (PNNL) . Northwest Regional Technology Center for Homeland Security. 2017. http: //nwrtc. pnnl. gov/projects/programs. stm. Accessed 29 Sept 2017.

[37] US Environmental Protection Agency (EPA) . Chemical, biological, radiological & nuclear consequence management advisory division 2016 annual report. US Environmental Protection Agency, Office of Land and Emergency Management; 2016.

［38］ US Environmental Protection Agency（EPA）. About the National Homeland Security Research Center. US Environmental Protection Agency，Office of Research and Development；2017. https：//www. epa. gov/aboutepa/about - national - homeland - security - research - center - nhsrc. Accessed 29 Sept 2017.

［39］ US Environmental Protection Agency. Remediation following man - made or natural disasters - Homeland Security Research. US Environmental Protection Agency，Office of Research and Development；2016. https：//www. epa. gov/homeland - security - research/remediation - followingman - made - or - natural - disasters - homeland - security. Accessed 29 Sept 2017.

［40］ US Environmental Protection Agency Region 2（EPA Region 2）. EPA Region 2 Ebola Experience. US Environmental Protection Agency Region 2；2016. https：//www. nrt. org/site/download. ashx? counter=3098. Accessed 29 Sept 2017.

［41］ US Environmental Protection Agency（EPA）. Assessment of the impact of decontamination fumigants on electronic equipment. US Environmental Protection Agency，Office of Research and Development；2014.

［42］ US Environmental Protection Agency（EPA）. Evaluation of vacuum - based sampling devices for collection of Bacillus spores from environmental surfaces. US Environmental Protection Agency，Office of Research and Development；2013.

［43］ US Environmental Protection Agency（EPA）. Rapid viability PCR method for detection of live Bacillus anthracis spores. US Environmental Protection Agency，Office of Research and Development；2012.

［44］ US Environmental Protection Agency（EPA）. Evaluation of surface sampling for Bacillusspores using commercially - available cleaning robots. US Environmental Protection Agency，Office of Research and Development；2012.

［45］ US Environmental Protection Agency（EPA）. Multiple daily low - dose Bacillus anthracis Ames inhalation exposures in the rabbit. US Environmental Protection Agency，Office of Research and Development；2012.

第 7 章 作为应急准备和应急响应组成部分的最高防护等级实验室

Sarah Carpenter and Nahid Bhadelia

7.1 引言

可靠、准确、快速的诊断能力是应对突发公共卫生事件和传染病威胁的特征。实验室监测有助于及早识别生物武器攻击、地方性暴发或返回的旅行者中的早期病例。最高防护等级实验室对创建新型诊断方法、疫苗和治疗方法等关键研究有重要支撑作用，特别是对目前研究得少、认识有限的病原体的有关研究。然而，随着各国研究能力水平的提高，最高防护等级实验室的生物安全（实施安全封闭病原体，以减少或消除实验室工作人员和环境的接触）和生物安保（对生物材料的保护、控制和问责，以防止未经授权的接触、损失、盗窃、滥用、转移或故意释放）成为国家和国际生物防御规划的组成部分[1, 2]。

传染性病原体被划分为不同的风险等级（由美国国立卫生研究院和世界卫生组织划分），这些风险等级是按照它们感染和引起人类或动物疾病的能力、所导致疾病的严重程度以及是否有预防措施和有效的治疗方法来划分的。风险等级从 1 到 4 不等，风险等级 3 中的病原体定义为可导致严重或致命人类疾病但可能有治疗方法的感染性病原体。风险等级 4 中的病原体被归类为那些对个人和社区构成高风险的病原体，对于这些病原体我们还没有有效或广泛可用的医疗对策[1]。许多风险等级为 3 和 4 的病原体是联邦特定制剂清单的一部分，这是卫生与公众

S. Carpenter
Boston University School of Medicine, Boston, MA, USA
Email: SCarpe@bu. edu

N. Bhadelia (✉)
Section of Infectious Diseases, Boston University School of Medicine, Boston, MA, USA
Email: nbhadeli@bu. edu

服务部和美国农业部确定的可能对人类、动物和/或植物健康构成严重威胁的传染病制剂的汇总[3]。最后，CDC 对传染病剂的分类是根据病原体对国家安全构成的风险或被用于生物恐怖主义事件的可能性来划分的。高风险的 A 类制剂包括病毒性出血热（VHF）、炭疽、肉毒杆菌、鼠疫、天花和土拉弗朗西斯菌等制剂；B 类制剂是那些容易传播但发病率和死亡率较低的制剂；C 类制剂是未来可能被设计成大规模传播的新发病原体[4]。

生物安全等级也从 1 到 4 不等，其规定了实验室内空间和相关工作流程中不断提高的保护水平，以确保工作人员、环境和社区的安全，其依据是所在空间内研究的病原体性质。最高防护等级实验室［也被称为生物安全 4 级（BSL－4）实验室，在此可互换使用］被定义为进行高风险（风险级别为 3 和 4）病原体研究的设施。病原体的风险级别通常（但并非总是）与可对其进行研究的实验室生物安全级别有关。例如，在美国，对蜱媒脑炎（TBE）复合体中的一些病原体的研究被限制在疾病不能够流通的 BSL－4 实验室中，尽管这些病原体被归类为 3 级风险[1]。

这些生物安全实验室不仅开展新出现病原体的相关重要研究，而且也是应对自然发生的风险等级 3 和风险等级 4 病原体暴发的重要组成部分，其能作为风险等级 3 和风险等级 4 病原体的监测平台，并提供有关风险等级 3 和风险等级 4 病原体的重要信息。

此外，在发生输入性或实验室获得性感染的情况下，生物安全 4 级实验室能够在专业知识和医疗应对方面发挥强大的支撑作用。在 2013—2016 年埃博拉出血热流行期间，这类实验室及其工作人员以前所未有的规模和力度参与了疫情应对[5]。从这一案例中获得的经验教训，指导了公共卫生规划的制定，明确了生物安全实验室的地位和作用，生物安全 4 级实验室不仅是科学力量的重要组成部分，并且是未来处理新型传染病暴发威胁的重要场所，能够为处理未来新型传染病暴发所造成的威胁提供关键物质、科学和人力资源。在埃博拉出血热流行之后，一些报告论述了在疫情暴发期间进行集中攻关研究，实现便捷诊断和有效治疗的重要性。当涉及引起病毒性出血热的病原体时，BSL－4 设施能够发挥关键作用。表 7－1 描述了最高防护等级实验室在准备和应对高度关注的传染性病原体方面所开展的一系列活动。

本章探讨了最高防护等级实验室与其他研究设施的区别，以及在这些场所开展的有助于生物安全/生物安保准备的研究类别。此外，还简要研究了在全球范围内增加 BSL－4 能力的风险和益处。最近的埃博拉疫情展现出了在不同疫情暴发之间和单次疫情暴发期间，最高防护等级实验室可以开展的不同活动。最后，还就未来最高防护等级实验室为进一步协助应急准备而应努力的方向提出了建议。

表 7－1　最高防护等级实验室在准备和应对高度关注的传染病原体方面的作用

时期	活动
在不同疫情暴发之间	继续进行正在进行的相关 BSL－4 研究； 国家和设施之间的信息共享； 为发展中的实验室提供生物安全和生物安保专业知识； 为国际监测提供帮助； 制定生物安全和生物安保的相关准则
在单次疫情暴发期间	实地诊断支持； 咨询小组服务； 提供医疗技术和相关产品； 利用专家培训国家和当地的工作人员； 为支持 BSL－4 研究而设立的医疗项目在疫情应对期间作为临床资源做出的贡献
未来的建议	
在疫情暴发前投资研发针对高度关注病原体的关键产品 与风险等级 4 级病原体引发疫情的高风险地区的机构建立更长期的研究伙伴关系 在更大程度上参与大流行病防范的公共卫生规划工作 参与 BSL－4 设施之间更正式的全球合作	

7.2　BSL－4 实验室的独特作用

正如上文和前面的章节所讨论的，实验室的生物安全等级（BSL）不仅取决于所研究的病原体，也取决于所进行的实验类型。例如，BSL－2 实验室可以制备结核杆菌的耐酸染色剂，而任何产生气溶胶的结核杆菌研究必须至少在 BSL－3 实验室进行[1]。同样，被定性为生物安全 4 级的实验室是为研究那些一旦意外释放就会对实验室工作人员造成高度健康风险的病原体（即许多病毒性出血热致病病毒、天花病毒、涉及抗原或系统发育关联的 BSL－4 制剂，以及传播风险未知的制剂）而设置的，即那些有可能通过传染性气溶胶造成威胁生命的疾病以及没有现成的许可治疗方法的病毒。然而，如果将病原微生物体分离成没有复制能力的成分，则可以在 BSL－2 环境下研究像埃博拉病毒这样的病原体[6]。通过在专用实验室内设置的安全环境控制间来开展相关研究，可以满足 BSL－4 或最高防护等级条件，穿着全身防护服在生物安全等级Ⅰ或Ⅱ的柜中开展研究，或使用

“手套箱”在生物安全等级Ⅲ的柜中开展研究[7,8]。

支持建造或维护 BSL－4 设施经常引发争论，因为这些设施可能被用来研究用于生物恐怖攻击的制剂[9]。然而，除了对天花病毒的研究［根据世界卫生大会决议（WHA52.10）（WHA55.15），对天花病毒的研究仅限于两个中心］，BSL－4 实验室进行的大部分工作侧重于最有可能通过人畜共患外溢（从另一种动物跳到人身上）感染人类的病原体[10]。例如，从历史上看，拉沙热暴发是在病毒从受感染的啮齿动物传播到零号病人之后开始的[11]。这些设施对于识别和研究新出现的传染病，以及确保对传染病暴发做出适当的应对至关重要。人畜共患病占人类新病原体的三分之二，由于环境变化、人口增长和农业集约化等因素，使人类与野生动物的接触越来越多，对全球公共卫生构成了越来越大的风险[12]。

只有在 BSL－4 设施内，才能开展 EVD 等疾病的病理生理学和全病毒的宿主免疫反应研究。生物安全等级为 3 级及以下的实验室虽然也为埃博拉和其他出血性疾病的研究做出了宝贵的贡献，但是这些实验室只能对被分离成碎片的病毒进行研究。病毒作为一个整体的致病方式不同于其各部分的总和，因此，BSL－4 的研究对认识由病毒引起的疾病具有独特的贡献。此外，BSL－4 实验室容许在动物模型中研究传染病的自然过程，以了解疾病在人类身上的表现。动物疾病模型存在一定的局限性，但是对于一些发生频次少的自然界和/或地域性疾病，使用动物疾病模型来进行研究，仍然是最佳的研究方式。因为，当这些发生频次少的疾病暴发时，会因缺乏医疗基础设施而导致临床研究受阻，需要使用动物疾病模型来辅助研究[13]。在 BSL－4 实验室进行的研究不仅有助于阐明 EVD 的病理生理学，而且还能够帮助制定潜在的药物干预措施。在世界卫生组织 2014 年发布的一份关于对抗 EVD 的主要研究性疗法的报告中，清单上的许多疗法——包括 Biocryst（BCX4430）和 ZMapp——在 BSL－4 实验室进行的动物实验中首次显示出应用前景[14-16]。例如，由两个 BSL－4 实验室共同开发出的 ZMapp 药物，是由三种针对埃博拉病毒抗原的单克隆抗体组成的混合物，其中两种抗体由加拿大国家微生物实验室开发，第三种抗体由美国陆军传染病医学研究所开发[14,17]。下文将详细讨论在最高等级防护状态和其他相关资源中开发出的贡献性实验疗法。

最高防护等级实验室能够对针对活病毒库的新型诊断分析方法进行验证，从而在疫情暴发时帮助确定高效候选诊断方法。目前，对拉沙病毒和埃博拉病毒的许多诊断分析方法，最初都是在 BSL－4 环境中进行验证的[18,19]。然而，将风险等级为 4 的活病毒从流行的国家转移到建有最高防护等级实验室的地点，存在若干挑战和困境。首先，在国际上运输未灭活病毒有许多的程序和条例，这造成了严重的转接延误。除了将所有材料从一方转移到另一方所需的《材料转接协议》(MTA) 外，传染病病原体的转接还要遵守原产国的国家政策，其中许多政策是以《联合国示范条例》为基础的 [而《联合国示范条例》又以危险货物运输专家委员会 (UNCETDG) 提出的建议为基础]，并列出了许多关于包装、培训和运输的要求[20]。此外，根据美国海关和边境保护条例和众多联邦法规（包括 USPHS 42 CFR - Part 71 外国检疫)，将生物样本转移到美国需要大量许可证，而且所有的特定制剂必须根据 42 CFR Part 73 在 CDC 的特定制剂计划中登记[21]。

其次，关于基因组信息和生物学知识的讨论越来越多，当患者的病原体样本从本国转移到另一个地点时，政府和民众正在失去这些信息和生物学知识[22]。当这种转移是从资源有限的环境转移到资源丰富的环境时，在样本的所有权和研究的公平回报方面会进一步产生新的问题[23]。一方面，BSL - 4 实验室开展的工作能够增加受影响的居民对这些地方性病原体的了解，创造了一定的共同利益。另一方面，正如一群非洲科学家最近所争论的那样，“研究合作对非洲研究人员和参与者来说在很大程度上是不公平的”，因为这些非洲研究人员所在实验室的研究能力没有相应的提高，在进行数据共享时也缺乏非洲人员的参与，并且将患者的病原体样本从本国转移出去，往往也不符合非洲的价值观和文化。鉴于这些担忧，H3 非洲伦理工作组最近发布了题为“非洲基因组研究和生物银行最佳实践的伦理和治理框架”的自愿准则[24]。

7.3　BSL - 4 实验室运行的障碍

尽管最高防护等级实验室可以在疾病流行期和疾病流行间隔期间进行研究，但这些设施存在几个明显的不利条件，包括成本、民众的担忧和基础设施要求。建设和维护一个能够应对 4 级病原体风险的设施需要大量的资金投入。即使在资源丰富的经济体中，这些实验室也代表着一项重大的财政事业。最高防护等级实验室还需要配备相应的安保力量，安装维护围栏、运行安全监控摄像头，并使用电子锁记录每个试图进入设施的人的身份。他们维护气闸并对设备进行气体净化，为研究人员提供正压空气服，并对可能进行最高防护等级研究的房间和邻近空间的所有排风进行高效空气过滤。实验室空间需要按照一定的顺序排列，依次为通过化学淋浴进入工作空间，并通过化学淋浴返回，进入内部更衣室，然后是个人淋浴和外部清洁更衣室[25, 26]。最高防护等级实验室排出的废水必须进行净化，废物必须进行消毒，最高防护等级实验室还必须配备应急电源[27]。除了运营所有类似规模的非 BSL－4 设施的平均成本之外，最高防护等级实验室使用的技术和高度专业化、经过安全批准的工作人员也会产生大量成本。

除了财政负担外，当地居民对最高防护等级实验室运作的反对意见也使过去一些已建成的设施无法进行研究。这种反对意见既是由于对危险病原体的意外或故意释放以及潜在环境影响的合理担忧，也是由于公众对 4 级危险病原体的传播方式存在误解。这些病原体大多需要密切接触才能传播，但却被认为是通过空气传播的[28]。

1981 年，日本国立传染病研究所开发了维护成本高昂的 BSL－4 手套箱设施。由于当地人反对实验室进行 BSL－4 研究，以及担忧传染性病原体传播，迫使该设施作为 BSL－3 实验室运营了几十年。直到 2015 年，有关该实验室的政策才改变，允许进行 BSL－4 级研究——此举在很大程度上是出于对埃博拉病毒输入日本的恐惧[29]。在美国，一些最高防护等级设施在开放时也面临着类似的反对。波士顿大学国家新发传染病实验室于 2008 年完成了其 BSL－4 设施的建设，但直到 2016 年在解决了来自社区活动家在联邦和州诉讼后，才获得 CDC 的运营许可[30]。国家过敏和传染病研究所（NIAID）在落基山实验室的最高防护等级设施开放也遭到了类似的居民反对[31,32]。相反，在得克萨斯州加尔维斯顿的得克萨斯大学医学分部（UTMB）和位于温尼伯的加拿大公共卫生署人类和动物健康科学中心（CSCHAH）开设的最高防护等级实验室相对平静。接受程度的差异似乎部分原因是实验室的位置以及机构成功地采用了早期主动策略，使当地社区参与其中，就最高防护等级研究有关的主题开展公共教育，并在批准过程中向利益攸关方提供最大的透明度[31]。

在美国，最高防护等级实验室受到地方、州和国家政策的严格监管。特别是 CDC 及美国农业部根据特定制剂计划，负责登记和监督那些拥有、使用生物特定制剂和毒素（BSATs）的实验室。特定制剂法规（7 C. F. R. Part 331，9 C. F. R. Part 121，42 C. F. R. Part 73）要求遵守从培训到运输、储存和处理、员工和访客的安全审查、职业健康、病毒灭活方法、设备的使用、净化程序、实验室事故报告和其他安全要素的操作指南[27, 33]。因此，还需要与司法部、运输部、职业安全与健康管理局等其他机构进行协调。

随着最高防护等级实验室数量的增加，这些实验室在政府之外扩展到商业和学术领域，人们对监管监督的担忧也在增加，而这些担忧是在 BSL-4 设施发生的少数事故和险情被广泛宣传的背景下出现的[34-36]。在撰写本报告时尽管存在这些要闻，但美国现有的最高防护等级实验室已经运行了几十年，甚至没有发生过一起实验室获得性感染或病原体逃逸事件。

7.4 BSL-4 实验室在应急准备中的作用

在最高防护等级实验室中进行的研究，加深了我们对 BSL-4 病原体的理解，并使我们更接近于有效和安全的医疗对策。然而，这些实验室的作用并不止于它们对研究的贡献。事实上，BSL-4 实验室在建立全球流行病应对能力和在流行病暴发前的应对方面发挥着重要作用。

7.4.1 对能力建设和监测的贡献

近年来，BSL-4 实验室的数量不断增加。在 1990 年之前，美国只有两个 BSL-4 实验室（马里兰州的 USAMRIID 和佐治亚州的 CDC）。十年后，已有五个 BSL-4 实验室在运行。又过了 11 年，总共有 12 个最高防护等级实验室正在运行或处于规划建设阶段[37]。

最高防护等级实验室的迅速增加是在对生物武器攻击和人畜共患疾病恐惧加剧的背景下发生的。随着人类砍伐森林或重新造林、修建水坝、扩大农业，环境被改变，人类与动物宿主和媒介的相互作用可能会增加。与此同时，全球旅行和城市化也都增加了疾病广泛传播的可能性和危险。

由 BSL-4 级生物制剂引起的大多数自然疾病，普遍存在于世界上低收入和中等收入地区，然而，受这些疾病影响最严重的国家，往往正缺乏运行最高防护等级实验室的环境设施。如上所述，创建 BSL-4 条件需要广泛的基础设施、人员配备和废物管理，在资源有限的环境下，从卫生系统监管的角度来看，每一个组成部分的建立都需要高昂的成本，因此建设 BSL-4 实验室是不切实际的。除了成本和资源问题外，内战、难民危机和不平衡的经济增长等政治和社会不稳定因素也会产生安全风险，使最高防护等级实验室的运作充满了风险。此外，最近有报告概述了世界不同地区对现有高防护等级（BSL-3）实验室监管和监督的差异，但还没有涉及最高防护等级的复杂性[37]。

现有的 BSL-4 机构作为顾问向旨在加强其实验室能力的国家提供人员，提供有关安全和可持续运作要求的技术、经验和知识。波士顿大学国家新发传染病实验室副主任 Gerald Keusch 博士报告说，有时专家顾问的作用是帮助阐明国家需要，但当缺乏某些法规、资源时，运行 BSL－4 有可能不行。BSL－4 专家和利益攸关方一直在争论，是否需要通过“少数更大、更经济的实验室和更接近潜在流行地点或现有条件设施较好区域的大量小型实验室”来提高全球 BSL－4 能力[28]。

无论采取何种策略，随着最高防护等级实验室工作的增加，都需要更多专业的工作人员来研究实验室中的病原体。因此，现有的 BSL－4 设施成为培训和指导下一代高等级实验室内研究人员和实验室人员的天然资源。创造这种类型的知识资本是大多数 BSL－4 机构的任务之一，它们的贡献包括为 BSL－4 新员工安排生物安全研讨会、举办讲习班，以及主办正式的培训项目。

范围最广的研究人员培训计划之一是由得克萨斯大学医学部（UTMB）实施的。国家生物安全培训中心（NBTC）为来自全球的研究人员提供从 BSL－2 到 BSL－4 的实验室生物安全原则和实践经验培训[38]。

鉴于 BSL－4 研究人员的规模很小，最高防护等级实验室的领导和专家也通过在实践和培训方面达成共识，为国家的准备工作做出贡献。例如，在 2008 年，北美大多数现有的和拟建的 BSL－4 实验室主任齐聚一堂，建立了 BSL－4 员工正式培训框架。这个框架包括基础准备工作的指导、生物防护原理的理论培训、穿戴个人防护装备（PPE）的实践培训以及在职培训[39]。值得注意的是，到目前为止，还没有标准化的培训认证。相反，根据个人的习惯和背景，北美的 BSL－4 工作人员可以通过一系列的在线模块、课堂研讨会、现场研讨会或通过担任 2 年的研究职位进行培训[40]。

然而，能力建设并不局限于实验室发展方面的培训和援助，它还包括在疫情暴发前各机构间的信息共享。新发和危险病原体实验室网络（EDPLN）是由 BSL－3 和 BSL－4 实验室组成的联盟，它们隶属于 WHO 全球疫情警报和响应网络（GOARN）。EDPLN 的任务是提高各国在检测和控制新出现疫情方面的能力。为此，他们推动了诊断技术、实践和培训向世界各地实验室的延伸[41]。

EDPLN 成立于 2008 年，目的是满足全球化进程中，世界各国对识别病原体和遏制疫情暴发日益增长的需求，尤其是当病原体出现在没有强大监测能力的国家时。截至 2012 年，该网络包括 18 个国家的 25 个实验室[28]。该联盟巩固了全球最高防护等级实验室网络，在参与组织之间分享有关信息和生物材料。该联盟还支持国际和区域间的研讨会，并协调实验室所需试剂的生产和分配[41]。

BSL－4 实验室是监测全球新发疫情的基石。BSL－4 资源的利用使各国不仅能够在疫情发生后做出反应，而且能够在疫情发生的早期识别它们的出现。这种早期识别可以调动适当的资源来应对疫情，从而有可能限制疫情的规模。2017年，在刚果民主共和国（COD）暴发埃博拉疫情的初期，几位刚果科学家将病人的样本送到金沙萨的 BSL－3 实验室。在那里，检测确定病原“可能是”埃博拉病毒，随后样本被运到加蓬的 BSL－4 实验室法国维尔国际医学研究中心（CIRMF）测定，这一鉴定结果得到确认[42]。BSL－4 实验室网络与 WHO 合作，为没有能力自行安全分离埃博拉病毒的国家提供确认性测定。除了鉴定病毒性出血热暴发中的指示病例外，CIRMF 还有助于发现有效诊断方式、监测动物宿主（包括评估暴发期间不明原因的动物死亡），以及对暴发期间的病毒菌株进行测序[43，44]。

BSL－4 实验室作为监测工具，其能力取决于递送至它们并进行诊断和确认测定的样本。这种依赖性要求当地的临床医生和科学家应高度怀疑，一种风险等级 4 的病原体与正在发生的传染病暴发有关。当病原体传播到新的地理区域，而卫生工作人员以前从未接触过该病原体时，从临床上发现变得尤其困难。例如，在像刚果民主共和国这样有长期 EVD 流行病历史的国家，临床医生很可能确定或怀疑，一个有特定病毒性出血热表现的病人所携带的致病菌是埃博拉病毒。相比之下，在西非 EVD 疫情中，确定埃博拉病毒为病原体的时间在指示病例出现后推迟了近 3 个月，部分原因就是由于临床上很少会怀疑该地理区域有 EVD 疫情[45]。

7.5　最高防护等级实验室在应急响应中的作用

在 2013—2016 年埃博拉出血热流行期间，世界各地的 BSL－4 实验室参与了多个层面的响应工作（见表 7－2）。对于某些实验室而言，对响应的投入仅次于对现有学术研究的投入。一些 BSL－4 实验室运营着诊断性移动实验室，另一些实验室则提供工作人员作为专家或作为流动实验室志愿者，进而组成公共卫生工作小组来应对疫情。还有一些 BSL－4 实验室为返回的感染者使用试验性新药提供医学对策。

表 7－2　2013—2016 年埃博拉疫情期间最高防护等级实验室及其响应活动

实验室	参与国家	活动
德国伯恩哈德·诺赫特热带医学研究所	多国家	法匹拉韦首次用于埃博拉病毒感染动物模型 为世卫组织咨询小组提供服务 移动实验室中的诊断支持 基因组监测系统的开发和利用
加拿大国家微生物实验室	多国家	开发 ZMapp 抗体鸡尾酒的两种抗体 为世卫组织提供咨询服务
美国疾病控制与预防中心（与 NIAID 合作）	利比里亚 马里	运营移动诊断实验室 确认 SEREFO 实验室的埃博拉病毒阳性样本
德国马尔堡菲利普斯大学病毒学研究所	多国家	为世卫组织提供咨询服务
美国国家过敏和传染病研究所德特里克堡综合研究设施	利比里亚	诊断实验室支持服务 世卫组织的顾问
美国国家过敏和传染病研究所综合研究设施落基山实验室	利比里亚 马里 多国家	诊断实验室的运行 在 SEREFO 实验室对所有埃博拉病毒阳性样本进行遗传和系统遗传分析 为世卫组织提供咨询服务
南非国家传染病研究所特殊病原体组	塞拉利昂	诊断性移动实验室的运行
日本国立传染病研究所	多国家	为世卫组织咨询小组提供服务
意大利国家传染病研究所	利比里亚 塞拉利昂	在现有的流动实验室单位部署诊断小组 建立流动诊断实验室 感染防控培训
美国陆军传染病医学研究所	多国家	开发 Zmapp 抗体鸡尾酒中的一种抗体 瑞德西韦（GS－5734）研制
美国得克萨斯大学医学分部	塞拉利昂 多国家	移动实验室诊断 流行病学方面的领导 为世卫组织咨询小组提供服务
中国科学院武汉国家生物安全实验室	塞拉利昂 多国家	移动诊断实验室的建立和运行 塞拉利昂和几内亚 EBOV 暴发毒株的系统发育分析
俄罗斯国防部中央研究所和国家病毒学和生物技术研究中心（VECTOR）	几内亚	开发和测试 GamEvac－Combi（一种异源的 VSV 和 Ad5 传播的）EBOV 疫苗 在科纳克里建立和运行流动诊断实验室

7.5.1　学科专业知识和研究性治疗

BSL－4 研究人员、生物安全人员和相关的临床工作人员向公共卫生部门或临床企业提供了学科专业知识。在 2013—2016 年 EVD 疫情发生之前，关于 EVD 患者的临床经验有限。除了来自先前病例的信息外，动物模型中关于疾病的病理生理学的数据以及使用 IND 治疗的经验，指导了西非、欧洲和美国对疫区返回人员的实验性治疗方法和护理。BSL－4 研究人员会被拉进应对机构的技术工作组，如 WHO 和 CDC[46]。研究人员还向护理 EVD 患者的医疗中心提供了选择和使用实验性疗法的见解。美国和欧洲对 EVD 患者的护理表明，85％的患者接受了至少一种实验性疗法，70％的患者接受了至少两种。治疗方法包括血液制品，如恢复期血浆或全血，单克隆抗体混合物，如 ZMapp、Zmab 或 MIL77，以及抗病毒药物，如 TKM－Ebola、favipiravir、brincidofovir 或胺碘酮[47]。

如前所述，ZMapp 是第一个在出现临床症状后防止感染埃博拉病毒的非人灵长类动物死亡的治疗方法[48]。ZMapp 作为一种实验性治疗应用到了少数埃博拉患者，该组患者的死亡率低于预期（10 名患者中只有 2 名死亡），但生存率的提高是由于更好的支持性护理，还是 ZMapp 这一实验性治疗仍不确定[49]。在美国，研究性产品在临床试验之外的同情性使用或扩展性使用，必须符合美国食品药品监督管理局（FDA）规定的某些先决条件，包括医生和患者的同意，缺乏其他治疗选择，以及候选医疗对策在安全性和有效性方面的充分证据[50]。

对于在疫情期间是否应该使用治疗数据有限的同情性治疗，以及通过扩大治疗范围来实际增加人们对于相关疗法的了解，存在较大的争议。导致这一现象的主要原因是同情性治疗和扩大使用是在不受控的临床环境中进行的[51，52]。在 EVD 流行期间，使用 ZMapp 也引发了大规模公共卫生危机期间如何公平和安全地分配稀缺的实验性治疗资源的争议。展望未来，目前尚不清楚在未来的疫情暴发期间，是否会将同样水平的实验性治疗用于同情性使用。针对风险等级 4 病原体，采用在最高防护等级实验室中开发的医疗对策，埃博拉防治案例显示出局限性：为了证明对人类有效，仍然需要对这些疗法进行临床试验，并且临床试验通常需要在疫情暴发期间且缺乏适当的临床研究基础设施的情况下进行[53]。

作为利比里亚埃博拉病毒研究伙伴关系（PREVAIL）Ⅱ研究的一部分，ZMapp 最终进行了随机对照实验测试，实验结果表明 ZMapp 能够降低死亡率，但其统计学意义不足以证明疗效[54]。以 rVSV 为载体的 EBOV 疫苗是另一项在最高防护等级下开发出的应对措施，在几内亚对暴露后的密切接触者进行了环形疫苗接种测试，结果显示该疫苗具有良好的疗效和长期免疫保护（长达 2 年）的潜力[55,56]。针对风险等级 4 病原体的非人类动物疫苗的开发和测试有更多的成功记录。例如，裂谷热病毒的 Clone 13 和 Smithburn 减毒活疫苗已被广泛用于流行国家的动物疫苗接种，亨德拉病毒疫苗（含有重组 HeVsG 糖蛋白）是澳大利亚控制该病毒的 One Health 战略的一部分[57, 58]。

除了在疫情暴发期间提供潜在治疗方法外，最高防护等级实验室还为专注于病毒性出血热的临床研究提供额外支持。例如，利比里亚生物医学研究所（LIBR）的利比里亚国家参考实验室埃博拉诊断能力，是与美国国立卫生研究院/国家艾滋病研究所（IRF）和美国陆军传染病医学研究所（这两个由美国政府运营的最高防护等级实验室）合作，并利用这两个实验室的专业知识而建立起来的。

在西非 EVD 疫情期间，该实验室提供了对疾病的应对措施和 PCR 诊断能力，此后又在国内扩大了研究能力[59]。LIBR 的实验室升级也为 PREVAIL Ⅱ 试验提供了实验室支持（如上所述），目前正在支持后续的 PREVAIL 试验［包括 PREVAIL Ⅲ（埃博拉病毒的自然史）和 PREVAIL Ⅳ（埃博拉病毒在男性幸存者精液中的持久性）］。此外，位于马里兰州德特里克堡的 NIH/NIAIDIRF 设施，是利比里亚政府在这些试验中收集的活病毒样本处理地和存储库[60]。

7.5.2 提升特设实验室能力所需的物资和人力资源

在 EVD 流行期间，诊断能力尤为重要。实验室确诊的延误可能导致两种令人不安的结果：如果患者的疾病符合埃博拉出血热的定义，但实际上是一种临床表现相似的不同疾病，则该患者可能在埃博拉治疗室与其他可能感染埃博拉病毒的病人一起逗留超过必要的时间，就会增加其感染埃博拉病毒的风险；在疾病结束时，实验室确认的延迟将导致已清除病毒血症的 EVD 患者留在埃博拉治疗室等待结果，就会占用本可能提供给其他等待入院患者的床位[61]。经实验室确认的诊断还有助于确定流行病的真实范围，并确定最需要公共卫生支持的地区。随着西非 EVD 流行的加剧，需要在所有受影响的国家中迅速获得诊断结果，这也就需要更广泛的国际支援和更多的流动实验室[18,62]。

来自世界各地的流动实验室被送往几内亚、塞拉利昂和利比里亚。第一个流动实验室于 2014 年 3 月在几内亚建立[63]。此后，在受疫情影响的西非城镇不断建造流动实验室。随着 EVD 发病率在一些地区下降而在另一些地区上升，流动实验室也会被分解并运送到更需要它们提供诊断功能的新地点。截止到 2015 年 9 月，几内亚、利比里亚和塞拉利昂的 41 个不同地点在疫情暴发期间曾拥有过一个流动实验室，为医护人员提供诊断支持[64]。

这些流动实验室能够对体液进行 PCR 来检测埃博拉病毒，并且通常也具备通过 ELISA 和免疫荧光法来检测特定抗原的能力[63]。利用流动实验室能够将埃博拉病毒的检测时间从 3～5 天缩短到几小时[65]。

BSL－4 实验室为流动实验室提供了一部分工作人员。这些工作人员主要承担诊断工作或承担实验室雇员的培训工作（见表 7－2）。有些 BSL－4 实验室的研究人员还会自愿以个人身份协助现有实验室开展诊断工作。

在疫情暴发期间，NEIDL BSL－4 的 Judy Yen 在塞拉利昂的一个流动实验室中从事测试疑似感染埃博拉病人样本的工作。她指出，各单位的工作人员需要能够安全地处理被病原体感染的组织，并持续和准确地诊断出 EVD。工作人员需要在没有电源、水供应有限以及天气恶劣的情况下完成这项工作。Yen 指出，对许多实验室技术人员来说，工作中最困难的一点是灵活地通过流动实验室的手套箱来处理样品，并且在处理过程中防止交叉污染。她指出她之前作为BSL－4 研究人员所获得的经验，为她在塞拉利昂的工作打下了良好的基础[66]。Ian Goodfellow 博士在塞拉利昂运营着一个由英国公共卫生部赞助的流动实验室，他常常被作为例子来说明受过适当培训的人在危机中的道德责任，“病毒学界有责任提供支持。我们不能坐视这种大规模的流行病在我们眼前暴发，我们知道我们的技能可能是有用的”[67]。

7.5.3　BSL－4 支持机构中医疗项目的贡献

第 9 章将讨论高传染性疾病患者的临床护理问题。值得一提的是，美国和欧洲的每一个 BSL－4 项目在当地医院都有一个指定的医疗后备地点，可以让怀疑或已知接触到 BSL－4 病原体或由其引起疾病的研究人员或工作人员接受治疗。这些项目的建立是为了满足“联邦特定生物制剂计划”中规定的暴露后管理的要求[68]。

与 BSL－4 相关的临床项目，都具有训练有素的工作人员、特定的场地和完善的感染控制及高传染性疾病患者临床护理的方案和措施[69]。其中许多单位——包括美国国立卫生研究院特别临床研究组（为 NIH 和 USAMRIID 的 BSL－4 项目提供支持）和埃默里大学的严重传染病部门（为 CDC 的 BSL－4 研究项目提供医疗支持）——在 2013—2016 年 EVD 暴发期间自愿接收 EVD 患者[70]。在欧洲，高传染性疾病患者能够在汉堡埃彭多夫大学医学中心的高传染性感染治疗中心（UTHCI）接受治疗，该医学中心为 BSL－4 伯恩哈德·诺赫特热带医学研究所提供支持[71]。

此外，来自米苏拉圣帕特里克医院（为落基山实验室提供支持）和波士顿医疗中心（支持 NEIDL）等其他支持性医疗项目的训练有素的医疗工作者，自愿在西非当地的埃博拉治疗部门担任个人医疗响应人员。对病毒性出血热相关的感染预防和控制方案的准备和积攒下的经验，为 2013—2016 年 EVD 流行期间的临床工作提供了有效的支持。

7.6 未来建议

尽管最高防护等级实验室在防范和应对高度关注的传染病方面发挥着独特的作用，但有几个领域是资助机构、公共卫生机构和 BSL-4 机构可以进一步增强的。首先，美国国家医学科学院（National Academy of Medicine）“2014—2015 年埃博拉疫情临床试验委员会”最近的一份报告强调，美国、英国和加拿大的资助机构在疫情发生前的投入，对于制造出危机期间实际可用产品的重要性[53]。由于政府的提前部署，对埃博拉病毒临床前研究、疫苗和暴露后对策方面的投资，对于几内亚、利比里亚和塞拉利昂疫情暴发期间的临床试验有着一定的帮助。而针对许多其他高度关注的病原体的产品，没有达到同埃博拉相同的准备程度，这表明了国际合作和投资对 BSL-4 研究的重要性。有关国际合作和投资的最新进展是创建了防疫创新联盟，这是一个慈善性质的政府间基金，旨在为新出现的可能构成巨大公共卫生威胁的传染病开发疫苗，其目前的工作重点是开发针对尼帕脑炎、拉沙热和中东呼吸综合征的疫苗[72]。

其次，在医疗卫生资源有限的国家，BSL-4 病原体流行暴发之前，需要更好地将 BSL-4 设施纳入其研究能力的建设中。一些专家指出，在资源丰富和资源有限的国家间，科研企业之间的长期研究合作十分重要。这些合作能够在彼此之间产生信任，从而在疫情发生时促成成功及时的合作[73]。并且，国际合作可以超越这些双边伙伴关系。可以预见，在未来风险等级 4 病原体暴发期间，最高防护等级实验室将继续有助于开发新的诊断方法和医疗对策。即使这些实验室仅参与临床前的研究和开发，让最高防护等级实验室的研究人员参与到公共卫生政策规划和资源匮乏国家的疫情防控中，也可以在疫情防范和推进科学发展方面实现互惠互利。最高防护等级实验室参与的一个重要领域是全球卫生安全议程，这是一个建立在国家、国际组织和学术机构之间的多边关系，旨在加强全球和国家预防、发现和应对新出现的传染病的能力[74]。

最后，全球现有的 BSL-4 设施在科学研究和公共卫生应对方面都具备更大、更正式的合作空间。目前，欧洲的 BSL-4 设施因都是公共卫生系统诊断和监测能力的重要组成部分而联系在一起[5]。而北美的 BSL－4 设施则分布于政府、学术界或企业间，具有不同的任务，很难找到共同的合作空间。同样的，亚洲和非洲的 BSL－4 设施之间的沟通和合作，也有利于各类适宜做法的分享和紧急情况下的协作。

事实证明，最高防护等级实验室不仅能够为抗击传染病威胁提供科学方法，也能够在疫情暴发期间提供专业的信息和资源。尽管它们的任务有较大的差异，但可以肯定的是，随着高危病原体带来威胁的数量和频率的增加，它们在应急准备和应对传染病暴发方面的作用只会增加。

参考文献

[1] Chosewood LC, Wilson DE, Centers for Disease Control and Prevention (U. S.), National Institutes of Health (U. S.). Biosafety in microbiological and biomedical laboratories. 5th ed. Washington, DC: U. S. Dept. of Health and Human Services, Public Health Service, Centers for Disease Control and Prevention, National Institutes of Health; 2009. xxii, p. 415.

[2] World Health Organization. Biorisk management: laboratory biosecurity guidance. 2006. Contract No. : WHO/CDS/EPR/2006. 6. http: //www. who. int/csr/resources/publications/biosafety/WHO _ CDS _ EPR _ 2006 _ 6. pdf. Accessed 26 Sept 2017.

[3] National Research Council (US). Committee on scientific milestones for the development of agene sequence - based classification system for the oversight of select agents and National Academies Press (US). Sequence - based classification of select agents: a brighter line. Washington, DC: National Academies Press; 2010. xv, p. 220.

[4] Centers for Disease Control and Prevention. Bioterrorism agents/diseases. 2017. https: //emergency. cdc. gov/agent/agentlist - category. asp. Accessed 17 Apr 2017.

[5] Nisii C, Castilletti C, Di Caro A, Capobianchi MR, Brown D, Lloyd G, et al. The European network of biosafety - Level - 4 laboratories: enhancing European preparedness for new health threats. Clin Microbiol Infect. 2009; 15 (8): 720 - 6. https: //doi. org/10. 1111/j. 1469 - 0691. 2009. 02946. x

[6] Halfmann P, Kim JH, Ebihara H, Noda T, Neumann G, Feldmann H, et al. Generation of biologically contained Ebola viruses. Proc Natl Acad Sci USA. 2008; 105 (4): 1129 - 33. https: //doi. org/10. 1073/pnas. 0708057105.

[7] Bressler D, Hawley R. Safety considerations in the biosafety level 4 maximum - containment laboratory. In: Wooley DP, Byers KB, editors. Biological safety: principles and practices. 5th ed. Washington, DC: ASM Press; 2017. p. 695 - 717. https: //doi. org/10. 1128/9781555819637. ch38.

[8] Smith PL, Edwards S. Working at biosafety level 4—contain the operator or contain the bug? In: Richmond JY, editor. Anthology of biosafety V: BSL - 4 laboratories. Mundelein: American Biological Safety Association ABSA; 2015. p. 209 - 12.

[9] National Institute of Allergy and Infectious Diseases. The need for biosafety laboratories: more about biodefense. 2010. https://www.niaid.nih.gov/research/biosafety-laboratories-needed. Accessed 12 Aug 2017.

[10] World Health Organization. Programme to facilitate Variola virus research. 2018. http://www.who.int/csr/disease/smallpox/research/en/. Accessed 16 Apr 2018.

[11] Mylne AQ, Pigott DM, Longbottom J, Shearer F, Duda KA, Messina JP, et al. Mapping the zoonotic niche of Lassa fever in Africa. Trans R Soc Trop Med Hyg. 2015; 109 (8): 483-92. https://doi.org/10.1093/trstmh/trv047.

[12] Jones BA, Grace D, Kock R, Alonso S, Rushton J, Said MY, et al. Zoonosis emergence linked to agricultural intensification and environmental change. Proc Natl Acad Sci USA. 2013; 110 (21): 8399-404.

[13] Falzaran D, Bente DA. Animal models for viral haemorrhagic fever. Clin Microbiol Infect. 2015. https://doi.org/10.1111/1469-0691.12630.

[14] Pettitt J, Zeitlin L, Kim D, Working C, Johnson JC, Bohorov O, et al. Therapeutic intervention of Ebola virus infection in rhesus macaques with the MB-003 monoclonal antibody cocktail. Sci Transl Med. 2013; 5 (199): 199ra113. https://doi.org/10.1126/scitranslmed.3006608.

[15] Warren TK, Wells J, Panchal RG, Stuthman KS, Garza NL, Van Tongeren SA, et al. Protection against filovirus diseases by a novel broad-spectrum nucleoside analogue BCX4430. Nature. 2014; 508 (7496): 402-5.

[16] World Health Organization. Background document potential Ebola therapies and vaccines. 2014. http://www.who.int/csr/disease/ebola/ebola-new-interventions-02-sep-2014.pdf. Accessed 3 Aug 2017.

[17] Qiu X, Wong G, Fernando L, Audet J, Bello A, Strong J, et al. mAbs and ad-vectored IFN-α therapy rescue Ebola-infected nonhuman primates when administered after the detection of viremia and symptoms. Sci Transl Med. 2013; 5 (207): 207ra143. https://doi.org/10.1126/scitranslmed.3006605.

[18] Broadhurst MJ, Brooks TJ, Pollock NR. Diagnosis of Ebola virus disease: past, present, and future. Clin Microbiol Rev. 2016; 29 (4): 773-93. https://doi.org/10.1128/CMR.00003-16.

[19] Raabe V, Koehler J. Laboratory diagnosis of Lassa fever. J Clin Microbiol. 2017; 55 (6): 1629-37. https://doi.org/10.1128/JCM.00170-17.

[20] World Health Organization. Guidance on regulations for the transport of infectious substances 2015-2016. WHO/HSE/GCR/2015.2. 2015. http://apps.who.int/iris/bitstream/handle/10665/-149288/WHO_HSE_GCR_2015.2_eng.pdf; jsessionid=05E6CCB02D28D1A234527E76009F8EEA? sequence=1. Accessed 18 Apr 2018.

[21] Boston University. Appendix B: Import and export of infectious biological agents. Institutional Biosafety Committee Biosafety Manual; 2018.

[22] Mungwira RG, Nyangulu W, Misiri J, Iphani S, Ng'ong'ola R, Chirambo CM, et al. Is it ethical to prevent secondary use of stored biological samples and data derived from consenting research participants? The case of Malawi. BMC Med Ethics. 2015; 16 (1): 83. https: //doi. org/10. 1186/s12910 - 015 - 0077 - x.

[23] Mahomed S, Behrens K, Slabbert M, et al. Managing human tissue transfer across national boundaries - an approach from an institution in South Africa. Dev World Bioeth. 2016; 16 (1): 29 - 35. https: //doi. org/10. 1111/dewb. 12080.

[24] Wellcome Trust. Ethics and governance framework for best practice in genomic research and biobanking in Africa. H3 Africa Working Group on Ethics; 2018. https: //h3africa. org/images/Ethics _ folders/Oct2017/Final%20Framework%20for%20African%20genomics %20and% 20biobanking _ SC%20. pdf. Accessed 18 Apr 2018.

[25] Janosko K, Holbrook MR, Adams R, Barr J, Bollinger L, Newton JT, et al. Safety precautions and operating procedures in an (A) BSL - 4 laboratory: 1. Biosafety level 4 suit laboratory suite entry and exit procedures. J Vis Exp. 2016; 116. https: //doi. org/ 10. 3791/52317.

[26] Kraus A, Mirazami A. Laboratory biosafety in containment laboratories. In: Weidmann M, Silmann N, Butaye P, editors. Working in biosafety level 3 and 4 laboratories: a practical introduction. New York: Wiley; 2013. p. 5 - 12 (Incorporated) .

[27] Shurtleff A, Garza N, Lackemeyer M, Carrion R Jr, Griffiths A, Patterson J, et al. The impact of regulations, safety considerations and physical limitations on research Progress at maximum biocontainment. Viruses. 2012; 4 (12): 3932 - 51. https: //doi. org/ 10. 3390/v4123932.

[28] Le Duc J. Requirements for and challenges associated with BSL - 4 laboratories (plenary session) . In: Biosecurity challenges of the global expansion of high - containment biological laboratories: summary of a workshop. Washington, DC: The National Academies Press; 2012. p. 81 - 8. https: //doi. org/10. 17226/13315.

[29] Shen H. Ebola spurs creation of Japan's first maximum - security biolab. Nature. 2015; 524 (7565): 274 - 5. https: //doi. org/10. 1038/nature. 2015. 18179.

[30] Allen E, Gans F. BU biolab gets approval for research on deadliest pathogens. The Boston Globe; 2016. https: //www. bostonglobe. com/metro/2016/12/24/biolab -gets - cdc - green - light - for - level - research - but - still - needs - city - approval/ xgYk6jljuTOyohcWRySTNI/story. html. Accessed 26 Sept 2017.

[31] Dickmann P, Keith K, Comer C, Abraham G, Gopal R, Marui E. Report of the International Conference on Risk Communication Strategies for BSL - 4 laboratories,

Tokyo, October 3－5, 2007. Biosecur Bioterror. 2009; 7 (2): 227－33.

[32] Race MS. Evaluation of the public review process and risk communication at high－level biocontainment laboratories. Appl Biosaf. 2008; 13 (1): 45－56.

[33] Federal Select Agent Program. Select agent regulations. 2017. https://www.selectagents.gov/regulations.html. Accessed 27 Sept 2017.

[34] Penzenstadler N. Report: CDC could do more to keep laboratories safe. USA Today; 2017. https://www.usatoday.com/story/news/2017/05/25/report－cdc－could－do－more－keep－laboratories－safe/102109390/. Accessed 27 Sept 2017.

[35] Government Accountability Office. High－containment biosafety laboratories; Preliminary observations on the oversight of the proliferation of BSL－3 and BSL－4 laboratories in the United States. (GAO Publication No. GAO－08－108T). 2007. http://www.gao.gov/new.items/d08108t.pdf.

[36] U. S. Department of Health and Human Services. CDC generally met its inspection goals for the federal select agent program. However, opportunities exist to strengthen oversight. (Report no. OEI－04－15－00430). 2017. http://library.bryanhealthcollege.edu/c.php?g=3265&p=10833.

[37] National Academy of Sciences and National Research Council. Biosecurity challenges of theglobal expansion of high－containment biological laboratories: summary of a workshop. Washington, DC: The National Academies Press; 2012. https://doi.org/10.17226/13315.

[38] Ksiazek T. National Biocontainment Training Center. 2015. http://www.dtic.mil/dtic/tr/fulltext/u2/1002976.pdf. Accessed 27 Aug 2017.

[39] Le Duc J, Anderson K, Bloom M, Estep JE, Feldmann H, Geisbert JB, et al. Framework for leadership and training of biosafety level 4 laboratory workers. Emerg Infect Dis. 2008; 14 (11): 1685－8. https://doi.org/10.3201/eid1411.080741.

[40] American Association for the Advancement of Science. Biological safety training programs as a component of personnel reliability. 2009. https://absa.org/wp－content/uploads/2017/01/AAASBiosafetyTraining.pdf. Accessed 12 Aug 2017.

[41] World Health Organization. Emerging and dangerous pathogens laboratory network (EDPLN). 2015. http://www.who.int/csr/disease/OP_EDPLN_FINAL.pdf?ua=1. Accessed 3 Aug 2017.

[42] World Health Organization. New technology allows for rapid diagnosis of Ebola in the Democratic Republic of the Congo. 2017. http://www.who.int/emergencies/ebola－DRC－2017/articles/rapid－diagnosis/en/. Accessed 3 Aug 2017.

[43] Leroy E, Gonzalez JP. Filovirus research in Gabon and equatorial Africa: the experience of a research center in the heart of Africa. Viruses. 2012; 4 (9): 1592－604. https://

doi. org/10. 3390/v4091592.

[44] Rouquet P, Froment JM, Bermejo M, Kilbourn A, Karesh W, Reed P, et al. Wild animal mortality monitoring and human Ebola outbreaks, Gabon and republic of Congo, 2001 - 2003. Emerg Infect Dis. 2005; 11 (2): 283 - 90. https: //doi. org/10. 3201/eid1102. 040533.

[45] World Health Organization. Factors that contributed to undetected spread of the Ebola virus and impeded rapid containment. One year into the Ebola epidemic. 2015. http: //www. who. int/csr/disease/ebola/one - year - report/factors/en/. Accessed 20 Apr 2018.

[46] World Health Organization. Key messages from the WHO meeting on clinical aspects of Ebola virus disease. Advancing standards of clinical care. 2015. http: //www. who. int/csr/disease/ebola/clinical - care - summary. pdf. Accessed 26 Sept 2017.

[47] Uyeki T, Mehta A, Davey R Jr, Liddell AM, Wolf T, Vetter P, et al. Clinical management of Ebola virus disease in the United States and Europe. N Engl J Med. 2016; 374 (7): 636 - 46. https: //doi. org/10. 1056/NEJMoa1504874.

[48] Qiu X, Wong G, Audet J, Bello A, Fernando L, Alimonti JB, et al. Reversion of advanced Ebola virus disease in nonhuman primates with ZMapp. Nature. 2014; 514 (7520): 47 - 53. https: //doi. org/10. 1038/nature13777.

[49] Dodd LE, Proschan MA, Neuhaus J, Koopmeiners JS, Neaton J, Beigel JD, et al. Design of a randomized controlled trial for Ebola virus disease medical countermeasures: PREVAIL II, the Ebola MCM study. J Infect Dis. 2016; 213 (12): 1906 - 13. https: //doi. org/10. 1093/infdis/jiw061.

[50] U. S. Food and Drug Administration. Expanded access (compassionate use). 2017. https: //www. fda. gov/NewsEvents/PublicHealthFocus/ExpandedAccessCompassionateUse/default. htm. Accessed 26 Sept 2017.

[51] Hantel A, Olopade C. Drug and vaccine access in the Ebola epidemic: advising caution in compassionate use. Ann Intern Med. 2015; 162 (2): 141 - 2. https: //doi. org/10. 7326/M14 - 2002.

[52] Rid A, Emanuel E. Ethical considerations of experimental interventions in the Ebola outbreak. Lancet. 2014; 384: 1896 - 9. https: //doi. org/10. 1016/S0140 - 6736 (14) 61315 - 5.

[53] National Academies of Sciences, Engineering, and Medicine. Integrating clinical research intoepidemic response: the Ebola experience. Washington, DC: The National Academies Press; 2017. Report No. : 9780309457767, 0309457769. https: //doi. org/10. 17226/24739.

[54] Prevail II Writing Group, Multi - National PREVAIL II Study Team, Davey RT Jr, Dodd L, Proschan MA, Neaton J, et al. A randomized, controlled trial of ZMapp for Ebola virus infection. N Engl J Med. 2016; 375 (15): 1448 - 56. https: //doi. org/

10. 1056/NEJMoa1604330.

[55] Henao - Restrepo AM, Camacho A, Longini IM, Watson CH, Edmunds WJ, Egger M, et al. Efficacy and effectiveness of an rVSV - vectored vaccine in preventing Ebola virus disease: final results from the Guinea ring vaccination, open - label, cluster - randomised trial (Ebola Ca Suffit!). Lancet. 2017; 389 (10068): 505 - 18. https://doi. org/10. 1016/S0140 - 6736 (16) 32621 - 6.

[56] Huttner A, Agnandji ST, Combescure C, Fernandes JF, Bache EB, Kabwende L, et al. Determinants of antibody persistence across doses and continents after single - dose rVSV - ZEBOV vaccination for Ebola virus disease: an observational cohort study. Lancet Infect Dis. 2018. Epub. https://doi. org/10. 1016/S1473 - 3099 (18) 30165 - 8.

[57] Dungu B, Lubisi BA, Ikegami T. Rift Valley fever vaccines: current and future needs. Curr Opin Virol. 2018; 29: 8 - 15. https://doi. org/10. 1016/j. coviro. 2018. 02. 001.

[58] Middleton D, Pallister J, Klein R, Feng YR, Haining J, Arkinstall R, et al. Hendra virus vaccine, a one health approach to protecting horse, human, and environmental health. Emerg Infect Dis. 2014; 20 (3): 372 - 9. https://doi. org/10. 3201/eid2003. 131159.

[59] Liberian Institute of Biomedical Research. Programs and capabilities of LIBR. 2017. http://libresearch. org/programs. html. Accessed 18 April 2018.

[60] Olinger G. Personal communication with Nahid Bhadelia. NIH/NIAID - IRF, MRI Global; 2017.

[61] O'Dempsey T, Khan SH, Bausch DG, et al. Rethinking the discharge policy for Ebola convalescents in an accelerating epidemic. Am J Trop Med Hyg. 2015; 92 (2): 238 - 9. https://doi. org/10. 4269/ajtmh. 14 - 0719.

[62] Sealy T, Erickson B, Taboy C, Stroher U, Towner JS, Andrews SE, et al. Laboratory response to Ebola - West Africa and the United States. MMWR Morb Mortal Wkly Rep. 2016; 65 (3): 44 - 9. https://doi. org/10. 15585/mmwr. su6503a7.

[63] Wölfel R, Stoecker K, Fleischmann E, Gramsamer B, Wagner M, Molkenthin P, et al. Mobile diagnostics in outbreak response, not only for Ebola: a blueprint for a modular and robust field laboratory. Euro Surveill. 2015; 20 (44): pii 30055. https://doi. org/10. 2807/1560 - 7917. ES. 2015. 20. 44. 30055.

[64] World Health Organization. Ebola situation report, September 16, 2015: Map of Mobile Laboratories. 2015. http://www. who. int/csr/disease/ebola/situation - reports/16 - september - 2015 - map5. png? ua=1. Accessed 3 Aug 2017.

[65] Zhang Y, Gong Y, Wang C, Liu W, Wang Z, Xia Z, et al. Rapid deployment of a mobile biosafety level - 3 laboratory in Sierra Leone during the 2014 Ebola virus epidemic. PLoS Negl Trop Dis. 2017; 11 (5): e0005622. https://doi. org/10. 1371/

journal. pntd. 0005622.

[66] Yen J. Personal communication with Sarah carpenter. National Emerging Infectious Diseases Laboratories; 2017.

[67] University of Cambridge. Call of duty: fighting Ebola in Sierra Leone. 2017. http: //www. cam. ac. uk/research/features/call－of－duty－fighting－ebola－in－sierra－leone. Accessed 13 Apr 2018.

[68] Federal Select Agent Program. Occupational health program. 2017. https: //www. selectagents. gov/ohp－app2. html. Accessed 27 Sept 2017.

[69] Best M. Medical emergency planning for BSL－4 containment facilities. In: Richmond JY, editor. Anthology of biosafety V: BSL－4 Laboratories. Mundelein, IL: American Biological Safety Association ABSA; 2015. p. 98－295.

[70] Courage K. Inside the 4 U. S. Biocontainment Hospitals that are stopping Ebola. Scientific American; 2014. https: //www. scientificamerican. com/article/inside－the－4－u－s－biocontainment－hospitals－that－are－stopping－ebola－video/. Accessed 26 Sept 2017.

[71] Kreuels B, Wichmann D, Emmerich P, Schmidt－Chanasit J, de Heer G, Kluge S, et al. A case of severe Ebola virus infection complicated by gram－negative septicemia. N Engl J Med. 2014; 371 (25): 2394－401. https: //doi. org/10. 1056/NEJMoa1411677.

[72] Coalition for Epidemic Preparedness Innovations. Mission. 2017. http: //cepi. net/mission. Accessed 26 Sept 2017.

[73] Yozwiak N, Happi C, Grant D, et al. Roots, not parachutes: research collaborations combat outbreaks. Cell. 2016; 166 (1): 5－8. https: //doi. org/10. 1016/j. cell. 2016. 06. 029.

[74] Global Health Security Agenda. Global health security agenda. 2017. https: //www. ghsagenda. org/. Accessed 27 Sept 2017.

第 8 章　感染预防和控制：一种生物防御措施

Saskia Popescu

8.1　感染预防和控制

感染预防和控制是指医疗卫生领域的一系列做法、过程和计划，以减少感染在患者和工作人员中的传播。医院和医疗机构内的感染预防和控制（IPC）项目通常由感染预防人员（IP）来执行，这些人员通常是护士、流行病学家和微生物学家。IP 和 IPC 的职责包括：疾病监测、医院相关感染的病例调查、教育、员工培训、政策审查、病人护理区建设的风险评估、应急准备、向当地卫生部门报告传染病、按照政府要求报告医疗相关感染以获得报销等。传统上，感染预防项目的作用是减少医疗相关感染（HAI），然而，控制传染病也是他们职责中的重要部分。培训和教导员工正确使用个人防护装备，确保隔离预防措施的正确执行是 IPC 部门的日常职责。除了确保工作人员遵守个人防护要求和隔离预防措施外，IPC 还努力引导和促进访客遵守个人防护要求和隔离预防措施，因为他们可能成为医疗机构内疾病传播的源头。IPC 和相关预防人员紧密连接着医疗机构内各个部分，以确保整个医疗部门（包括环境服务、安全、急诊、设施、行政、介入放射学、无菌处理部门等）对传染病做出适当的反应。感染预防和控制项目是发现社区和医疗机构内健康问题的哨兵。

8.1.1　从业者

感染预防和控制部门是由具有各种背景的感染预防人员组成的。传统上，IP

S. Popescu, MPH, MA, CIC, PhD (c) (✉)
George Mason University, Fairfax, VA, USA

Phoenix Children's Hospital, Phoenix, AZ, USA
e-mail: spopevsc2@gmu.edu

主要是护士，但近年来，由于感染预防和控制越来越多地涉及医院流行病学、疫情调查和公共卫生反应，IP 中包含越来越多的流行病学家。即使是最初级的 IP，也必须对微生物学、疾病传播和公共卫生干预措施等有基本的了解。IP 能力是根据感染预防和流行病学专业协会（APIC）的模式建立的，该模式被认为是黄金标准。APIC 能力模式基于一份文本，其中包括强调 IP 职责范围的部分——职业健康、灭菌和消毒、生物恐怖主义、应急准备、疫情应对、各种环境中的感染预防（例如，行为健康、惩教设施、牙科服务）、无菌技术、专业护理人群的感染预防（例如，烧伤、儿科、器官移植）以及感染预防工作的环境组成部分（例如，废物管理、供暖和通风、保健纺织品）。IP 的职责和能力广泛且多样化。感染预防人员应在 2 年后参加感染控制认证（CIC）。CIC 认证很复杂，旨在确保 IP 精通困扰医疗保健系统的各种问题。自 2002 年严重急性呼吸系统综合征（SARS）冠状病毒疫情和 2013—2016 年埃博拉病毒疫情暴发以来，感染预防人员的职责越来越多地涉及高危害病原体的应急准备。总的来说，感染预防人员要对医疗机构内的各种传染病威胁负责，无论这些传染病是从何而来。

8.1.2 与卫生部门的监督和协调

感染预防和控制项目最重要的职责之一是对传染病进行监测并向当地卫生部门报告。虽然 IPC 通常负责报告其内部与医院相关的感染，但报告与生物攻击相关的传染病也是其责任之一。传染病报告要求在每个州甚至县都有所不同，但总的来说，州法律规定医疗提供者需要向当地公共卫生部门报告应报告的疾病[1]。虽然各州要求医疗提供者应报告的疾病清单有所不同，但常见的需报告的病原体和微生物总体上是一致的，其中包括所有 a 类病原体和 CDC 生物恐怖病原体中列出的大多数微生物[2-5]。在医院和医疗机构内，负责向当地公共卫生局报告传染病的通常是 IPC 部门。虽然也存在实验室报告，但实验室报告的信息大多是不完整的，通常仅限于实验室的阳性结果和患者的姓名。传染病报告的法律责任最终落在感染预防和控制部门的肩上，感染预防和控制部门不仅必须在规定的时间内报告此类疾病，而且必须提供完整的患者和实验室信息。州报告法规定了应报告疾病的清单及其要求报告的时间范围。例如，在加利福尼亚州，法规要求在确诊后一个工作日内通过电子传输、电话或邮件提交西尼罗河病毒感染报告，而人类或动物感染鼠疫则要求立即通过电话报告[6]。这些清单在一定程度上来源于 CDC 制定的国家应报告疾病监测系统（NNDSS）。从本质上讲，报告通常始于 IP 对新入院患者的实验室报告和每日入院诊断报告的监测。这些监测，首先需要报告给当地卫生部门，然后报告给州卫生部门，最后报告给 CDC。简而言之，国家的疾病监测和报告往往从医院的疾病预防和控制部门开始。

IPC 项目在传染病报告中发挥着关键作用，有助于公共卫生应对。感染预防和控制部门的能力，将体现在他们进行更具体的监测和实时疾病报告的能力上。支持不足或人员不足的 IPC 项目可能仅能依赖微生物报告，从而导致延误监测和报告工作。有些疾病，如川崎综合征，无法通过实验室检查确诊，这将会带来一定挑战，但这些挑战可以通过每日检查图表以及与医生和其他临床工作人员的密切交流来克服。此外，一旦病例被确定为必须报告的传染性疾病，熟练的 IP 不仅会报告必须报告的信息（如实验室结果、人口统计数据、联系方式），还会报告与该疾病相关的医疗记录信息，如疾病时间表、旅行史、病历等。这种对细节的报告有助于公共卫生当局作出更迅速和有效的反应。总的来说，医疗机构内的感染预防和控制部门往往是传染病报告的主要来源，这是公共卫生应对生物事件的重要组成部分。

8.1.3　内部部门间协调

IPC 是医疗环境中密切联系各部门的项目，能够跨越自身专业和工作角色工作，以确保对传染病威胁的响应是适当的。IPC 的责任是确保临床工作人员及辅助人员遵守感染控制指南，例如环境、设施、无菌处理和消毒、实验室、安全或食品服务等一系列内容。IPC 与不同部门协调，以确保持续适当的教育和遵守相关规定，因为与患者的互动并不只限于医疗提供者。除了确保感染控制措施得到遵循外，IPC 还必须与医疗机构/系统内的不同部门协调，以确保利用适当的专业知识。同时考虑建筑或设施维护的影响，即使是一个相对简单的任务，如安装电缆或翻新一个空间，但是由于灰尘、霉菌等，可能会给患者带来严重的安全问题。在生物事件中，IPC 必须考虑到所有受影响的人和部门，例如，在公共卫生紧急情况或治疗患者期间，IPC 必须与环境服务部门协调，以确保进行适当的废物处理。如果出现患有埃博拉的儿科病人，IPC 必须确保儿童生活服务部门能够就儿科病人的独特需求提供建议和指导。这些特殊情况需要 IPC 作出应对并协调专家意见，以确保采取最适当的行动。在传染病患者涌入或攻击发生后，IPC 将是医院应对和协调工作中不可或缺的组成部分。在紧急情况下，可以启动医院紧急事件指挥系统（HICS），其中，IPC 在提供指导和专家建议方面发挥着至关重要的作用。

8.2 隔离注意事项和个人防护装备

隔离预防措施是在病人护理期间防止传染病传播的最关键的措施之一。在患者日常护理中，快速隔离和遵守个人防护装备指南是必须的，并且在传染病危机期间这些措施将变得更加重要。遵守标准预防措施和手部卫生消毒是与所有患者进行互动的前提。此外，在对患有传染病的病人进行护理时，可能需要采取额外的预防措施。通常，除了标准预防措施外，还需要采取基于传播的预防措施（隔离预防措施）。关于具体的微生物隔离预防措施和详细的个人防护装备的说明等信息，可以在 CDC 和世界卫生组织的一些出版物中找到。IPC 建议遵循 CDC 的指导方针，根据确定的微生物（如细菌、病毒、真菌）采取适宜的隔离预防措施和穿戴相应的个人防护装备。本章中的建议可作为使用和遵守的广泛指导。本章以病房为例，但隔离预防措施应适用于患者所在的所有区域（例如治疗室、手术后恢复室）。

8.2.1 个人防护装备

医疗环境中的个人防护装备包括手套、防护服、口罩、鞋套和护目镜。这些物品是患者护理期间最常见和最常用的个人防护装备，但在紧急情况下可能会建议使用额外的个人防护装备。个人防护装备对病人和医护人员都有好处，它可以减少双方之间的疾病传播。正确使用个人防护装备还可以减少环境中的微生物，防止疾病通过交叉污染传播。个人防护装备在对病患护理过程中是互利的，应该通过培训教授，同时鼓励遵守。

穿戴和脱下个人防护装备是保证防护效果的关键组成部分。在医护人员中，个人防护装备的不正确使用很常见，可能因为要正确佩戴个人防护装备会很费力，或者因为人们认为，如果只是暂时离开患者的房间，继续穿戴个人防护装备会更简便（例如，戴着原口罩跑到药房）。要使个人防护装备有效，必须在进入病房前穿戴好，在离开病房前或离开病房时脱下（取决于护理区布局），以避免医院受到污染。个人防护装备应在护理不同病人时随时更换，并且期间不要轻易离开病人的房间，即使仅仅是处理一项短暂的简单任务。如果病人被隔离，任何进入房间的人都应穿戴个人防护装备，无论执行的任务是否涉及与病人互动或与环境接触。一旦进入病人的房间，人们无法预测将需要什么或是否会发生紧急情况，因此护理被隔离的病人时应始终穿戴个人防护装备。

隔离预防措施和个人防护装备的防护范围从标准预防到空气隔离，所有这些都有不同的要求。遵守 CDC 隔离预防指南和制造商对个人防护装备的建议，对于治疗传染性疾病患者至关重要。无论来源如何，警惕地遵守适当的隔离和个人防护装备准则，将有助于感染预防和控制工作，从而阻止疫情的暴发。探视患者的人也应该佩戴个人防护装备，但是，这仅限于不需要适合性检测的个人防护装备（例如，为防止微生物空气传播的呼吸防护装备，如 N－95 口罩，不应该由探视者或病人自行佩戴，因为它们需要特殊的适合性检验以确保尺码型号适配）。在感染患者住院期间，病房门上应有适当的标识，说明正在采取的预防传播措施，以便所有进入病房的工作人员和访客都能穿戴必要的个人防护装备。

8.2.2　标准预防措施

标准预防措施（也称为通用预防措施）作为对所有患者都应采取的基本预防措施，是减少诸如血源性病原体传播风险的一种手段[37]。最基本的前提是注意手部卫生，评估可能接触血液或其他可能被污染的物质（如尿液、粪便、母乳）的风险，并使用相应的个人防护装备。标准预防措施鼓励医护人员考虑正在执行的任务，并对潜在暴露风险进行批判性思考，然后根据评估选择适宜的个人防护装备。例如，抽血通常只需要戴手套，但如果病人惊慌失措或具有攻击性，医护人员应考虑保护眼睛。标准预防措施的另一个组成部分是呼吸道卫生和咳嗽礼仪。这一经验是在 SARS 暴发期间形成的，在当时十分重要，现在已成为普遍预防措施的基本内容。呼吸道卫生和咳嗽礼仪强调了对医护人员、病人和访客进行教育的重要性，以确保他们在咳嗽或打喷嚏时捂住口鼻，在接触呼吸道分泌物后进行手部清洗，并对有呼吸道症状的发热者进行空间上的隔离。标准预防措施的目标是确保在最基本的层面上，医护人员能够通过手部卫生和基于不同风险的个人防护装备的使用，来防止血液和其他潜在的污染物质的侵害。基于传播的其他预防措施，如接触隔离预防措施，是建立在标准预防措施的基础上，这意味着标准预防措施将始终被应用。

8.2.3　手部卫生

预防感染的手段中最基本最有效的方式是手部卫生清理。合格的手部卫生清理能够防止疾病的传播，是预防感染的基础[32]。在与患者互动的前后，医护人员都应进行手部卫生清理，因此保持一直遵守相关要求可能是一个挑战[30,31]。世卫组织手部卫生清理的新模式不仅仅包括“患者护理前后”的手部卫生清理，还强调了在对患者护理过程中的手部卫生清理。手部卫生的五个时刻（经常被称为“5个时刻”）模式强调的是一种更广泛的手部卫生清理方法，其中包括进行复杂的病人护理时。世卫组织的5个时刻模式正日益成为一种标准，其中包括应进行手部卫生清理的5个时刻：接触患者前、无菌任务前、体液暴露风险后、接触患者后和接触患者周围环境后[7]。脱下手套后也应进行手部卫生清理。手套很容易被看作是一个万能的保护屏障，然而，摘下手套后应立即进行手部卫生清理，因为在护理过程中出现的手套破漏及在摘下手套时均可能出现交叉污染[8]。

手部卫生清理一般使用肥皂水或含酒精的洗手液。根据CDC的规定，当双手明显被弄脏时，在已知暴露于艰难梭菌后，在已知或怀疑接触过诺瓦克病毒暴发期间的腹泻患者后，在怀疑或证实接触炭疽杆菌时，在吃饭前和使用洗手间后，都应该用肥皂和水清洗手部15～20秒。如果不是以上情况，建议使用含酒精的洗手液，这是最有效的产品。含酒精的洗手液（含有60%～95%的酒精以保持功效）是一种简单有效的手部卫生清理方式，大约需要20秒的时间干燥。根据不同的情况，以酒精为基础的洗手液可以很容易地为工作人员提供有效和及时的清洁双手的方法，从而大大地提高合规性。

8.2.4 接触性预防措施

接触性隔离预防措施适用于通过接触病人或被污染的物品（污染物）而传播的微生物。接触性预防措施包括在与患者或其周围环境接触时穿戴防护服和手套。接触隔离的措施最常适用的感染情况包括腹泻病、耐甲氧西林金黄色葡萄球菌（MRSA）和引流脓肿。在护理感染了已知或疑似多重耐药微生物的病人时，也应采取接触性预防措施，如儿科患者的人类副流感病毒（HPIV）感染、脊髓灰质炎病毒、疫苗病毒（疫苗接种后的不良事件，如全身性疫苗炎或结膜炎）等。一般来说，接触性预防措施，应适用于腹泻或伤口引流的病人，并应考虑用于患有呼吸道疾病的儿童。在进入房间前，应适当穿戴必要的个人防护装备，即防护服和手套，并在离开房间前，在门槛处脱掉。根据防护服的形制，重要的是遵循制造商的建议进行脱衣（如将其从身体上拉下，以扯开背部的系带）和穿戴（即将防护服穿在肩膀上，而不是垂在肘部周围）。接触性预防措施是保护医护人员免受通过接触污染物传播传染病的有效做法。

8.2.5 飞沫传播的预防措施

飞沫隔离预防措施用于帮助阻止通过打喷嚏和咳嗽形成的微小飞沫传播的微

生物。需要进行预防飞沫传播最常见的原因是肺炎、季节性流感、百日咳和细菌性脑膜炎。飞沫预防措施经常会与空气传播预防措施相混淆，这些预防措施都侧重于那些在近距离互动中通过飞沫传播的微生物[9]。为了防止飞沫传播，在病房内应佩戴医用口罩。进入房间前戴上口罩，离开房间后再摘下口罩。大多数个人防护装备不应在离开房间后继续穿戴，外科口罩应在离开房间后扔进垃圾桶[10]。在离开房间摘掉口罩后，应采取手部卫生清理。口罩在离开房间后应及时处理，不能在多名患者处重复使用，因为口罩被触摸后即被视为已污染。在紧急情况下，如果供应有限，也会出现需要重复使用口罩的情况，但是，这些情况应该在具体事件中进行评估，而不应成为普遍做法。围手术期注册护士协会（AORN）、美国食品药品监督管理局、世界卫生组织和美国疾病控制与预防中心都建议一次性使用完 FDA 批准的医用口罩后就丢弃，医护人员每次接触新病人时应戴上新口罩[11]。AORN 强调了将使用过的手术口罩保存起来或将其挂在脖子上重复使用的危害性。飞沫预防措施是一种有效的感染控制策略，可以防止通过飞沫和密切接触传播传染病。

8.2.6　空气传播的预防措施

在护理患有或疑似患有结核病、麻疹或水痘等疾病的患者时，需要采取空气隔离措施，这些疾病是由易于在气流中流动的微小生物（直径<5 μm）引起的。感染这些病原体的患者能够在咳嗽、打喷嚏、咳痰等过程中形成呼吸道分泌物气溶胶而传播疾病。空气传播的预防措施可能是最具挑战性的预防方法，因为它们要求医护人员佩戴适宜的、经过适合性检测的口罩/呼吸器。遵守空气隔离的措施要求医护人员接受密合度检测，以确保国家职业安全与健康研究所（NIOSH）批准的 N-95 或更高等级的口罩/呼吸器在面部周围保持适当的密封。这些口罩应在进入房间前戴上，在离开房间后脱下，然后处理掉。

空气传播预防措施最重要的一个方面是，患者必须待在负压室内。负压室（也称为空气隔离室或 AIIR）是指通过适当的控制方法，确保含有直径<5 μm 微生物的气溶胶颗粒被隔离在室内的房间。保持负压是最为重要的，它可以确保空气从外部进入房间，从而防止这些微生物被带入走廊和相邻空间（关于负压室的更多信息可以在环境感染控制部分找到）。如果怀疑患者患有需要空气隔离的疾病，在进入负压室之前，让他们戴上外科口罩十分重要。最常见的暴露源之一是延迟将患者置于空气隔离状态中。医护人员在病房内应佩戴 N-95 口罩，患者在运输过程中或在非负压区域应佩戴普通外科口罩。患者使用外科口罩对医院内

的其他人员具有保护作用。

在与生物武器有关的或后果严重的生物事件中，空气隔离也许是最谨慎的做法。感染猴痘、SARS、天花、病毒性出血热、中东呼吸综合征和流感等高危害病原体的患者需要进行空气隔离，并采取一些额外的隔离预防措施。空气隔离是处理此类生物威胁的最具挑战性的方面之一，因为空气隔离需要独特的环境控制，而在传染病患者增多或资源匮乏的地区，这种环境控制可能构成一种挑战。世卫组织最近的一份报告强调了医疗设施和感染控制失败在 MERS 暴发中的诱发作用，这突出了个人防护装备和感染控制失败的后果[12, 13]。在医疗领域，在排除感染病因之前，咳嗽/发烧患者必须戴上口罩是一种常见做法。只要让可能患病的病人在分诊过程中戴上外科口罩，医护人员和其他病人就能得到保护，无论病人是否真正患有通过飞沫或空气传播的传染病。尽管空气隔离在确保使用合适的口罩和提供负压室方面可能是最费力的，但这些措施是对后果严重的高度传染性疾病进行感染控制的重要组成部分。

8.2.7 整合或强化预防措施

在许多情况下，整合多种隔离预防措施是最为有效的。随着医疗护理的复杂性增大，越来越多的人参与到患者护理中，由气溶胶或被污染的表面/物体传播微生物的风险越来越高。在这种隔离措施中，可以使用额外的个人防护装备，如靴子/鞋套、帽子等。但是，在使用过程中应该始终遵循正确的穿戴和脱下方法[33]。一些微生物，如人类疱疹病毒 3（HHV－3，水痘-带状疱疹病毒），因其引发疾病的性质和传播机制，需要将空气传播预防和接触隔离预防结合使用。在儿科护理中，由于儿童经常通过接触传播呼吸道病毒（如人异肺炎病毒、呼吸道合胞病毒、鼻病毒），因此在护理呼吸道病毒（如人异肺炎病毒、呼吸道合胞病毒、鼻病毒）患者时，将接触预防与飞沫隔离预防相结合也是很常见的。例如，根据 CDC 指南，呼吸道传染病（流感、百日咳等除外）只需要在成人中采取标准预防措施。然而，在婴幼儿中，鼓励采用标准预防措施加接触隔离预防措施，这表明在护理期间采用隔离预防措施时需要评估患者群体特征。如果能够从多个来源分离出病原微生物，如从引流伤口和气管内分泌物中分离出耐碳青霉烯的肠杆菌属的患者，采用联合预防措施更为有效。通常，接触预防措施就足够了，但是，如果微生物是在呼吸道分泌物中分离出来的，建议也采取空气预防措施。

随着对严重、高危害或新型感染传播机制研究的不断深入，整合和强化隔离预防措施的做法越来越多。强化隔离不仅仅是整合基于传播的预防措施，而且是额外增加的措施和流程[33, 34]。埃博拉出血热、SARS、中东呼吸综合征和许多其他疾病不仅需要整合隔离预防措施，包括空气传播预防措施和接触预防措施，也需要强化隔离措施，包括额外的个人防护装备和预防措施。新型或新出现的传染病可能需要合并隔离预防措施，特别是在高级的医疗环境中。2013—2016 年的埃博拉疫情凸显了美国医院管理患者面临的一些问题，进而需要对现有的个人防护装备和隔离指南进行大幅修订。在最基本的层面上，隔离预防措施应围绕传染病的传播机制设计。SARS 和 MERS 冠状病毒主要通过呼吸道飞沫传播，由于空气隔离预防措施的延迟使用，在疫情的早期阶段造成了重大问题。另一方面，美国境内的埃博拉病例显示，在应对新发传染病患者时，隔离指导和准备工作与实际仍存在差距。尽管气溶胶的产生是 SARS 和 MERS 需关注的问题，但已经考虑将呼吸道预防措施作为隔离预防的措施。医护人员关于埃博拉的经验和知识有限，这也给 2013—2016 年疫情期间的强化隔离预防措施和个人防护装备培训带来了独特的挑战。总的来说，加强隔离预防措施是处理新型或新出现传染病的有效策略，特别是当涉及新的或更具传染性的疾病以及儿科患者时。感染预防学家为临床工作人员强调的最常见的经验之一是，迅速启动隔离预防措施，即使之后取消它们，总是比在对患者护理数小时或数天后才发现其具有传染性更好。患者可能会对被隔离表示不满，但延迟隔离可能患有传染病的患者具有进一步传播疾病的风险。

8.2.8　访客的隔离和个人防护装备的合规性

访客对住院患者的身心健康起着重要作用，但他们也会促进传染病的传播。医疗机构需要努力平衡患者满意度和访客作为疾病传播者的可能性，尤其是在疫情暴发期间。对于医护人员来说，遵守隔离预防措施和手部卫生清理十分重要，但访客产生的影响也成为了一个令人关注的话题。有大量证据表明，多重耐药微生物可通过医护人员的手和衣服进行传播。但是，也必须考虑到访客在感染预防和控制中的影响[14]。虽然在处理探视者应遵守的标准或更高级的预防措施方面没有普遍的建议，但鼓励探视传染性病人的人为了自己的安全而使用个人防护装备。美国医疗保健流行病学学会（SHEA）提出了一些建议，突出指出了强制访客遵守规定会遇到挑战，同时也指出，在处理不愿遵守预防措施的访客时，必须要考虑微生物传染性，进而对访客进行适当的个人防护装备穿脱教育和指导。此外，手部卫生清理可能是最重要并且最容易被遵循的做法。SHEA 指出，“医院访客在医疗相关感染的生态中可能发挥着重要作用”，但大多数人仅探访一个病人，这使得访客和多个病人之间的传播可能性较小[14]。在强制访客遵守规定方面一直存在很多困难，而且很少有研究，这些研究需要聚焦关注他们遵守规定的作用和在医疗相关感染传播中的作用。要解决因感染而被隔离的病人的探视问题，应该考虑几件事。如果访客是家庭接触者，并且可能已经接触过，那么担心的问题就是他们是否已经被感染并具有潜在的传染性。如果来访者是参与照顾病人的哺乳期母亲，那么不太可能实施隔离预防措施。美国的许多医院在呼吸道病毒流行的季节也会对来访者进行筛查，以防止有症状的来访者将呼吸道疾病带给病人或工作人员[35]。以上几类患者的访客应考虑采取这些做法，特别是当他们是家庭成员或密切接触者时，因为他们可能造成进一步的传播。

患有埃博拉出血热或 SARS 等疾病的患者，在探视和隔离预防方面会给医护人员带来不同的挑战，应该根据具体情况来解决。美国疾病控制与预防中心对探访埃博拉患者的建议包括，医护人员应“避免探访者进入患者房间”，探访应有提前安排并采取控制措施[15]。在 SARS 和 MERS 流行期间，访客促进了疾病的进一步传播，应该考虑在此类疾病流行期间限制访客的数量。世卫组织最近一份关于 MERS 的报告发现，在 2016 年 12 月至 2017 年 7 月期间的病例中，31%与医疗机构中的传播有关，这些病例包括医疗工作者、与 MERS 患者共用房间/病房的其他患者以及访客[12,13]。在 SARS 患者治疗期间的感染控制，CDC 指导意见是鼓励将探视限制在对患者的情感健康有必要的人。在疫情暴发期间确保公众健康本身就比探视更重要[16]。应该教育和鼓励探访者在探访隔离病人时穿戴必要的个人防护装备。最起码，教育和鼓励探视者在进入和离开病人房间时进行手部卫生清理。

空气隔离给访客遵守相关规定制造了许多困难。由于医院不支持对访客进行 N-95 口罩或其他呼吸器的密合度测试，因此应根据具体情况进行评估。外科手术口罩可以提供一些保护，但不能提供真正的密封。许多医疗机构的常见做法是，允许家庭接触者在不戴口罩（或戴外科口罩）的情况下探访处于空气隔离的患者，因为他们可能在探视前就已经发生了接触。在这种情况下，应考虑该访客在离开负压室后与医护人员和其他人的接触。在这种情况下，谨慎的做法是让探视者在离开病房时戴上外科口罩，并一直戴到离开医院。

即使是最普通的住院治疗，要求探视者遵守隔离预防措施也较为困难。工作人员遵守相关规定和对传染病的警惕可以成为探访者的榜样，尤其是在手部卫生清理方面。在发生与生物武器有关的攻击或暴发高传染性疾病（如埃博拉）时，应制定访客协议。特殊的事件和微生物会给隔离预防措施的遵守带来挑战，建议针对新的或特定的情况适当修改措施（例如，照顾儿科患者和保持父母/监护人访客隔离）。针对特殊情况下对IPC指南的修改应与CDC（和其他专家）的指导意见相结合，并在多学科环境中进行讨论，以确保措施在全院范围内是有效的。在这种情况下，应根据具体情况制定访客许可和个人防护装备建议。访客对医疗环境中的感染预防和控制有着重要作用，这使得要求他们遵守标准预防措施和隔离预防措施变得非常重要且具有一定挑战性。

8.2.9 停止隔离时的注意事项

基于控制传播的预防措施应保持到病人被认为不再有能力传播疾病为止。CDC的《隔离预防措施指南》是关于隔离期限的一个很好的参考。并且在确定隔离期限时，应考虑到患者的免疫状态，这是因为免疫功能低下的患者微生物清除时间较长，可能需要隔离更长的时间。

8.3 患者安置和分组

患者安置是感染控制措施中的一个重要组成部分，特别是在大量患者涌入医疗机构时。隔离措施和分组（将类似的患者集中在一个共同的病房或指定的单元）对减少医疗环境中的微生物负担有着重要作用。在疫情暴发或负压病房有限的情况下，患者分组是一种常见的做法，但在分配病房和建立分组时，必须考虑基于控制传播的预防措施。

8.3.1 患者安置

在入院时，通常对患者采用适当的基于控制传播目的的预防措施，来隔离患者。并且，如果病人被转移到医疗机构时已经有患传染病的嫌疑，也决定着患者被安置的位置。影响患者安置的因素有很多，在进行患者安置时应考虑到感染预防和控制。

虽然许多医疗机构都有私人病房，但患者总是有可能不得不合用病房。对经接触、飞沫、空气传播的传染病患者，要尽量安置在私人病房中。在患者入院时应考虑疾病的传播途径，这将决定患者的隔离状态和安置地点。需要空气隔离的患者应安置在具有负压的病房，但通常每个护理区只有少数几个负压病房。越来越普遍的做法是，为感染耐碳青霉烯类肠杆菌（CRE）或耐多药结核病（MDR-TB）等高耐药微生物的患者提供私人病房。在确定患者的安置病房时，应考虑到基于控制传播的预防措施，并应努力确保感染高传染性或高致病病原体（如埃博拉病毒、SARS和中东呼吸综合征冠状病毒）的患者，按照CDC指南的要求被安置在私人隔离室。

8.3.2 患者分组和工作人员分配

尽管我们尽了最大努力，但在呼吸道病毒高峰期或患者大量涌入医疗机构时，私人病房的满足率依然有限。在病房供应不足的情况下，分组是一种常见的做法。有两种分组方式：共享私人病房或将病人集中在一个确定的医院单元内。如果没有私人病房，感染了相同微生物（如甲型流感病毒、MRSA）的病人可以被集中在一起，共享一个房间。在呼吸道病毒流行的季节，经常通过临床症状对患者进行分组。虽然在2013—2016年西非埃博拉疫情暴发期间，有必要对埃博拉患者进行分组，但CDC对美国医院的指导方针是，患者应被安置在一个私人房间。如果有大量的高危病原体患者涌入，应根据具体情况考虑将患者分组到同一房间内，并由感染预防和控制部门与公共卫生主管部门进行协调。

在疫情暴发或大量患者涌入时，医院床位容量不足，可以在医院一整个单元或明确界定的空间内对患者进行分组。指定的医院单元可以用于感染病人的分组安置。这些单元应该专门用于受疫情影响的患者（由相同的微生物导致），或者用于隔离所有的患者，这些患者根据前文提到的标准进行房间分组。这是一种有效的可以将患者及其探视者与健康/非感染的患者隔离开来的做法。分组也减少了工作人员的交叉感染风险。CDC指出，“让医护人员只照顾被单一病原体感染或定植的患者，可以限制该病原体向未感染患者的传播，但在医院和居民医疗场所人员短缺的情况下，这很难实现。然而，如果在实施常规感染控制措施和对患者分组后，仍有传播情况的发生，那么对医护人员进行分组管理是有必要的”[17]。指定的工作人员可以被分配到一定的病人组群中。但我们强烈建议，照顾同组患者的医护人员（尤其是护士）不应该被分配给免疫力低下的患者。在单人病房或明确规定的单元内进行分组，可以成为减少病人治疗期间传染病传播的有效机制。

8.3.2.1 特定微生物的指定人员

2013—2016年暴发的埃博拉疫情突出了医护人员在疫情传播中的作用，不仅是医护人员之间的传播，而且患者之间也存在传播。CDC的指导方针鼓励医疗机构尽量减少直接照顾病人的工作人员，鼓励那些照顾正在接受调查的病例

(PUI) 或埃博拉病毒感染患者的工作人员专门照顾该病人，以减少额外的传播可能性。在 2011 年美国国立卫生研究院临床中心暴发耐碳青霉烯肺炎期间，IPC 工作人员采取了一系列控制措施，包括分组、限制与受感染患者接触的医院工作人员的活动，以及聘请监督员以确保医护人员穿戴适当的个人防护装备并进行手部卫生清理[18]。医疗机构应该为那些在工作中可能暴露于危险的工作人员制定政策，并严格落实。涉及生物武器、新型或新出现的传染病或高危病原体的事件时，需要专门的指导方针，这会对医院的能力提出一定的考验。在这种具有挑战性的情况下，医疗机构的准备工作应考虑人员配备和分组需求。

8.4　患者筛查和活动

病人从分诊到出院过程中的流动也容易造成传染病传播。对患者进行初步筛查，可作为采取快速隔离和个人防护装备等控制感染措施的依据。适当的沟通和分诊可以帮助快速识别具有传染病风险的病人。在患者进入医疗机构的第一时间内，迅速识别出有潜在感染的患者，可以大大降低额外的传播风险。一旦进入医疗机构，病人会被频繁地运送去做诊断和治疗，如果在这期间不采取感染控制措施，病人的运送过程也会促进疾病的传播。

8.4.1　急诊科筛查和分诊

在医疗机构或急诊病房中与患者的初次互动是识别感染风险的第一个机会。分诊依据病人病情的紧急程度，决定他们的就诊顺序。在这个过程中，有机会识别出可能患有传染病的病人，并对他们迅速采取隔离措施，以防止其他工作人员和病人进一步接触。我们鼓励分诊人员为出现咳嗽（即可能的呼吸道感染）的病人提供口罩，让他们在候诊室期间佩戴。这个简单的行为可以极大地预防流感、MERS 或结核病。

虽然分诊主要关注医疗问题，但这也是一个了解患者是否参与国际旅行和是否发烧的机会。自 2002 年 SARS 疫情暴发以来，将有关国际旅行和发烧的问题纳入患者筛查/分诊过程，已成为一种较为常见的做法。旅行史一直是患者病史的重要组成部分，在分诊和筛查患者时，我们不应忘记其重要性。发烧是初步筛查中医疗分流和收治的一个标准部分，并且如果病人发烧，那么有关其旅行史的问题就会变得更加重要。关于具体过程，有着各种各样的建议，但人们一致认为，如果患有急性疾病（例如，两周内发烧、腹泻）的患者在过去 21 天内去过美国以外的地方，应该对其进行隔离。隔离应基于患者出现的体征和症状，但同时也应考虑患者的旅行地区以及旅行地区是否有流行病学意义上的疫情。在SARS和MERS等疫情暴发期间，筛查和分诊过程中除了有关旅行的问题外，还应包括是否与最近去过疫情暴发地区旅行的人或被感染的病人发生过密切接触。筛查和分诊过程中的问题可以随时进行修改，从而有利于早期发现并隔离潜在的传染病人。筛查问题一般根据医疗的具体需求进行添加或删除。虽然一些基础问题通常是保持不变的，但在公共卫生危机期间，可以在议题中适当增加有关旅行史或密切接触史的问题。与旅行史有关的问题应始终得到保留，并鼓励在21天内患有急性疾病和国际旅行的患者被安置在私人病房，直到医疗工作者对其病情进行进一步评估。在有呼吸道症状和近期国际旅行史的病人中，经常怀疑是否患有麻疹和结核病，此外，在对有近期国际旅行史的病人进行医疗分诊和筛查时，也有可能捕捉到禽流感、MERS、病毒性出血热等病例。

8.4.2 院内病人运送

患者在治疗期间经常被转运到医院各处，这使得在转运过程中保持患者的隔离预防措施具有一定的挑战。我们鼓励减少患者的转运，同时有几项建议可以进一步促进减少患者在移动过程中带来的疾病传播风险。在转运感染病人的过程中，使用适当的屏障至关重要。

在转运过程中，鼓励接受接触性隔离的患者换上新的病号服或服装，并应在轮椅或床上铺上干净的床单（或其他屏障），具有感染性的皮肤病变应予覆盖。运送者在协助病人进入或离开有屏障的轮椅或床时，应穿戴适当的个人防护装备，然后在离开房间时脱去这些装备（在运送处于接触预防措施的病人时，不要求穿戴防护服和手套）。CDC指出，“当在任何医疗机构中有必要进行患者的转运或移动时，必须确保患者身体被感染或定植的地方得到控制和覆盖[17]”。患有通过飞沫传播或空气传播的疾病患者，在运输过程中应佩戴口罩。并且应将患者的隔离状态通知接收部门或相应的医护人员，以便继续采取隔离预防措施。

8.4.3 暴露后的应对

尽管尽了最大的努力，但患者并不是总能够被采取适当的隔离措施或被安全地转运。如果患有传染病的患者有可能被暴露于相当数量的工作人员和其他患者时，可以使用感染预防和控制方案来遏制进一步的传播。并非所有的暴露都是同等重要的，例如MRSA是社区内常见的微生物，通常不需要做出暴露响应，而暴露于分枝杆菌或其他更严重的疾病时可能需要随访。应对措施通常由 IPC、职业健康和与这些计划相关的医疗主管与医院管理部门共同决定。对工作人员和患者来说，暴露后的措施是必要的，但药物的分配应由适当的医院专家决定。医院和 IPC 应该有一个有效的流程，以确定患者是否接触过特定工作人员或其他患者(如急诊科候诊大厅的患者)。通常，暴露于麻疹、百日咳等的患者、访客和工作人员应被监测和通知，并建议采取一定暴露后措施。IPC 可能会监测暴露的住院患者，并可能在潜伏期内将他们隔离起来。暴露也可能是由具备传染性的医护人员造成的，这种情况需要通知患者。总的来说，这些事件应按具体情况分别处理，并采取适当的应对措施，以缩短暴露和随访之间的时间。

8.5 环境感染控制

虽然隔离和使用个人防护装备是在住院或医疗期间防止疾病传播的重要措施，但也不能忽略环境传播的作用。许多疾病可以通过污染物传播，因此对环境的感染控制考虑不足会加剧传播。关于环境感染控制的建议和指南有很多，特别是由 CDC、OSHA、WHO 和 APIC 提出的。本节将提供这些出版物的概述。本节的目标是提高对环境传播机制的认识，并鼓励在制定防范和应对计划时纳入环境问题。医疗卫生环境的组成部分，如建筑设计、废物管理、消毒和灭菌以及空气监测等，对于减少微生物的传播至关重要，但高昂的成本和一些其他因素可能会阻碍对这些问题的考虑。

8.5.1 清洁、消毒和灭菌

对物体表面的清洁和消毒是感染控制措施的一个常见做法，特别是在标准预防措施中[17]。在护理患有传染病的患者时，该做法变得尤为重要。清洁是去除病原体的过程，而消毒是杀死表面的病原体，消毒能够将物体表面的病原体数量降低到安全水平。Rutala 和 Weber 对这些清洁方法进行了概述，其中包括：

- 杀菌：消灭所有微生物，包括细菌芽孢；
- 高水平消毒：除大量细菌芽孢外，杀灭所有微生物；
- 中水平消毒：杀灭细菌繁殖体、分枝杆菌、大多数病毒、大多数真菌，但不杀灭细菌芽孢；
- 低水平消毒：杀灭细菌繁殖体、部分真菌和病毒，但不杀灭分枝杆菌或芽孢。

应严格遵守这些方法，特别是在出现需要加强预防措施的新疾病或严重疾病的情况下。消毒做法可以根据 OSHA 和 CDC 的建议进行修订，就像在美国医院治疗埃博拉患者时看到的那样。在病人护理期间，环境污染是疾病传播的一个重要机制，而手术治疗会大大增加这种传播的可能性。对设备的消毒灭菌不彻底是许多医疗相关感染和暴发的罪魁祸首。接触频率较高的表面或物体，如水槽和床栏杆，需要经常清洁和消毒。清洁和消毒的频率和强度也需要根据“环境污染程度”变化而改变[17]。应使用在环境保护署（EPA）注册的消毒剂，来处理病人护理期间发生的环境污染。需要注意的是，某些病原体可能对常规消毒剂具有耐药性（例如，轮状病毒、诺如病毒、艰难梭菌、炭疽芽孢杆菌），这意味着医护人员应确保他们使用的清洁产品对特定微生物有效。医疗设备的消毒和灭菌应始终遵循制造商的建议，并小心处理。

有一些经常被遗忘的物体和表面是造成污染的常见原因，在日常清洁中应对这些物体和表面予以强调。电脑键盘、听诊器和临床工作站都是微生物载量很高的地方，但在清洁过程中经常被忽视。关于如何开展消毒和灭菌有大量的参考文献，但在最基本的层面上，准备和应对工作应致力于确保常规清洁和消毒工作的适当性和有效性[36]。在紧急情况下，一个教训是，要用“清洁对抗污染”，并在清洁过程中考虑到所有的物体和表面。环境污染是医疗卫生领域疾病传播的一个持续来源。在日常护理工作中应加强上述清洁做法，同时完善相关做法，以满足公共卫生突发事件中的特殊需要，强化对病人的护理。

8.5.2 通风系统

医院的通风系统是保障患者安全的重要组成部分，其能在空气隔离室中保持负压环境，在手术室/程序室以及保护性预防室（针对严重免疫功能低下的患者）中保持正压。在需要空气隔离的微生物相关疫情暴发时，负压室将成为一个重要需求。这些房间应该有高效的微粒空气过滤器（HEPA），并应遵循 CDC 关于每小时换气量（ACH）的环境感染控制指南（即 2001 年以来的新建筑为≥12 ACH；2001 年以前的建筑≥6 ACH），并根据工程师和制造商的建议持续进行监测[19]。负压室应通过适当的密封来保持空气压力，建议负压室采用自密封门和前室。暖气、通风、空调（HVAC）系统也应该有湿度监测器，以确保湿度水平足够防止微生物的生长。CDC 对医疗机构的空气处理系统有具体的要求，以保证患者安全和减少疾病传播。在发生生物攻击或疫情暴发的情况下，必须确保这些系统能够运行，并能在指定的房间内保持适当的负压。虽然负压室在每个医院都是有限的，但有可能通过调整通风系统和密封区域将整个单元转换为负压[20]。

8.5.3　环境服务

环境清洁、废物管理和纺织品的处理都是医疗环境服务工作的组成部分。这些工作在病人出院时尤为重要，因为这时需要对房间进行深度清洁（通常称为“终端清洁”）。在入院后的一天内，病房内的微生物组成开始发生变化，并反映出患者的具体情况[21]。与医疗环境中形成的“细菌群落”作斗争是一场持续的行动，必须进行充分和持续的环境服务。环境服务人员应对这些工作进行经常管理，并应了解病人的隔离状态，以便工作人员使用适当的个人防护装备，同时确保使用在环境保护局（EPA）注册的适宜消毒剂（例如艰难梭状芽孢杆菌需要使用漂白剂产品来杀死芽孢）。通常情况下，医院会与床单服务和废物管理公司签订合同（针对普通医疗废物）。然而，在护理需要加强隔离的高致病病原体患者时，做法会发生一定的改变。CDC 关于医疗废物、盘子、餐具和纺织品的指南中指出，这些物品与 SARS 冠状病毒的传播无关，应该使用常规程序清洁[22]。在面对埃博拉时，建议则明显不同。例如，尽管埃博拉病毒属于包膜病毒（易受多种医院消毒剂的影响），但没有任何经环保局注册登记的消毒剂，在标签上特别注明对埃博拉病毒的功效。因此，CDC 的建议被修改为鼓励使用经 EPA 注册的消毒剂，这些消毒剂能够灭杀对医院常规杀菌消毒产品具有抵抗力的非包膜病毒粒子。CDC 还建议丢弃所有纺织品，以避免工作人员在洗衣过程中被传染[15]。许多医院制定了有关埃博拉的防范计划，并将环境服务职责更多地交给护理 PUI 的工作人员，以减少造成更多工作人员感染的风险。在护理常规病人期间，应严格遵循环境服务惯例，但在护理需强化预防措施的病人时或在疫情暴发时，需要对环境服务方式进行一定的修改。

为了追求更高效的清洁和消毒，已经将紫外线消毒和亚麻布浸铜处理等新技术引入清洁和消毒过程中。环境监测时也常检查房间清洁质量。总之，通过环境服务人员、纺织品护理和废物管理来控制环境感染，是打破感染链的关键。在医疗机构运行中，这些环节的有效性和对基于传播的预防措施的坚持，是一项艰巨的任务，并且这些措施在疫情暴发时会变得更加重要。

8.5.4　水

关于水的环境感染控制，有相当多的文献和法规作为参照，在本节中将关注其中的几个。首先，医疗机构应考虑通过正确的手部卫生清理、水槽清洁、避免在病人护理区使用装饰性喷泉和鱼缸以及保持适当的冷热水温度，来防止微生物在水中的传播[19]。如果发生断水，可能需要对热水系统进行纠正式清洁，例如用氯和/或过热的水冲洗水管和出口。医院应制定应急用水计划，以应对由于长时间的供水中断导致病原体入侵或污染。

8.5.5 施工与改造

医疗卫生环境中的施工、翻新、修复、修理和拆除都可能导致新的感染源。所有工作都必须经过感染预防和控制部门的审查，以协调解决隔离屏障和施工后清洁等问题。这些工作是十分必要的，因为拆除工作可能会导致与真菌芽孢相关的空气感染，从而造成免疫功能低下患者的感染。此外，如果没有适当的规划，相关设备的停机可能会对负压室产生影响，从而降低负压室功效。将病房转换为负压病房或特殊隔离病房时，也应提前进行规划和测试，从而保证房间具有适当的通风条件。

8.6 挑战

8.6.1 利用率和支持率低

在日常的医疗护理中，经常会出现遵守相关感染预防和控制措施不佳的情况，例如手部卫生的清理[23]。虽然感染预防和控制面临着许多问题，但最严重的问题是内部问题。通常情况下，IPC 项目被视为成本中心，而不是收入创造者，这往往意味着 IPC 项目缺乏支持和实施优先级[24]。而医药和医疗护理市场的竞争十分激烈，这可能导致 IPC 等项目的进一步削减。虽然已经有研究评估了医疗感染成本和 IPC 项目成本之间的关系，但有关 IPC 项目如何应对疫情暴发和感染高致病病原体病例的研究仍然较少。一次医疗相关感染（HAI），如手术部位感染，可能需要医疗机构支出 50000 美元以上，而仅仅防止少量的此类感染就可以支付 IPC 项目的全部预算，因此，认为这种节省成本的做法可以应用于医院内的生物威胁应对，是有一定道理的[25]。2014 年得克萨斯州达拉斯的埃博拉病例，暴露了美国医院内部缺乏准备，感染控制的依从性差，以及用强化预防措施治疗这种严重疾病的成本高等问题。据估计，在美国治疗一名埃博拉住院患者的费用为每天 3 万美元[26]。尽管自 2001 年以来，为了应对生物威胁，美国在生物防御领域投入了 600 亿美元，但这一例输入性埃博拉病例显示出，美国的防范工作仍然存在严重缺口[27]。在 2013—2016 年埃博拉疫情暴发期间，IPC 经常要协调全院的准备和应对工作，以确保相关机构准备好识别、隔离和治疗相关病人。虽然此类事件凸显了 IPC 项目的重要性及其职责的多样性，但对许多医疗机构来说，埃博拉的威胁已经过去，对 IPC 项目的支持也已经过去。许多 IPC 项目的重点已经重新回到了预防 HAI 上，有关埃博拉病应对计划逐渐被忽视了。2015 年 APIC 的一项调查发现，92％的 IPC 项目负责人认为，他们在接收高致病性传染病患者方面比前一年准备得更充分[28]。虽然这令人感到鼓舞，但在 2013—2016 年埃博拉疫情暴发数年后的今天，医院和 IPC 项目是否给人以同样的感觉呢？在医疗卫生领域，非常需要真正受到支持的 IPC 项目，不仅是对日常 HAI 进行预防，而且是建立一个全面应对各种危害的手段。如本章所述，感染的预防和控制涉及与许多部门的合作，它们有的来自内部、有的来自外部，并在合作的基础上共同确保患者的安全。IPC 相当于医院内的哨兵，能够及时提醒医院内外的合作部门注意相关问题，从而使得各个部门可以形成一个集体，共同作出应对。生物威胁防范工作应该充分利用 IPC 项目，并将 IPC 作为控制疾病、提出相关医疗对策和监测疫情的重要资源。

8.6.2　侵入性医疗干预

虽然医学的进步使我们对抗疾病的能力越来越强，但某些侵入性治疗方式可能会造成重大的感染控制风险。托马斯·邓肯是美国第一个被诊断出埃博拉的患者，他在一家看似“普通”的医院接受治疗，这里的医生没有经过专门培训，这里也不具备在加强预防控制措施的条件下对病人进行处理的设施，他的治疗过程恰恰反映出这一困境。在他住院后的几周内，美国各地的医院都在讨论对这种传染病患者采取更具侵入性和风险的医疗干预措施时的安全和道德考量。手术、透析、插入中央静脉导管、通气、体外膜氧合作用（ECMO），甚至分娩等医疗干预措施都会给实施手术的工作人员带来风险。SARS 和 MERS 冠状病毒以及埃博拉病毒的暴发都对个人防护装备和隔离措施提出了挑战，导致这些方式需做出一定改变，从而在治疗过程中更好地保护医护人员和探访者，特别是那些容易产生气溶胶的干预性治疗，更需做出改变。这些疫情给利用现代医学和技术的救命能力提供了重要经验，但也暴露出对患有这些严重和罕见疾病的患者缺乏医疗干预的预案。今后的工作过程中应提高对这些疾病的重视，吸取相关的经验教训，提前针对这些疾病制定预案及治疗方案，使受影响的患者可以接受全面的医疗护理，医护人员可以以最低的风险开展这些工作。

8.6.3 指南间的冲突

美国的医院在应对埃博拉期间，在感染预防方面遇到的最具挑战性的问题之一，是与隔离、个人防护装备、消毒、医疗废物处理等有关的指南在不断演变。蓝带生物防御研究小组在其建议中强调了这一问题，并指出“需要一个标准化的过程，来制定和发布生物事件的临床感染控制指南[29]”。CDC 关于隔离预防措施的建议，特别是关于使用负压室/空气隔离和必要的个人防护装备的建议，在托马斯・邓肯住院后的几天里不断地在发展变化。作为感染预防人员，这几天的工作非常繁重，不仅要对工作人员进行适当的穿脱程序培训，甚至还要采购合适的个人防护装备。SARS 和 MERS 这样的新型疾病，也给公共卫生医疗系统及时提供合适的隔离建议带来了压力。虽然指南的这些变化是可以理解的，但相较于自然暴发的疫情，在生物攻击事件中，人们的恐惧和歇斯底里可能更加严重，IPC 建议的稳定性也就更加重要。医护人员不仅要对他们接受的培训有信心，而且要对个人防护装备的功效有信心。在未来，应努力强化整体流程，以便在关键时期有一个标准化的感染控制建议和指南。

8.7 生物防御工作中的感染控制：回报最高，但关注最少

生物防御和全球卫生安全工作，致力于加强应对传染病威胁的能力。这些工作对于预防、检测和应对生物事件是必不可少的，无论这些事件是故意的、意外的还是自然发生的。在这些计划中，关于感染预防和控制措施所扮演的角色与医疗机构内的项目所扮演的角色，存在着很大的差距。近年来有几份报告和建议指出，需要加强生物防御工作。约翰霍普金斯大学生物安全中心发表的《卫生部门高危传染病恢复力检查表》，指出了感染控制措施的重要性及意义，但该报告很少全面提及医院内部的项目。这份清单与蓝带生物防御研究小组的报告一样，重点关注感染控制措施的遵守情况，而忽略了医院内部项目的作用。在最近暴发的流感和医院制定的防范计划中也是如此。不幸的是，关于生物防御工作中的 IPC 文献往往是空白的，虽然我们应该更注重生物防御工作中较大的部分，但我们也不应该忽视 IPC 项目的使用。此外，医院已经有了这种工具，我们应该在准备工作中应用起来。目前有一种趋势，即聚焦感染预防和控制的程序，而忽视那些负责确保它们被遵循的程序。准备工作中的系统性差距，主要在于虽然引用了感染预防和控制的具体做法，但并没有说明这些项目及感染预防人员的作用，这显示

了从根本上缺乏对这些项目和医院内部运作方式的真正理解。生物防御工作本来就包括感染控制措施，因为它们是防止疾病传播的基础，但在 IPC 项目方面的不足不利于生物防御工作的展开。医院已经在努力践行 IPC 的规定做法以减少感染的传播。生物防御工作应该加强现有的 IPC 基础设施，并确保各项程序得到有效地遵守。如果医院在手部卫生清理和个人防护装备方面面临各种困难，那么它们将如何应对生物恐怖主义行为或流行病呢？

问题是双重的：目前对感染控制程序的遵守往往不符合标准，IPC 项目也经常没有得到充分的利用和/或优先考虑。生物防御工作应寻求努力加强感染预防和控制，并在现有 IPC 项目的基础上加强其流程，使之成为有效的工具。感染预防和控制是生物防御武器库中的一个重要武器，应与监测及医疗对策等一样被视为一个独立的组成部分。这些 IPC 项目已经较为完善，虽然它们侧重于 HAI 的日常问题，但它们可以用来更好地服务和加强美国的医疗基础设施，从而为生物防御做好准备。无论面对的是局部疫情、生物恐怖主义行为还是大流行，强化 IPC 项目及其具体流程都有利于公共卫生安全。

医院是面对各类生物事件的前沿阵地，其是否具有充分检测和应对此类威胁的能力，是导致阻止疾病传播还是促进疾病传播的关键。感染预防和控制措施，是现有的旨在阻止医疗护理期间疾病传播的准则和规范。医院内的 IPC 项目致力于确保工作人员接受并遵守这些做法，从而起到保护患者、访客和医护人员的作用。这些项目也是传染病监测的一个重要组成部分，是医院内连接不同组织的关键，对公共卫生监测有着重要贡献。SARS、MERS、埃博拉和多耐药微生物的暴发，都揭示了 IPC 的重要性和不遵守 IPC 将会导致的破坏性后果。如果继续不优先考虑 IPC 项目及其实践，继续忽视 IPC 在各类疫情和不断增长的生物威胁中能够发挥的作用，只会削弱对疫情和生物安全的准备和应对工作。防御生物威胁需要强有力的感染控制方法、规划，以及在突发公共卫生事件之前和突发公共卫生事件期间充分利用这些手段的能力。医疗卫生是一项至关重要的基础设施，如果医院成为疾病传播的放大器和导致患者不良结果的来源，那么影响将会是毁灭性的。感染预防和控制是应对所有生物威胁的必要资源，无论这些生物威胁来自何处。

参 考 文 献

［1］ Doyle T，Glynn K，Groseclose S. Completeness of notifiable infectious disease reporting in the United States：an analytical literature review. Am J Epidemiol. 2002；155（9）：866－74.

［2］ Centers for Disease Control and Prevention. Bioterrorism agents/diseases. 2017. https：//emer gency. cdc. gov/agent/agentlist. asp. Accessed 7 Apr 2017.

［3］ Centers for Disease Control and Prevention. Clean hands count for healthcare providers. 2017. https：//www. cdc. gov/handhygiene/providers/index. html. Accessed 19 May 2017.

［4］ Centers for Disease Control and Prevention. Standard precautions for all patient care. 2017. https：//www. cdc. gov/infectioncontrol/basics/standard－precautions. html. Accessed 19 May 2017.

［5］ Centers for Disease Control and Prevention. Handwashing：clean hands save lives. 2017. https：//www. cdc. gov/handwashing/show－me－the－science－hand－sanitizer. html. Accessed 16 June 2018.

［6］ California Department of Public Health. Reportable diseases and conditions. 2017. https：//archive. cdph. ca. gov/HealthInfo/Pages/Reportable Diseases. aspx. Accessed 10 July 2017.

［7］ World Health Organization. Five moments for hand hygiene. 2006. http：//www. who. int/gpsc/ tools/Five_moments/en/. Accessed 19 May 2017.

［8］ Korniewicz D，Kirwin M，Cresci K，Larson E. Leakage of late and vinyl exam gloves in high and low clinical settings. Am Ind Hyg Assoc J. 1993；54（1）：22－6.

［9］ Salath M，et al A high－resolution human contact network for infectious disease transmission. Proc Natl Acad Sci U S A. 2010；107（51）：22020－5.

［10］ Association for Professionals in Infection Control and Epidemiology－APIC. Rules for standard and isolation precautions. 2017. http：//professionals. site. apic. org/10－ways－to－protectpatients/follow－the－rules－for－isolation－precautions/. Accessed 3 April 2017.

［11］ Committee on the Development of Reusable Facemasks During an Influenza Pandemic，the National Academies. Reusability of facemasks during an influenza pandemic. Washington，

DC：The National Academies Press；2006.

[12] World Health Organization. Evidence of hand hygiene to reduce transmission and infections by multi - drug resistant microorganisms in healthcare settings. http：//www. who. int/gpsc/tools/ Five _ moments/en/. Accessed 19 May 2017.

[13] World Health Organization. WHO MERS - CoV global summary and assessment of risk. 2017. http：//www. who. int/emergencies/mers - cov/risk - assessment - july - 2017. pdf? ua=1. Accessed 28 July 2017.

[14] Munoz - Price I，et al SHEA expert guidance：isolation precautions for visitors. Infection control & hospital epidemiology. 2015. https：//shea - online. org/index. php/practice - resources/41 - cur rent - guidelines/422 - expert - guidance - isolation - precautions - for - visitors. Accessed 2 Aug 2017.

[15] Centers for Disease Control and Prevention. Infection prevention and control recommendations for hospitalized patients under investigation （PUIs） for Ebola virus disease. 2015. https：//www. cdc. gov/vhf/ebola/healthcare - us/hospitals/infection - control. html. Accessed 4 Feb 2017.

[16] Rogers S. Why can't I visit? The ethics of visitation restrictions - lessons learned from SARS. Crit Care. 2004；8 (5)：300 - 2.

[17] Centers for Disease Control and Prevention. Guidelines for isolation precautions：preventing transmission of infectious agents in healthcare settings. 2007. https：//www. cdc. gov/infectioncontrol/guidelines/isolation/prevention. html. Accessed 2 May 2017.

[18] Vastag B. Superbug stalked NIH hospital last year，killing six. The Washington Post. 2012. https：//www. washingtonpost. com/national/health - science/superbug - stalked - nih - hospital - lastyear - killing - six/2012/08/22/5be18b1a - ec66 - 11e1 - 9ddc - 340d5efb1e9c _ story. html. Accessed 28 July 2017.

[19] Centers for Disease Control and Prevention and the Healthcare Infection Control Practices Advisory Committee （HICPAC）. Guidelines for environmental infection control in health - care facilities. Morb Mortal Wkly Rep. 2003；52 (RR10)：1 - 42.

[20] Miller S，et al Implementing a negative - pressure isolation ward for a surge in airborne infectious patients. Am J Infect Control. 2017；45 (6)：652 - 9.

[21] Lax S，et al Bacterial colonization and succession in a newly opened hospital. Sci Transl Med. 2017；9 (391) https：//doi. org/10. 1126/scitranslmed. aah6500.

[22] Centers for Disease Control and Prevention. SARS，infection control in healthcare facilities. 2005. https：//www. cdc. gov/sars/guidance/i - infection/healthcare. html. Accessed 14 July 2017.

[23] Erasmus V，et al. A qualitative exploration of reasons for poor hand hygiene among hospital workers lack of positive role models and of convincing evidence that hand hygiene prevents cross - infection. Infect Control Hosp Epidemiol. 2009；30（5）：415 - 519.

[24] Reed D，Kemmerly S. Infection control and prevention：a review of hospital - acquired infections and the economic implications. Ochsner J. 2009；9（1）：27 - 31.

[25] Dick A，et al. A decade of investment in infection prevention：a cost - effectiveness analysis. Am J Infect Control. 2015；43（1）：4 - 9.

[26] Sun L. Cost to treat Ebola in the U. S.：$1. 16 million for two patients. The Washington Post. 2014，November 18. https：//www. washingtonpost. com/news/post - nation/wp/2014/11/18/cost - to - treat - ebola - in - the - u - s - 1 - 16 - million - for - 2 - patients/?utm _ term=. e6a9091e93d8. Accessed 29 Jan 2017.

[27] Hayden E. Biodefense since 9/11：the price of protection. Nature. 2011；477：150 - 152. http：//www. nature. com/news/2011/110907/full/477150a. html. Accessed 30 July 2017.

[28] Association for Professionals in Infection Control and Epidemiology - APIC. Ebola preparedness one year later：a poll of APIC members. 2015. https：//apic. org/Resource _ /TinyMceFileManager/Topic - specific/APIC _ Ebola _ Survey _ Results _ November _ 2015. pdf. Accessed 15 Aug 2017.

[29] Blue Ribbon Study Panel on Biodefense. Recommending and promoting changes to U. S. policy and law to strengthen national biodefense while optimizing resource investments. 2015. http：// www. biodefensestudy. org/. Accessed 8 July 2017.

[30] Bloomfield SF，et al. The effectiveness of hand hygiene procedures in reducing the risks of infections in home and community settings including handwashing and alcohol - based hand sanitizers. Am J Infect Control. 2007；35（10）：S27 - 64.

[31] Boyce J，Pittet D. Guidelines for hand hygiene in health - care settings：recommendations of the healthcare infection control practices advisory committee and the HICPAC/SHEA/APIC/IDSA hand hygiene task force. Am J Infect Control. 2002；30（8）：S1 - 46.

[32] Grayson ML，Jarvie LJ，Martin R，Johnson PD，Jodoin ME，McMullan C，et al. Significant reductions in methicillin - resistant Staphylococcus aureus bacteraemia and clinical isolates associated with a multisite，hand hygiene culture - change program and subsequent successful statewide roll - out. Med J Aust. 2008；188（11）：633 - 40.

[33] Johns Hopkins University Center for Health Security. Health sector resilience checklist for high - consequence infectious diseases - informed by the domestic US Ebola response. 2017. http：//www. centerforhealthsecurity. org/our - work/pubs _ archive/pubs - pdfs/

2017/HCID _ Final _ Report _ 05. 23. 2017. pdf. Accessed 22 June 2017.

[34] Occupational Safety and Health Administration. Ebola: control and prevention. https: //www. osha. gov/SLTC/ebola/control _ prevention. html. Accessed 8 July 2017.

[35] Quinlan B, Loughrey S, Nicklin W, Roth V. Restrictive visitor policies: feedback from healthcare workers, patients, and families. Hosp Q. 2003; 7 (1): 33 - 7.

[36] Rutala W, Weber D. Disinfection and sterilization: an overview. AJIC. 2013; 41 (5): S2 - 5.

[37] World Health Organization. Standard precautions in healthcare. 2007. http: //www. who. int/csr/resources/publications/EPR _ AM2 _ E7. pdf? ua=1. Accessed 19 May 2017.

第 9 章 高致病性微生物感染患者的临床管理

Thomas Kratz, Bruria Adini, August Stich, and René Gottschalk

9.1 引言

为患有高危传染病（HCID）的患者提供临床护理具有较大的挑战性。高危传染病患者的治疗往往较为复杂，并且缺乏相关研究基础和治疗经验。即使对高危传染病患者实施了最好的重症监护治疗，使用了最先进的治疗资源，但这类患者的死亡率大多仍然非常高。另一方面，作为一名医护人员，因在治疗过程中需要使用个人防护装备，可能会影响他们为患者提供及时有效治疗的意愿。生物武器制剂导致高危传染病一般较为罕见，高毒性的微生物是导致高危传染病的主要原因（见表 9－1）。

表 9－1 可能需要高水平控制的 HCID 病原体

病原体	疾病	美国生物安全等级(BSL)[a]
中东呼吸综合征冠状病毒(MERS－CoV)	中东呼吸综合征(MERS)	3
严重急性呼吸综合征冠状病毒(SARS－CoV)	严重急性呼吸综合征(SARS)	3
鼠疫杆菌	肺鼠疫 腺鼠疫 鼠疫脑膜炎 鼠疫败血症 其他形式的鼠疫	3
天花病毒(VARA)	天花	4

T. Kratz (✉) · B. Adini · A. Stich · R. Gottschalk
Federal Information Centre for Biological Threats and Special Pathogens, Robert Koch－Institute, Berlin, Germany
e－mail: KratzT@rki. de; august. stich@medmissio. de; rene. gottschalk@stadt－frankfurt. de

续表

病原体	疾病	美国生物安全等级(BSL)[a]
猴痘病毒(MPXV)	猴痘	4
克里米亚-刚果出血热病毒(CCHFV)	克里米亚-刚果出血热(CCHF)	4
埃博拉病毒(EBOV) 苏丹病毒(SUDV) 塔伊森林病毒(TAFV) 本迪布焦病毒(BDBV)	埃博拉出血热	4
马尔堡病毒(MARV) 拉夫病毒(RAVV)	马尔堡病毒病(MVD)	4
拉沙病毒(LASV)	拉沙热	4
美国 BSL 要求为 4 且可引起病毒性出血热的其他病毒(例如 Junín 病毒、马丘波病毒)		

[a]实验室生物安全等级根据：https://www.cdc.gov/biosafety/publications/bmbl5/ bmbl5_sect_iv.pdf。

本章重点讨论高质量的病人护理及感染预防控制，同时还讨论了高危传染病的大规模伤亡管理策略。

9.2 对可能需要严格隔离的 HCID 患者的初步处理

HCID 患者的初步处理方法不同，场景可能包括以下几类。

(1) 患者作为疑似病例主动出现在医疗机构

这可能包括没有与重大感染源接触的"健康担忧者"。特别是在大规模伤亡的情况下，"健康担忧者"可能会减缓对真正受影响患者的临床处理[1]。此外，病人和工作人员的流动以及医院的建筑容量也有着重要作用。

(2) 救护车将病人作为疑似病例送往医疗机构

这种情况可能是最容易处理的。在高级别隔离病房和其他三级医院的标准操作程序（SOP）中，对患者和人员流动、区域管理和防护措施（如穿戴个人防护装备）都有着相当严格的规定。

(3) 病人入院进行鉴别诊断（如疟疾、流感），当病人还在医院或已经离开医院时被诊断出来为 HCID

HCID 在非洲和西方世界的二次传播经常发生这种情况。例如：

• 2015 年 5 月，一名患者从利比里亚经摩洛哥前往美国，因喉咙痛、发烧和疲劳住院。据报道，他没有说自己曾前往西非，并于当天出院回家。三天后，由于病情恶化，他再次入院，被确诊为拉沙病毒感染阳性，并最终死于拉沙热[2]。

• 2016 年 3 月，一名被初步诊断患有疟疾的患者从多哥被医疗疏散至德国。在他死后，对他的尸体重新进行了检测，发现他感染了拉沙病毒。处理尸体的殡葬人员也感染上了这种病毒，患上了拉沙热，最终通过接受利巴韦林和法比拉韦的实验性治疗存活了下来[3,4]。

• 2016 年 8 月，一名男子因高热、腹痛、不适、恶心和腹泻就诊于西班牙马德里的一所大学医院。他的病情急剧恶化，出现了多器官功能衰竭，尽管接受了重症监护治疗，但最终还是死亡。所有常规感染的检查均为阴性。经回顾性确认，他被诊断为克里米亚-刚果出血热。一名曾协助对该病人进行气管插管的护士也感染了克里米亚-刚果出血热，该护士最终经利巴韦林治疗后存活[5]。

患者可能在任何级别的医疗机构就诊。最初面对 HCID 患者的医生很可能是在他的医疗生涯中第一次看到 HCID 的临床表现。因此，必须立即得到在传染病方面有经验的医疗专业人员以及附近的定点医院的技术支持。各国高级别隔离点（HLIU）的数量和床位容量差异很大[6]。在 2013—2016 年西非埃博拉出血热暴发期间，由于本国缺乏合适的隔离场所，非欧盟/美国公民的医疗后送成为一个问题[7]。

感染防控措施至关重要。有关内容的进一步说明，请参阅第 8 章。因疑似病原体的不同所采取的具体措施也不相同。病毒性出血热（VHFs）的致病病原体，如埃博拉病毒和拉沙病毒稳定性较低，飞沫传播起着关键作用[8]，因此，有关 EVD 的国家和国际指南建议，在未穿戴个人防护装备的情况下（如在患者筛查时），安全距离为 1.5～2 米，以避免通过飞沫传播[9,10]。如果必须与患者和/或他的体液发生接触，则必须佩戴个人防护装备。有关个人防护装备的建议，请参阅 9.7 节。

任何级别的医疗机构都应在其应急准备计划和 SOP 中包含对疑似和确诊 HCID 病例的初步处理。这些程序在不同的医院之间可能有较大的差异，这取决于医院的人员和机构内部的建筑结构等因素。

9.3 区域管理

HCID 患者接受医疗护理的地点有可能受到高度污染，所以进入该地点任何时候都应该穿戴好个人防护装备。应非常明确地界定感染风险较低并作为供应基地的区域（如储藏室、工作人员室）与高风险区域（患者护理场所）。2013—2016 年 EVD 的暴发表明，不良的区域管理是一个重要的感染源[11]。

区域管理有不同的概念。例如：

• 在实地设置的 EVD 治疗中心，通常定义“低风险区”和“高风险区”。

• 德国在处理 HCID 时，对红色区域（病人污染区）、黄色区域（内室）和绿色区域（外室/非污染区）进行了区分[12]。

内室（“黄色区域”）为 PPE 去污和脱衣留出了空间（见图 9－1）。

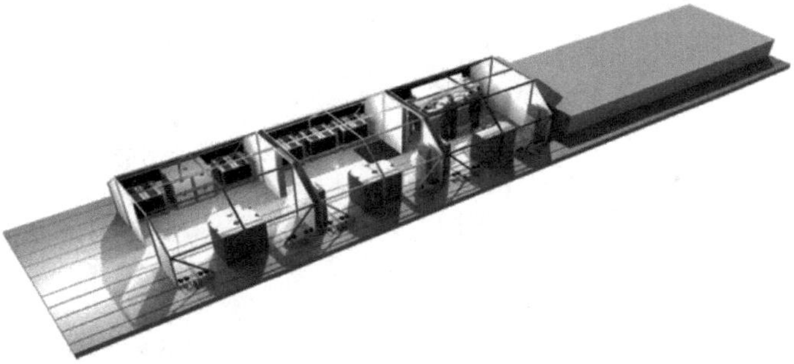

图 9－1　区域管理实例：医疗后送飞机“罗伯特·科赫”。患者在红色区域由穿着 PPE 的工作人员治疗。黄色区域为 PPE 去污脱衣区。工作人员可以在绿色区域穿戴 PPE 和储存物资（见彩插）

9.4　支持治疗

支持性治疗应基于明确的计划和指南，如重症监护和败血症管理的计划和指南（http：//www. survivingsepsis. org）。此外，应参考国家和国际（WHO）对特定疾病的具体指导方针和治疗建议。重症监护在很大程度上取决于有限护理环境中的可用资源。有证据表明，强化护理可以改善临床结果：在 2013—2016 年 EVD 暴发期间，在 20 名被医疗疏散的患者中，有 16 人幸存下来，病死率为 20％[13]。而另一方面，几内亚、塞拉利昂和利比里亚的所有有临床结果记录的确诊病例的总体病死率为 63％[14]。此外，马尔堡病毒病的病死率在 1967 年西德发生的一次疫情中（当时进行了支持治疗和频繁抽血进行临床监测）为 22％，在 2005 年安哥拉的一次疫情中为 88％[15,16]。

表 9－2 中未列出的一种重症监护手段是体外膜氧合，法国在治疗一例中东呼吸综合征患者时使用了这种方法[19]。SARS、MERS 和肺鼠疫主要影响呼吸系统。一项长期随访研究表明，受成人呼吸窘迫综合征（ARDS）影响的病人可以

从体外膜氧合中获益[20]。指定的体外膜氧合中心有相应的设备和具有资质的工作人员。这些中心的目录可以在 https：//www. elso. org/上找到。

表 9－2　2013—2016 年西非埃博拉病毒病暴发期间，埃博拉病毒病治疗机构报告提供的支持性措施[13,17,18]

机构	现有的支持性护理措施
戈德利希治疗中心（塞拉利昂）	持续床边护理 持续血压/心率/呼吸频率监测 脉搏血氧测量 动静脉插管 鼻胃管灌食 有创通气 持续肾脏替代疗法 生化和血液诊断 超声 X 线平片
马萨斯卡埃博拉治疗中心（塞拉利昂）	鼻胃管灌食 床旁超声 骨髓内输液 复苏
法兰克福高级别隔离点（德国）	持续床边护理 持续血压/心率/呼吸频率监测 脉搏血氧测量 动静脉插管 中心静脉插管/放置支架 导管 有创通气 肾脏替代疗法 生化和血液诊断 超声 X 线平片

9.5　特定治疗

HCID 的具体治疗方法通常为试验性和/或仅作为同情使用。缺乏进展的部分原因是缺少患者和昂贵的大规模临床试验，因此无法获得国家药品主管部门的定期药物批准。例如，使用利巴韦林治疗拉沙热，主要基于 20 世纪 80 年代进行的一项没有对照组的小型临床研究[21]。然而，根据 WHO 的规定，本章涉及的 HCID 没有一种被列为被忽视的热带病[22]。表 9－3 列出了 HCID 的特定治疗示例。

表 9-3　HCID 的具体治疗、接触后预防和疫苗示例（均为试验性）

疾病	治疗方法	接触后预防	疫苗	国际治疗指南
肺鼠疫	喹诺酮类、氨基糖苷类、四环素类、复方新诺明[23,24]	喹诺酮类，复方新诺明[23,24]	基于 F1 和 V 抗原的亚单位疫苗[25]	WHO 指南可用[23]
天花	Brincidofovir[26] Tecovirimat(ST-246)[27]	天花疫苗[28]	天花疫苗（WHO 应急储备的"SVES"可用）[29]	
克里米亚-刚果出血热	利巴韦林[30] Favipiravir[31]			WHO 指南在研[32]
埃博拉出血热[a]	ZMapp[33] Favipiravir[34]	VSV-ZEBOV 疫苗[35]	VSV-ZEBOV ChAd3 疫苗[36]	WHO 指南可用[37]
拉沙热	利巴韦林[21] Favipiravir[38]	利巴韦林[39]		

欲了解更多详情，请参阅有关特定疾病的章节以及国家和国际指南。

[a]在 2013—2016 年西非 EVD 暴发的背景下，研究活动主要集中在埃博拉病毒，而没有针对其他丝状病毒（SUDV、TADF、BDBV）或马尔堡病毒（MARV、RAVV）。因此，对于未来由 EBOV 以外的丝状病毒引起的流行病，在特定治疗和疫苗接种方面仍存在重大研究空白[40]。

国内和国际指南中很少提到针对 HCID 的特定治疗方法。上述某些特定治疗方法更常用于治疗较为“常见”疾病，从而提供更多的安全数据，并便于药品采购，例如：

- 抗细菌感染的抗生素如喹诺酮类/四环素类/复方新诺明；
- 口服利巴韦林治疗丙型肝炎；
- 法匹拉韦抗流感。

另一方面，很少使用的药物或商业上未开发的药物（所谓的“孤儿药”）的采购和储备是一个挑战。国家和州政府都倾向于做“自己的事情”，协同作用并没有得到落实，这对有效的储备是不利的[41]。药品采购应考虑到与药品制造商及公共卫生/药品/海关部门建立联系，如果可以，还应考虑从同情使用计划中获益。关于此类计划的例子，请参考文献［42-44］。

9.6 尸体管理

处理尸体是一项高风险的工作，但尽管管理尸体的工作人员（如殡仪员）可能面临与医务人员相同的风险，他们很少接受过与医务人员相同水平的培训。就 EVD 而言，在尸体中发现的病毒载量最高[45]，因此处理尸体时配备训练有素的工作人员和正确的个人防护装备是至关重要的。所有涉及与尸体和/或体液接触的流程都应穿戴个人防护装备进行。应避免所有可避免的程序（如防腐）。尸体应放置在尸袋中。在处理尸体时，应尊重文化差异，因为处理尸体可能会给人们带来一定的创伤。例如，在西非 EVD 暴发期间，埋葬队就遭到了攻击[46]。尸体、尸袋和周围环境的消毒程序及埋葬程序取决于致病病原体。例如，鼠疫耶尔森菌虽然在空气中很敏感，但在 35 ℃的条件下可以在尸体中存活 2 个月[47]。最近，红十字国际委员会更新了灾害背景下的尸体管理指南[48]。世卫组织针对 EVD 的尸体管理/埋葬指南也已经出台[49]。

9.7 个人防护装备

有关常规预防措施的进一步说明，请参阅本书第 8 章。个人防护装备应该安全、好用、合适。选择“合适的”个人防护装备是很复杂的，主要有以下几个因素：

• 国内和国际对个人防护装备建议各不相同。例如，在西非埃博拉疫情暴发期间，WHO、CDC、MSF 和其他机构关于个人防护装备标准存在差异[50]。

• 材料和合格的工作人员方面的数量也因地而异。

• 各国的安全工作条例有所不同（例如，限制轮班时间）。

• 在可能发生生物武器攻击的情况下，致病病原体大概率是未知的（未知的病原体或更复杂的情况，未知的化学/生物/放射性/核 CBRN -光谱剂）或是多重耐药的（例如：多重抗性的鼠疫耶尔森菌）。不同病原体的颗粒大小差异很大，影响了对适宜呼吸器的选择。例如，如果发生未知的 CBRN -光谱剂攻击时，不能排除化学剂，应考虑使用自给氧式呼吸器。

个人防护装备的种类有：

• 防护服/工作服、FFP2/3（或 N95/N98）口罩/呼吸器、双层手套、护目镜/面罩和其他辅助物品（如围裙、橡胶靴）。这些个人防护装备价格低廉，可广泛使用，世卫组织已为感染丝状病毒（如 EBOV）的病人制定了临床护理标准：http：// www. who. int/csr/resources/publications/ebola/ppe - guideline/en/。

问题在于，这种个人防护装备是由单一的部分组成的，其中每个部分通常都是根据标准（在欧盟：EN 标准）进行测试的。在实践中，由于穿上、脱下和净化个人防护装备的复杂性，已经发生了损害生物安全的错误[51]。此外，由于 FFP2/3（或 N95）口罩/呼吸器不能对化学制剂进行过滤，因此不能使用某些特定的去污剂（如过氧乙酸）。最后，由于缺乏通风，经常出现热衰竭，因此佩戴时间有限[52]。

• 电动空气净化呼吸器（PAPR）在欧洲 HLIU 和欧盟 EN 标准 12941 中经常使用[53]。根据具体的类型，它们大多很容易穿脱。作为供氧装备，PAPR 穿戴舒适，可延长工作时间[54]。并且可以使用去污剂清洗，只要这种去污剂与所选择的过滤器兼容。然而，PAPR 相当昂贵，因此在资源匮乏时可能无法获得。

• 自给式呼吸器经常被西方国家的消防队使用（例如，在烟雾弥漫的地方或被化学毒剂污染的地方进行作业）。这种装置笨重，使用复杂，佩戴时的操作时间非常有限，而且根据国家工作安全条例，只有通过资质体检的工作人员才能使用。因此，在其他个人防护装备（如 PAPR）的过滤器不能防护相关泄漏制剂的情况下，才应选择自给式呼吸器[54]。

在发生与 HCID 相关的事件前，尽可能明确在不同的情况下应选择的个人防护装备。

案例 1：德国 HLIU 的个人防护装备选择

在德国，个人防护装备的选择主要是由法规规定的（例如《生物物质条例》或生物物质技术法规——TRBA）。TRBA 第 250 号附件 1 描述了在 HLIU 中必须采取的感染预防和控制措施。其中，符合 EN 12941 标准的 PAPR 是强制性的。德国七个 HLIU 中的每一个都有自己的 PAPR。防护服和通风罩的组合被作为综合系统进行使用。

案例 2：以色列大规模伤亡管理中个人防护装备的选择

在以色列，医疗急救人员和医院小组在各类紧急情况下使用的个人防护装备类型，由以色列卫生部决定。决定的依据是每种病原体的致死率、是否有特定的有效治疗方法、发病程度和传染性水平。对于不能在人与人之间传播的病原体（如炭疽芽孢杆菌），需要标准的飞沫防护措施，包括外科口罩、防护眼镜/面部防护，以及在进行涉及气溶胶暴露的操作（如抽吸分泌物）时穿上防护服。在大流行期间，需要进行气溶胶防护，特别是当疾病的致死率相对于季节性流感更高时。这种防护包括外科口罩（至少每 4 小时更换一次），衣服外罩防护服，防止接触黏膜、血液分泌物和液体的手套以及仅在进行有可能喷到黏膜上的活动时戴保护镜。在可能出现气溶胶的情况下，需要佩戴 N95 口罩（例如，空气传播感染的情况）。只有病情非常严重的患者，才由佩戴最严格的个人防护装备（包括负压防护系统和通风罩）的工作人员进行治疗。

9.8 去污与消毒

本章涉及临床管理中的去污消毒问题。关于去污能力及设备的常规建议，请参考本书第 6 章。应根据病原体和不同的位置（个人防护装备、表面、医疗设备、皮肤/黏膜或眼睛、环境净化）来选择去污剂。对病原体（细菌、病毒或真菌）进行处理时，应考虑采取国际和国内关于去污剂的建议。“最难处理的病原体”是炭疽杆菌，它在大多数环境中都极其稳定[55]。

关于个人防护装备的消毒，有文件详细说明了它们在 CBRN 站点（“热区”）的应用和消毒情况[56]。另一方面，在对 HCID 患者进行临床管理后，如何对个人防护装备进行消毒是较为复杂的。关于 EVD，CDC 目前建议，对戴手套的手以及个人防护装备上明显脏污的部分进行消毒。PAPR 应按照制造商的建议进行清洁和消毒[57]。在德国的高级别隔离点，PAPR 在使用后会被系统地消毒。例如，2014 年在德国汉堡护理一例 EVD 病例时，个人防护装备在使用后，采用 2%高氯酸冲洗 2 分钟，静置 7 分钟，然后再次冲洗掉酸残留物的方法，进行了消毒[17]。

如果表面多孔和/或涉及医疗设备，表面去污会较为复杂。Krauter 等[58]研究了生物污染事件后的一般去污策略。

WHO[59]和 RKI[60]详细研究了医疗设备的消毒方法，并分为：

- 既不侵入皮肤也不接触黏膜的非关键设备（如心电图电极）；
- 与黏膜接触的半关键设备（如窥镜、胃镜）；
- 具有侵入性的关键设备（如牵开器、套管针）。

消毒时应参阅有关指引，以充分对医疗仪器消毒。

皮肤、黏膜或眼睛的消毒主要适用于被生物武器（如炭疽芽孢杆菌）直接感染的情况。请参考本书第 6 章以及 Krauter 等人的研究[58]。

对皮肤、粘膜或眼睛消毒时，需遵守通用预防措施（见本书第 8 章）。由于粘膜和眼睛很脆弱，对它们进行消毒是一个特别的挑战。对于粘膜消毒，德国的《埃博拉病毒病框架》中推荐使用盐酸辛替定/苯氧乙醇、含氯必定的药物或聚维酮碘复合物（7.5%）（如 Octenisept®、Skinsept mucosa®、Braunol®）。对于眼睛的消毒，5%的聚维酮碘复合物较为合适[61]。一种特殊情况是意外接触到液体，例如传染性液体溅到未受保护的皮肤或眼睛上，或被针扎伤。医疗机构应针对此类事件制定明确的 SOP。

有关环境消毒，请参阅本书第 6 章。这一主题由 Franco 和 Bouri 进行了进一步的详细讨论[55]。

9.9 实际案例：德国埃博拉出血热和拉沙热

（1）2014 年德国的埃博拉出血热

医护人员（HCW）的感染是西非 EVD 暴发的一个重要且令人悲伤的结果。截至 2015 年 3 月 31 日，有 815 名医护人员感染了 EVD。在有记录的 635 名医护人员中，418 人（65.9%）死亡[62]。2014 年，共有 3 名医疗后送的医护人员在德国的 HLIU 接受治疗，其中有 2 人幸存下来。这些患者接受了实验性的疗法，并可能从重症监护中受益。感染预防和控制的措施得到了遵守。照顾病人的工作人员佩戴了 PAPR 作为个人防护设备。德国既没有发生二次感染，也没有出现输入病例[17, 18]。尽管有这一幸运的流行病学“结果”，但在德国出现了一场由恐惧驱动的情绪化辩论[63]。公共卫生部门做出了巨大的努力来加强对该疾病的应急准备，并由德国罗伯特-科赫研究所（RKI）牵头发布了一份详尽的文件——《EVD 框架》[64]。2014 年 11 月，德国设计并启用了一架先进的医疗后送飞机，该飞机拥有在机上执行综合重症监护措施的资源，但由于与 EVD 有关的人道主义危机结束，该飞机已被拆除[65, 66]。

（2）2015 年德国拉沙热

2016 年 2 月，一名在多哥工作的 46 岁医护人员出现发烧、不适和喉咙痛的症状。他被送入一家当地医院，并立即开始了疑似疟疾的治疗。由于临床症状恶化，近两周后，他被从多哥后送至德国，被德国科隆大学医院收治。到达这家医院后，病人的临床状况急剧恶化，导致病人在入院后不久死亡，尸检未发现潜在的传染病。同时，在对病例的肝脏标本进行组织学检查后，怀疑为病毒性出血热。血液和肝脏样本被送往德国汉堡的 Bernhard Nocht 热带医学研究所作了进一步分析。该研究所通过 PCR 证实病人为 LASV 感染，尸体也因此被火化[67]。

一名处理原发病例尸体的殡仪馆工作人员感染了该疾病，据报告他戴了手套，也不记得曾接触过死者的体液。在接触尸体时，他有重叠的上呼吸道感染的临床症状。接触后 8 天，LASV 的第一次 PCR 结果为阴性。随后的一次 PCR 呈阳性，该工作人员被送入法兰克福的隔离病房。他接受了利巴韦林和法比拉韦的实验性疗法，从发病后的第 7 天起，临床症状有了好转，发烧得到缓解，并最终活了下来[4, 68]。

这是非洲以外首次有记录的 LASV 感染传播。该病例强调了对 HCID 进行快速和有力诊断的必要性，以及在不能排除 HCID 的情况下需通过使用个人防护装备保持适当的感染预防和控制措施。该事件还表明，如果卫生防护当局（HPA）能够迅速有效地做出反应并采取有效的感染控制措施，则可以成功地防止更大规模的暴发。困难与接触者不可靠有关，他们不遵守相关的防疫控制措施，从而导致接触者人数增加。此外，一个教训是，在集中协调推动下，不同相关部门之间的信息应迅速共享[69]。

9.10 公共卫生部门的作用

在临床管理和公共卫生部门的 HCID 专业知识之间应建立良好的对接。例如，为了转诊病人，医疗机构可能需要一辆隔离运输救护车，因此需要公共卫生部门的协助协调。对于接触者的追踪活动，公共卫生服务部门需要由医疗机构从受影响的人那里收集的信息。HPA 负责对医疗机构以外的与受感染患者有关的任何问题，以及限制二次传播。尽管对 HCID 的了解越来越多，但治疗这些患者的医生和 HPA 仍然面临着重大挑战。

德国于 2014 年成立了高传染性、威胁生命疾病能力和治疗中心常设工作组（STAKOB）。它重新组合了来自所有七个 HLIU（主要是传染病专家）和七个相应的 HPA 的 HCID 专家[70]。STAKOB 成员 HLIU 和 HPA 分散分布在各州。此外，来自联邦疫苗和生物医学研究所、联邦外交部医疗部门、德国联邦武装部队医疗部门以及其他部门的专家也参与了活动。STAKOB 办公室隶属于罗伯特-科赫研究所。每年举行两次定期会议，在发生危机的情况下，会临时补充召开电话会议。除了专业交流和应急准备活动外，STAKOB 还参与了为 2014 年疏散到德国的三个 EVD 病例提供医疗服务，以及应对 2015 年在德国发生的拉沙热（见上文案例描述）。

9.11 HCID 大规模伤亡管理的特殊性：以以色列为例

9.11.1 峰值容量

HCID 的暴发可能会迅速发展，需要对可能出现在医院的大量伤亡人员进行管理。要做好大量病人涌入急诊科（ED）的准备，扩大医院各种设施的应急能力，包括 ED、重症监护室、住院部和实验室能力[71, 72]。然而，与自然灾害或其他类型的紧急情况相比，HCID 的暴发带来了不同的挑战，因为患者不一定是在短时间内同时出现在急诊科，而是在较长的时间内不断出现的[65]。患者传播感染的风险较高，有可能将疾病传播给工作人员或其他住院的患者。因此，管理人员需要考虑到这类事件中，指定的基础设施和设备（即隔离设施）、通信措施和感染控制手段等措施峰值容量的独特性[65,73]。

建议考虑设立指定的“生物急诊科”，与常规急诊科分开，以便于采取安全措施，防止工作人员和其他同时到医院的病人受到感染。无论决定运营指定的“生物急诊科”还是在常规急诊科接收患者，都应扩大场所、资源、基础设施和医务人员的能力，以便能够管理可预期的众多病人[72,74]。

与常规情况相比，因住院病人过多，可能需要对住院政策进行修改，以优化整体资源[75, 76]。例如，需要给肺供气的患者的数量，可能上升到常规时期平均人数的 3～4 倍，使重症监护室（ICU）无法治疗所有的病人。因此，需要指定拥有所需人工供气基础设施的场所（如门诊外科或中危病房）扩大其能力，以接诊更多患者。

选择性活动和流动活动可能会减少，在极端情况下，可能会完全停止。一般的住院准则可能会被修改，如限制分娩或手术后的住院时间，并可能改变护理标准[76]。从修改后的项目中获得的资源可以重新定向投入 HCID 大规模伤亡处置中。

为了克服医院病床短缺的问题，可能需要在医院内增加一些设施作为入院或住院地点。医院的临时病房可以设置在如餐厅、门诊部、图书馆或其他足够宽敞的区域，并进行一定的改造。然而，住院病人的范围依旧可能超过医院的整体容量，因此有必要运营辅助设施，如老年医院、养老院、社区诊所，甚至酒店，这些场所都可以临时作为医院的扩展场所[77, 78]。

9.11.2　分诊

患者分诊是管理 HCID 大规模伤亡事件的关键，可以防止超载并促进资源的有效分配[79]。分诊的主要目的是确定那些必须接受医疗救治才能存活的患者，从而尽可能地挽救更多患者的生命[79,80]。在 HCID 事件中，分诊的重点是将那些需要立即进行医疗干预的重症和危重病人，与其他可以被推迟治疗或能够在其他设施中进行治疗的伤员区分开来[81]。在 HCID 情况下，分诊的另一个目标是以最佳方式利用现有资源（即人力、设备或基础设施），来缓解混乱并恢复秩序，以便在最短的时间内恢复正常的操作和医疗服务水平[82]。

分诊过程对医护人员来说是一个巨大的挑战，因为分诊过程是在许多病人同时到医院就诊的潜在压力下进行的。工作人员需要在生物安全预防措施和规章制度下工作，与正常操作模式的偏离构成了一个复杂的挑战。对患者准入的常规模式的修改，工作人员在操作时需要穿戴个人防护装备，这些都会带来一定的困难[83, 84]。

必须确定分诊地点，以便将患者引导到适当的急诊科。应指定一名高级内科医生或儿科医生（根据指定的地点）为分诊医务人员，负责管理分诊操作并将每个患者引导到适当的治疗地点。保持冷静，遵守应急原则，领导对病人的初步分类，是 HCID 事件有效应急管理的重要组成部分[85]。

由官方机构，如紧急医疗服务（EMS）或其主治医生转到医院的病人，应立即转到“生物急诊科”，独立到医院的病人应根据分诊医务人员的决定转到“生物急诊科”。

急诊科初步治疗的目的是提供紧急（挽救生命）治疗，并决定病人是否需要住院治疗或可以出院在社区接受护理[83]。分诊必须得到严格执行，只有在资深医生的决定下，病人才能从急诊室转到住院治疗。因此，医院需要确保只要情况持续存在，就必须有高等级工作人员全天候在急诊室工作[71]。

9.11.3 医院事件指挥中心的部署

由于大量患者的涌入可能会超过医院的承受能力，并且为了实现资源的优化管理，需要在 HCID 流行时建立事件指挥中心[72]。事件指挥中心负责为医疗队提供支持，使他们能够在资源短缺的情况下实施最佳医疗服务[71]。该中心的主要任务是在临床和组织方面更新和指导医院工作人员的操作模式；保持与内部和外部机构的持续联系；妥善分配人力、设备等资源；监测患者入院情况；管理人员和住院病人的保护措施的分配；协调影像和实验室能力的加强。

9.11.4 大规模伤亡管理中的隔离设施

必须确保负压空气感染隔离设施和气溶胶密封门窗等，符合治疗 HCID 患者功能的技术要求[86, 87]。尽管许多国家已经拥有了此类措施，使其能够安全地接纳和治疗感染生物制剂的病人，但只有少数国家的设施能够容纳大量此类病人的涌入。因此，预计到医院就诊的患者数量将大大超过现有的隔离能力[6,88]。考虑到安装符合管理 HCID 事件隔离设施的高成本，有理由认为目前的基础设施不会有大的改变。因此，需要改进操作模式，以有效促进大规模伤亡 HCID 事件的管理，同时维护医院工作人员和其他住院病人的安全，例如在医院指定专门为HCID病人服务的区域。

Miller[87]报告说，可以设计一个临时指定的负压隔离病房，并在医院内一个单独的预先确定的位置运行。然而，在他们的研究中，该病房仅运行了 24 小时，他们对这样的设施是否也能在更长的时间内发挥作用存在一些怀疑。

9.11.5 增援资源

9.11.5.1 员工

对医院人员的增援主要有内部和外部两个来源。内部增援应以冻结休假、培训、教育计划、参加医疗机构以外的大会或其他活动为基础，同时可以修改/扩大工作班次（与员工和/或工会达成协议后），以及将以前分配到选择性服务或流动服务的人员重新分配到新设立的病房[89]。外部增援可以包括医学或护理专业的学生，以及招聘仍然精通其基本专业的退休人员。医院应确定可由社区志愿者从事的领域/活动，并确定医院附近有哪些可用的潜在志愿者。

管理人员不仅要考虑在任何时候、在几天或几周的漫长时间内所需的工作人员数量，还必须有计划来应对伴随 HCID 暴发的恐惧和焦虑[65]。疾病的严重性、缺乏有效的治疗方法以及潜在的高传播性，都可能会造成工作人员对其安全的担忧，甚至引起对整个系统，特别是对医院管理部门的不信任[90]。

9.11.5.2 设备

在大规模伤亡事件中，常规的医疗设备和装置可能不足，因此每个医院都需要提前规划好解决不足的方法，例如呼吸机和个人防护装备的不足[74]。治疗中，应尽可能使用电动呼吸机，但由于需要肺供气的病人数量过多，也可能需要使用手动呼吸机。根据病原体的类型，还需要在呼吸机上安装适当的过滤器。除此之外，需根据预计到医院就诊的病人数量，制定好相关药物的采购计划。然而，在艰苦的条件下，考虑到资源的稀缺性，一些程序可能不会提供给患者，例如，尽管在 2009 年 H1N1 流感大流行中，体外膜吸氧被证明切实有效[71]，但在 HCID 大规模伤亡事件中，可能会决定不提供体外膜吸氧。

为维持 HCID 管理能力而应购买的设备类型和数量，需要综合考虑风险、应对患者激增的能力以及存储和管理设备的成本[74]。一项重大的挑战是平衡好持续准备，与尽量减少浪费和销毁（并因此替代）过期药物或其他材料之间的关系[71,74]。

9.11.5.3 培训

培训和教育对于确保医务人员管理 HCID 大规模伤亡事件的能力至关重要[91]。在 HCID 疫情期间，医院人员所需的知识包括：熟悉处理单个病人及其接触者的方法，为大规模伤亡做好整体组织准备，医疗/护理人员与病人的接触增加，以及需要在有变动的医院条件下提供医疗护理[92,93]。同时也需要医疗能力和组织能力[77,93]。在 HCID 事件的培训计划中，有三个重要层面：1）有关各种生物制剂的后果、疾病过程以及预防和/或减轻其感染性的方法的信息；2）制定病例定义、住院标准、院内和门诊护理的医疗协议以及为患者的接触者（包括工作人员和家庭成员）提供护理的方法；3）政策和决策过程[91,94]。所有的医院工作人员都应该接受基本的必要知识培训，医务人员也需要接受第二层次的培训，而急诊室和医院各部门的管理人员需要接受所有三个层面的知识和能力培训。

HCID 对医护人员来说是一个巨大的挑战，因为他们的工作条件可能很极端，与传染病人的亲密接触可能导致与大量致命疾病的接触，预防性护理可能只有部分有效，以及对家庭和工作单位的双重承诺导致的高心理压力。因此，医院的培训计划不仅要关注工作人员的知识和能力，还要关注人员的预期认知和态度[95,96]。

9.11.6 危机沟通

风险沟通是管理大规模伤亡 HCID 事件的重要组成部分，旨在减少不确定性、混乱和恐惧[87,97]。

在 HCID 期间，医院员工的报到上班可能是一个挑战，特别是当他们认为自己或家人的健康受到威胁时。根据以前发生的 HCID 事件（如 SARS、流感或 EVD 暴发）的经验教训，影响员工报到上班意愿的因素包括对团队/工作场所的凝聚力和归属感，以及对病人和同事的“使命感”和承诺。医院管理者应向员工传达其任务的关键性，让他们认识到他们的贡献对拯救生命和医疗机构的持续运作至关重要，并且会对医疗后果产生重大影响[98]。风险沟通还应该包括提及为保护他们的健康和安全所采取的行动，如预防措施（物理保护、隔离设施、感染控制手段或预防性药物）。在 HCID 事件中，沟通信息必须以准确传达和信息可靠为基础，需冷静地传达以避免产生混乱和恐慌，并尊重人群中普遍存在的多样性，包括有特殊需要的人[65, 99]。医疗团队和公众都需要不断了解有关 HCID 事件的发展和潜在后果的最新信息，这是一个动态的过程，需要保证透明和可信[98, 100]。

应根据目标人群制定和发布不同的风险交流信息，这些人群包括：病人、医务人员、工作人员或病人的家属、在医院附近运营的有关机构的管理人员、决策和政策制定者或广大公众[101]。应积极主动地进行风险沟通，实现大范围的覆盖。应发布清晰、易懂的信息，如谁应该寻求医疗帮助，谁需要接种疫苗，谁应该前往医院或替代设施，或应该使用什么手段送到医院（如救护车或私人汽车）[102]。建议使用远程信息中心，为相关公众提供他们所担心问题的答案。应该准备一些小册子，将最常见问题的答案翻译成当地人口的主要语言。这些信息应该上传到医院的网站上，以便让所有感兴趣的人都能随时查阅。应该有熟练的发言人向当地媒体转达信息和最新数据，并将相关内容向民众转达。发言人和医院的行政人员应与在社区工作的其他实体和机构密切合作，协调信息传递，确保同步的风险沟通政策[87, 102]。

9.11.7 报告（内部和外部）

对 HCID 事件的有效管理，取决于在疫情达到无法控制的程度之前及早识别第一批病人，这只能通过分享有关病人或可疑接触者的信息来实现[103, 104]。一旦疫情造成大规模伤亡，对早期检测和识别的需求，就会演变为对分享有关病人鉴别诊断和所实施治疗效率的具体信息的迫切需求，以控制事件发展和/或减轻其影响[103, 105]。

在 HCID 期间，与常规治疗类似，也应该保留病人的病历。此外，还需要更多的表格来掌握具体情况，其中就包括流行病学调查表，该表描述了病人的详细情况，在事件发生期间停留过的区域，初步的诊断结果和所采取的治疗措施。医院需要记录和报告急诊室收治的病人数量、疑似感染生物制剂的病人数量、在 ICU 住院的病人数量（成人和儿童）以及 HCID 的死亡人数。对客观数据的汇总和分析，将有助于解释这些数据，随后能够利用这些数据做出关于如何控制局势的决策[105]。分析后的数据应进一步透明地传播共享，以促进科学协作和有效的系统性管理[103]。

9.11.8 风险评估和风险降低

HCID 疫情造成大量人员伤亡，将会构成持续的全球风险。由于此类事件的后果可能会对人类和基础设施造成毁灭性破坏，风险评估和风险降低必须成为整体风险管理计划的内在组成部分[106，107]。管理大规模伤亡的 HCID 事件，需要一个强有力的组织和计划，包括严格的风险评估和决策过程[108]。风险评估对于计划阶段和响应阶段都有着重要作用，能够促进决策的制定和有效干预措施的实施[98，109]。由于医护人员可能面临被感染的风险，主要是被 HCID 病原体感染，或由他们治疗的患者继发传播病原体，因此每家医院都必须有能力识别风险，评估其潜在损害，并采取措施降低风险，确保人员安全[99]。

减小 HCID 事件的风险依赖于医院人员对感染控制程序的严格遵守[65]。如果这些措施没有得到必要的执行，医院本身就可能会助长病原体的传播，而不是遏制或控制其发展。先前的研究表明，在加拿大暴发 SARS 期间，超过 75％的病例可以追溯为医院内导致的病毒感染[110]。

9.11.9 伦理困境

护理病人的目标建立在以最有效最成功的方式为人民的生命、健康和福利提供最佳保护的道德目标之上。伦理管理要考虑到事件发生前可能不知道或无法准确估计的因素[111]，如病原体的生物特征（致命性、流行病学、感染性和对抗病毒治疗的敏感性）、人口特征（密度、风险范围和年龄分布），以及人口的行为模式。需要考虑的主要伦理问题包括：紧缩条件下的医疗资源分配、公民权利的限制、在 HCID 事件中医疗团队的职业道德、医疗服务提供者对其工作的承诺与对其家庭和自己的责任之间的平衡，以及在决策过程中纳入伦理和宗教方面的问题[111，112]。生物伦理专业人员应参与到决策过程中。

参考文献

[1] Stone. The "worried well" response to CBRN events: analysis and solutions. Defense technical information center. 2007.

[2] CDC. Lassa fever confirmed in death of U. S. Traveler returning from Liberia [Online]. 2015. https://www. cdc. gov/vhf/lassa/announcements/death - of - us - traveler - returning - from - liberia. html. Accessed 18 July 2017.

[3] Maisa. Federal state level management of an imported Lassa fever case to North RhineWestphalia, Germany, March 2016. Int J Infect Dis. 2017.

[4] Raabe. Favipiravir and ribavirin treatment of epidemiologically linked cases of Lassa fever. Clin Infect Dis. 2017; 65: 855 - 9.

[5] Negredo. Autochtonous crimean - congo hemorrhagic fever in Spain. N Engl J Med. 2017; 377: 154 - 61.

[6] Schilling S. Isolation facilities for highly infectious diseases in Europe - a cross - sectional analysis in 16 countries. PLoS One. 2014; 9 (10): e100401.

[7] McLean. The politics of fear. 2017.

[8] Sagripanti. Persistence in darkness of virulent alphaviruses, Ebola virus, and Lassa virus deposited on solid surfaces. Arch Virol. 2015; 155: 2035 - 9.

[9] RKI. Rahmenkonzept Ebolafieber [Online] . 2014. http://www. rki. de/DE/Content/InfAZ/E/ Ebola/Rahmenkonzept _ Ebolafieber. html. Accessed 18 July 2017.

[10] WHO. Clinical management of patients with viral haemorrhagic fever. A pocket guide for the front - line health worker. 2016.

[11] Kratz. Ebola - the politics of fear. 2017.

[12] BBK. Handbuch biologische Gefahrenlagen.

[13] Leligdowicz. Ebola virus disease and critical illness. Crit Care. 2016; 20 (1): 217.

[14] Garske. Heterogeneities in the case fatality ratio in the West African Ebola outbreak 2013 -2016. 2017.

[15] Jeffs. The Médecins Sans Frontières Intervention in the Marburg Hemorrhagic Fever Epidemic, Uige, Angola, 2005. I. Lessons Learned in the Hospital. 2007.

[16] Martini. Über eine bisher unbekannte, von Affcn eingeschleppte Infektionskrankheit:

Marburg - Virus - Krankheit. DMW. 1968.

［17］ Kreuels. A case of severe Ebola virus infection complicated by gram - negative septicemia. N Engl J Med. 2014；371：2394 - 401.

［18］ Wolf. Severe Ebola virus disease with vascular leakage and multiorgan failure：treatment of a patient in intensive care. Lancet. 2014；385：1428 - 35.

［19］ Guery. Clinical features and viral diagnosis of two cases of infection with Middle East Respiratory Syndrome coronavirus：a report of nosocomial transmission. Lancet. 2013.

［20］ Linden. ECMO in ARDS：a long - term follow - up study regarding pulmonary morphology and function and health - related quality of life. Acta Anesthesiol Scand. 2009；53（4）：489 - 95.

［21］ McCormick. Lassa fever. Effective therapy with ribavirin. NEJM. 1985；314（1）：20 - 6.

［22］ WHO. Neglected tropical diseases［Online］. 2017. http：//www. who. int/neglected _ diseases/ diseases/en/. Accessed 19 July 2017.

［23］ Poland. Treatment of plague. 1999.

［24］ CDC. Plague：resources for clinicians［Online］. 2015. https：//www. cdc. gov/plague/healthcare/ clinicians. html.

［25］ Titball. Vaccination against bubonic and pneumonic plague. Vaccine. 2001；19：4175 - 84.

［26］ Olson. In vitro efficacy of brincidofovir against variola virus. 2014.

［27］ Durrafour. Tecovirimat, a p37 envelope protein inhibitor for the treatment of smallpox infection. IDrugs. 2010；13：181 - 91.

［28］ Keckler. The effects of post - exposure smallpox vaccination on clinical disease presentation：addressing the data gaps between historical epidemiology and modern surrogate model data. Vaccine. 2013；31（45）：5192 - 201.

［29］ WHO. Smallpox vaccines［Online］. 2017. http：//www. who. int/csr/disease/smallpox/vaccines/ en/. Accessed 19 July 2017.

［30］ Tignor. Ribavirin efficacy in an in vivo model of Crimean - Congo hemorrhagic fever virus（CCHF）infection. Antivir Res. 1993；22（4）：309 - 25.

［31］ Oesterreich. Evaluation of Antiviral Efficacy of Ribavirin, Arbidol, and T - 705（Favipiravir）ina Mouse Model for Crimean - Congo Hemorrhagic Fever. PLoS Negl Trop Dis. 2014；8：e2804.

［32］ WHO. Crimean - Congo haemorrhagic fever（CCHF）［Online］. 2017. http：//www. who. int/csr/ disease/crimean _ congoHF/en/. Accessed 19 July 2017.

［33］ PREVAIL. A randomized, controlled trial of ZMapp for Ebola virus infection. N Engl J Med. 2016；375：1448 - 56.

［34］ Sissoko. Experimental treatment with favipiravir for Ebola virus disease（the JIKI Trial）：a historically controlled, single - arm proof - of - concept trial in Guinea. PLoS Med. 2016；

13：e1001967.

[35] Henao – Restepro. Efficacy and effectiveness of an rVSV – vectored vaccine expressing Ebola surface glycoprotein：interim results from the Guinea ring vaccination cluster – randomised trial. Lancet，2015. https：//doi. org/10. 1016/S0140 – 6736（13）60982 – 4.

[36] Santis. Safety and immunogenicity of a chimpanzee adenovirus – vectored Ebola vaccine in healthy adults：a randomised，double – blind，placebo – controlled，dose – finding，phase 1/2a study. Lancet Infect Dis. 2016；16（3）：311 – 20.

[37] WHO. Ebola publications：case management，infection prevention and control [Online]. 2017. http：//www. who. int/csr/resources/publications/ebola/infection – prevention/ en/. Accessed 19 July 2017.

[38] Mendenhall. Effective oral favipiravir（T – 705）therapy initiated after the onset of clinical disease in a model of arenavirus hemorrhagic fever. 2011.

[39] Bausch. Review of the literature and proposed guidelines for the use of oral ribavirin as postexposure prophylaxis for Lassa fever. Clin Infect Dis. 2010；51：1435 – 51.

[40] Burk. Neglected filoviruses. FEMS Microbiol Rev. 2016；40：494 – 519.

[41] Klafki. Debatte Schutz vor Pandemien – Tödliche Kleinstaaterei. TAZ. 2017.

[42] Bedell. Global access to medicinal products：compassionate use programs. 2010.

[43] BFARM. Compassionate use programmes [Online] . 2017. http：//www. bfarm. de/EN/ Drugs/ licensing/clinicalTrials/compUse/ _ node. html. Accessed 19 July 2017.

[44] FDA. Expanded Access（Compassionate Use）[Online] . 2017. https：//www. fda. gov/ NewsEvents/PublicHealthFocus/ExpandedAccessCompassionateUse/default. htm. Accessed 19 July 2017.

[45] Vetter. Ebola virus shedding and transmission：review of current evidence. J Infect Dis. 2016；214：S177 – 84.

[46] Wilson. Sierra Leone Ebola burial team attacked despite lockdown. Daily Telegraph. 2014.

[47] Rakin. Yersinis pestis – Eine Bedrohung für die Menschheit. Bundesgesundheitsblatt. 2003.

[48] ICRC. 2017.

[49] WHO. How to conduct safe and dignified burial of a patient who has died from suspected or confirmed Ebola virus disease [Online] . 2014. http：//www. who. int/csr/resources/ publications/ ebola/safe – burial – protocol/en/. Accessed 24 July 2017.

[50] Macintyre 2015. Uncertainty，risk analysis and change for Ebolapersonal protective equipment guidelines. International Journal of Nursing Studies，52（5），899 – 903.

[51] Kang. Use of personal protective equipment among health care personnel：Results of clinical observations and simulations. Am J Infect Control. 2016；45（1）：17 – 23.

[52] Coca. Physiological and subjective evaluation of PPE using a sweating thermal manikin. Extrem Physiol Med. 2015；4（Suppl 1）：A27.

［53］ de Iaco G，Puro V，Fusco FM，Schilling S，Maltezou HC，Brouqui P，Gottschalk R，Bannister B，Brodt HR，Siikamaki H，Perronne C，Brantsaeter AB，Fjellet AL，Ippolito G. Personal protective equipment management and policies：European network for highly infectious diseases data from 48 isolation facilities in 16 European countries. Infect Control Hosp Epidemiol. 2012；33：1008－16.

［54］ REMM. PPE classification system from OSHA and EPA ［Online］. 2017. https：//www. remm. nlm. gov/osha _ epa _ ppe. htm. Accessed 19 July 2017.

［55］ Franco. Environmental decontamination following a large－scale bioterrorism attack：federal progress and remaining gaps. Biosecur Bioterror. 2010；8（2）：107－17.

［56］ Bodurtha. Decontamination science and personal protective equipment（PPE）selection for chemical－biological－radiological－nuclear（CBRN）events. 2016.

［57］ CDC. Guidance on personal protective equipment（PPE）to be used by healthcare workers during management of patients with confirmed Ebola ［Online］. 2015. https：//www. cdc. gov/ vhf/ebola/healthcare－us/ppe/guidance. html. Accessed 21 July 2017.

［58］ Krauter. A systematic methodology for selecting decontamination strategies following a biocontamination event. Biosecur Bioterror. 2011；9（3）：262－70.

［59］ WHO. Decontamination and reprocessing of medical devices for healthcare facilities. 2016.

［60］ RKI. Hygiene requirements for the reprocessing of medical devices ［Online］. 2001. https：//www. rki. de/DE/Content/Infekt/Krankenhaushygiene/Kommission/Downloads/ Hygiene _ Requirements _ Medical _ Devices _ 2012. pdf? _ _ blob＝publicationFile. Accessed 21 July 2017.

［61］ RKI. Measures regarding disinfection and waste management as pertaining to an at least probable case of Ebola virus infection in Germany ［Online］. 2015. http：//www. rki. de/EN/ Content/infections/epidemiology/outbreaks/Ebola _ virus _ disease/Ebola _ disinfection. pdf? _ _ blob＝publicationFile. Accessed 21 July 2017.

［62］ WHO. Health care worker infections in Guinea，Liberia and Sierra Leone. A preliminary report. ［Online］. 2015. http：//www. who. int/csr/resources/publications/ebola/health－workerinfections/en/. Accessed 9 Apr 2018.

［63］ Sorge. Panik，Schlagzeilen und Leichenbeschau. Cicero. 2014.

［64］ Schmiedel. Ebolafieber in Westafrika und in Deutschland. Bundesgesundheitsblatt. 2015.

［65］ May. Catastrophic events versus infectious disease outbreak：distinct challenges for emergency planning. Reason Pap. 2015；37：54－64.

［66］ Lufthansa. Lufthansa hands over "Robert Koch" evacuation aircraft ［Online］. 2014. https：// www. lufthansa－technik. com/press－releases－content/-/asset _ publisher/9Mf5/content/id/ 1563897. Accessed 24 July 2017.

［67］ Kochanek LF. Transmission and control of Lassa fever outside of Africa Accepted article－

to be published. 2017.

[68] WHO. Lassa fever - Germany [Online] . 2016. http://www.who.int/csr/don/23 - march - 2016lassa - fever - germany/en/. Accessed 21 July 2017.

[69] Maisa. Federal state level management of an imported Lassa Fever case to North RhineWestphalia, 2016. 2016.

[70] Gottschalk. Seltene hochkontagiöse und lebensbedrohliche Erkrankungen. Bundesgesundheitsblatt. 2015; 58: 655 - 6.

[71] Hick. Allocating scarce resources in disasters: emergency department principles. Ann Emerg Med. 2012; 59: 177 - 87.

[72] Waseem. Impact of operational staging to improve patient throughput in an inner - city emergency department during the novel H1N1 influenza surge: a descriptive study. Pediatr Emerg Care. 2012; 28: 39 - 42.

[73] Therrien. Bridging complexity theory and resilience to develop surge capacity in health systems. J Health Organ Manag. 2017; 31: 96 - 109.

[74] Rebmann. Best practices for healthcare facility and regional stockpile maintenance and sustainment: a literature review. Health Secur. 2017; 15 (4): 409 - 17.

[75] Bar - El. Moral dilemmas faced by hospitals in time of war: the Rambam Medical Center during the Second Lebanon War. Med Health Care Philos. 2014; 17: 155 - 60.

[76] Timbie. Systematic review of strategies to manage and allocate scarce resources during mass casualty events. Ann Emerg Med. 2013; 61: 677 - 89.

[77] Alfred. Preparing for disasters: education and management strategies explored. Nurse Educ Pract. 2015; 15: 82 - 9.

[78] Bruria. Case study - Israel. Dordrecht: Springer; 2013.

[79] Culley. A review of the literature on the validity of mass casualty triage systems with a focus on chemical exposures. Am J Disaster Med. 2014; 9: 137.

[80] Albanese. Clinical guidelines for responding to chemical, biological, radiological, nuclear and trauma/burn mass casualty incidents: quick reference guides for emergency department staff. J Bus Contin Emer Plan. 2014; 8: 122 - 33.

[81] DOH U. Chapter 2: Health and medical care delivery in a mass casualty event. 2011.

[82] Curnow. Mass casualty triage performance assessment tool. No. ARI/FB - RP - 2015 - 02. Army Research Institute for the Behavioral and Social Sciences Fort Belvoir, VA, 2015. 2014.

[83] Barilan. Triage in disaster medicine: ethical strategies in various scenarios. Dordrecht: Springer; 2014. p. 49 - 63.

[84] Landsdowne. Recent advances in medical device triage technologies for chemical, biological, radiological, and nuclear events. Prehosp Disaster Med. 2015; 30 (3):

320 - 3.

[85] Russo. Mass casualty disasters: who should run the show? J Emerg Med. 2015; 48: 685 - 92.

[86] Bannister B. Framework for the design and operation of high level isolation units: consensus of the European network of infectious diseases. Lancet Inf Dis. 2009; 9 (1): 45 - 56.

[87] Miller. Implementing a negative - pressure isolation ward for a surge in airborne infectious patients. Am J Infect Control. 2017; 45: 652 - 9.

[88] Rubinson. Augmentation of hospital critical care capacity after bioterrorist attacks or epidemics: recommendations of the working group on emergency mass critical care. Crit Care Med. 2005; 33: 2393.

[89] Kearns. Hospital bioterrorism planning and burn surge. Biosecurity Bioterrorism Biodefense Strateg Pract Sci. 2014; 12: 20 - 8.

[90] Gonsalves. Panic, paranoia, and public health—the AIDS epidemic's lessons for Ebola. N Engl J Med. 2014; 371: 2348 - 9.

[91] Djalali. TIER competency - based training course for the first receivers of CBRN casualties: a European perspective. Eur J Emerg Med. 2016; 24: 371 - 6.

[92] Lewis. Mass casualty incident management preparedness: a survey of the American College of Surgeons Committee on Trauma. Am Surgeion. 2016; 82: 1227 - 31.

[93] Siegel. Prioritization of pediatric chemical, biological, radiologic, nuclear, and explosive disaster preparedness education and training needs. Clin Pediatr Emerg Med. 2014; 48: 685 - 92.

[94] Pesiridis. Development, implementation and evaluation of a disaster training programme fornurses: a switching replications randomized controlled trial. Nurse Educ Pract. 2015; 15: 63 - 7.

[95] Kim JH. Learning from UK disaster exercises: policy implications for effective emergency preparedness. Disasters. 2014; 38: 846 - 57.

[96] Quevillon. Helping the helpers: assisting staff and volunteer workers before, during, and after disaster relief operations. J Clin Psychol. 2016; 72 (12): 1348 - 63.

[97] Barry. A literature review on effective risk communication for the prevention and control of communicable diseases in Europe. J Health Commun. 2013: 1 - 19.

[98] Kern. Global epidemics, pandemics, terrorism: risk assessment and European responses. ISPSW Strateg Ser. 2016.

[99] Penta. Of earthquakes and epidemics: examining the applicability of the all - hazards approach in public health emergencies. Risk Hazards Crisis Public Policy. 2017; 8: 48 - 67.

[100] Barrelet. Unresolved issues in risk communication research: the case of the H1N1 pandemic (2009 - 2011) . Influenza Other Respir Viruses. 2013; 7 (s2): 114 - 9.

[101] Farrar. The Ebola emergency—immediate action, ongoing strategy. N Engl J Med. 2014; 371: 1481 - 95.

[102] Dickmann. Biological risks to public health: lessons from an international conference to inform the development of national risk communication strategies: report of an international conference on risk communication strategies before, during, and after public health emergencies, Rabat, Morocco, October 22 - 23, 2015. Health Secur. 2016; 14: 433 - 40.

[103] Fisman. Nuanced risk assessment for emerging infectious diseases. Lancet. 2014; 383: 189.

[104] Ruggiero. CBRN communication scorecard. Behavior and communication in CBRN crisis: findings and recommendations in case of chemical, biological, radiological, and nuclear attacks on society. Lengerich: Pabst Science; 2015.

[105] Lipsitch. If a global catastrophic biological risk materializes, at what stage will we recognize it? Health Secur. 2017; 15. https://doi.org/10.1089/hs.2017.0037.

[106] Jansen. Biological warfare, bioterrorism, and biocrime. Clin Microbiol Infect. 2014; 20: 488 - 96.

[107] Lioy. Preparedness and response to chemical and biological threats: the role of exposure science. Ann N Y Acad Sci. 2016; 1378: 108 - 17.

[108] Watson. Expert views on biological threat characterization for the US government: a delphi study. Risk Anal. 2017; 37 (12): 2389 - 404.

[109] Rainisch. Modeling tool for decision support during early days of an anthrax event. Emerg Infect Dis. 2017; 23: 46.

[110] Grow. The challenge of hospital infection control during a response to bioterrorist attacks. Biosecurity Bioterrorism Biodefense Strateg Pract Sci. 2003; 1: 215 - 20.

[111] Lor. Key ethical issues discussed at CDC - sponsored international, regional meetings to explore cultural perspectives and contexts on pandemic influenza preparedness and response. Int J Health Policy Manag. 2016; 5: 653.

[112] WHO. Guidance for managing ethical issues in infectious disease outbreaks. [Online]. 2016. http://apps.who.int/iris/handle/10665/250580. Accessed 22 Aug 2017.

第 10 章　铸剑为犁：免疫调节研究和发展的持续威胁

Joseph P. Cornish and Reed F. Johnson

10.1 引言

免疫学是对免疫系统的功能和组成部分的科学研究，免疫系统是由遍布人体的器官、组织、细胞和蛋白质组成的网络，通过一系列机制对抗感染、癌症并调节炎症。通过其自身的组成部分及其与身体中其他细胞和组织的相互作用，免疫系统能够引起或消除疾病，对人类健康具有举足轻重的作用。针对特定蛋白质的抗体和 T 细胞是在发现肿瘤或病原体的特定成分时产生的，这些肿瘤或病原体的特定成分被称为抗原[1]。可溶性因子和细胞表面受体能够介导免疫和非免疫系统的细胞协同、控制和抑制炎症[2-4]。树突状细胞在体内寻找病原体或肿瘤的迹象，引发炎症并运输发现的抗原，以进行后续的靶向反应[4]。这些免疫系统成分共同瞄准并摧毁癌组织和入侵的病原体。同时，免疫系统的破坏性和炎症性能力也有可能导致疾病甚至死亡。免疫系统对健康组织的不适当反应会导致自身免疫性疾病和免疫反应期间不受控制的炎症，这可能是致命的[5-7]。在某些情况下，免疫系统的反应不够强烈，会使病原体和肿瘤继续增殖[8-10]。

通过对免疫系统已知内容的应用，促成了治疗疾病整类药物的研发。例如，通过对癌症靶向病毒或药物递送病毒的修改，使它们能够规避体液免疫反应，从而提高了药物靶向组织破坏或有效载荷传递的功效[11]。编码强效免疫调节蛋白、抗体和抗原的基因也已被添加到病毒的基因组中，以改进癌症治疗方法，帮助和指导免疫系统攻击肿瘤。专门抑制过度强烈的免疫反应或增加强度不足的免疫反

J. P. Cornish (✉) · R. F. Johnson

Emerging Viral Pathogens Section, Laboratory of Immunoregulation, Division of Intramural Research, National Institute of Allergy and Infectious Diseases, National Institutes of Health, Frederick, MD, USA

e mail: joseph. cornish@nih. gov; johnsonreed@niaid. nih. gov

应的免疫调节抗体，也已被开发了出来[12]。这些治疗方法的共同主题是控制、调节免疫系统，使其以期望的方式作出反应。通过激活、抑制甚至避免免疫系统的功能或反应的疗法，已经在治疗人类疾病方面取得了一定的进展。

激活、抑制和避开免疫系统的方法已经被开发出来，以应对一系列疾病对新治疗方法的需求，但这些能力也代表着严重的军民两用风险。就像基因治疗病毒可以被修饰以逃避宿主抗体以提高其治疗效果一样，高毒性病毒也可以被修饰。生产有效癌症疫苗的方法可能被用来制造攻击健康组织的生物武器（BW）。基于病毒的免疫疗法可用于增强生物武器制剂感染期间引起的炎症损伤。在每一个环节中，我们在控制免疫系统以增强人类健康能力方面取得的进展，都为增强生物武器制剂提供了同样的潜力。

在大多数情况下，关于滥用现代生物理论和技术的讨论仅限于假设的情况，而不是过去的滥用情况。值得庆幸的是，许多这些有风险的现代进展都是在所有公开的、能够滥用这些进展的生物武器项目结束后发生的[13, 14]。然而，免疫学见解和免疫调节是一个罕见的例外，因为历史证据表明，存在利用免疫调节来加强的生物武器。冷战时期的苏联生物武器计划是一个由苏联境内各政府实体经营的研究机构、生产工厂和测试设施组成的庞大网络[14]。苏联的生物武器计划能够生产大量的病毒和细菌制剂，拥有广泛的生物武器测试设施，并探索先进的概念来增强生物武器，是已知的最大和最广泛的生物武器计划[14]。在开发增强型生物武器（如耐抗生素的炭疽杆菌）的努力中，苏联的生物武器计划探索了利用免疫学的见解和免疫调节的方法来增强生物武器[14, 15]。这些科学家探索了逃避疫苗和识别的方法，增强了由病原体引起的疾病，甚至改造了病原体以产生新的生物武器病原体。重要的是，苏联的生物武器大量地依赖于对免疫系统的了解，以确定达到预期效果的途径，然后利用相应的生物技术进行研究。虽然目前还不清楚苏联的生物武器计划在多大程度上产生了功能性武器，但在通过免疫调节方法增强生物武器方面取得了重大成功[14]。

在开发调节免疫系统的技术时，生物武器与治疗方法之间的区别仅仅是应用方向的不同。在对免疫系统的洞察下，通过生物技术的发展，对免疫系统的控制是免疫调节疗法和生物武器的专有组成部分。最终的效果，无论是生物武器还是治疗剂，都是使用者的决定，仅受使用者技术能力的限制。在免疫系统的研究和免疫调节方法的开发中，产品和信息都具有双重用途。虽然两者都构成威胁，但信息带来的风险要持久得多，解决起来也更具挑战性。所有实验，即使是那些不产生任何实物产品的实验，都有可能产生信息，为希望发展增强型生物武器的一方提供灵感或指导。实验结果的双重用途风险可能会被忽视，因为该信息的潜在滥用可能会被免疫系统或相关学科领域的复杂性所掩盖。由于信息的使用和滥用是不可能分开的，因此我们通过免疫学改善人类健康的能力反而会增加损害健康的能力。

在考虑前进的道路时，问题不在于是否存在风险，而在于哪种情况会对人类健康产生最大的风险。限制免疫学研究和开发能够减少双重用途的威胁，但这将以人类健康和生命为代价，因为这会推迟或阻止治疗方法的改进。同样，允许研究和开发在几乎没有监管的情况下继续进行，只会增加生物武器致命性增强的可能性。归根结底，唯一的选择是在改善健康和避免滥用免疫学研究和开发之间取得平衡。然而，平衡要求所涉及的问题得到所有利益相关者的适当界定和理解。对控制免疫系统认识和能力的不断提高所带来的双重用途风险，最好是通过探讨其动机、发展、推广能力，以及在适当情况下的滥用来了解。界定免疫学研究和开发中的双重用途风险是一项艰巨的任务：双重用途的潜力存在于研发的各个层面，其风险将影响人类健康、社会和国际稳定。只有在确定了这些问题及其风险之后，才能实现好平衡。

10.2 抗体规避

10.2.1 治疗背景与动机

抗体是免疫系统在接触到抗原时产生的蛋白质。抗原是一种能够引起免疫系统反应的外来物质，它可以是从食物成分到病原体蛋白质的任何物质。抗体会特异性地与引起抗体产生反应的抗原结合。抗体通过多种机制发挥作用，例如通过结合使蛋白质无法发挥作用、标记表达特定抗原的病原体或细胞使其破坏并中和蛋白质[16-18]。人类一生中会接触到无数的微生物，包括致病性病毒[19,20]。暴露于致病病毒可能会产生对该病原体的免疫力。如果宿主再次遇到该病原体，宿主的免疫系统会迅速感知并对抗该微生物。持久的免疫反应通常依赖于抗体的产生，直接或间接地中和入侵的病原体[21]。许多疫苗，如黄热病疫苗和白喉疫苗，就能够激发针对病原体上抗原的抗体反应而发挥作用。一旦被这种病原体感染，宿主就已经有了能够减缓或停止感染的抗体[1]。无论是通过感染自然激发还是通过疫苗接种人工激发，抗体都是免疫系统对抗感染能力的关键组成部分。

遗传性疾病，如遗传性免疫缺陷或代谢性疾病，其病理是由人的基因组中的一个或多个基因的缺陷复制引起的，治疗起来非常困难[9]。治疗通常以补充病人的功能细胞或蛋白质为中心，这可能有巨大的副作用或者极其昂贵，而且必须随着功能细胞和蛋白质的退化或死亡而反复进行[9,22]。而基因疗法通过向患者提供功能完整的基因复制来产生功能正常的蛋白质，从而提供了治愈的机会。传递基因的一种方法是使用一种病毒，在这里称为载体，这种病毒经过改造，可以携带所需的功能基因[23]。病毒依靠它们所感染的细胞进行复制。病毒复制方法的核心是将其基因组传送到宿主细胞中。通过改变病毒（载体）的基因组使其携带所需基因，再利用上述步骤就能够将所需基因送入宿主细胞。一旦病毒将其基因组插入宿主细胞，作为其自然感染过程的一部分，宿主细胞将开始产生由该基因编码的蛋白质。

一些腺病毒由于可以相对容易地进行基因改造，而且具有较高的安全性，是开发疫苗、抗癌和基因治疗的理想平台[24-26]。腺病毒是通过将其基因组插入受感染细胞的细胞核中进行复制的病毒。然后，宿主细胞将能够产生由腺病毒基因组编码的蛋白质。此外，腺病毒不需要通过基因操作来传递基因，而是可以通过修饰来表达可作为疫苗的新蛋白质，或者经改造用以优先感染并杀死癌细胞[26-28]。虽然腺病毒是一系列治疗的理想载体，但在人类中普遍存在的腺病毒感染导致很大比例的人群具有抗腺病毒抗体[25,29,30]。先前存在的针对抗原相似的腺病毒抗体，会严重影响基于腺病毒疗法的疗效[25,29,30]。即使在没有预先免疫的情况下，第一次治疗可能会诱导对腺病毒载体足够强的免疫水平，这可能会使治疗方案复杂化，并阻止治疗方法的发展。例如，在 2013—2016 年西非埃博拉疫情暴发期间，开始的一项有关疫苗的临床试验需要注射两剂疫苗，一剂基于腺病毒，第二剂基于非腺病毒[31]。这两种疫苗均来自于非人类的灵长类动物实验，该次临床试验表明要产生足够的免疫力必须使用两剂疫苗，且第二剂不能使用基于腺病毒的疫苗，这可能是因为第一剂腺病毒疫苗诱发了对腺病毒的免疫力[30,32-34]。同样，一种基于腺病毒的 HIV-1 疫苗被发现在已有抗腺病毒抗体的患者中疗效明显下降[30]。通过接触自然发生的腺病毒或通过使用基于腺病毒的治疗方法，机体中会预先存在针对抗原相似的腺病毒的抗体，这一点是有效使用腺病毒来创造疫苗和其他基于腺病毒治疗方法的主要障碍。

由于腺病毒免疫问题的存在，针对阻止抗体与腺病毒的结合或抑制它们结合作用来保护腺病毒免受抗体中和影响的有关方法，学者已进行了广泛的研究[35]。防止抗体和腺病毒中和的研究集中在两种方法上：保护性涂层和目标蛋白的修饰。保护涂层的设计是为了防止中和抗体的结合，而不会对病毒的功能产生负面影响。这些涂层通常通过物理屏蔽目标或改变病毒颗粒表面的电荷来发挥作用[36, 37]。涂层的一个例子是使用一种称为聚乙二醇化的方法，在该方法中，聚乙二醇（PEG）以化学方式附着在病毒表面[36, 37]。这些聚乙二醇化的病毒不仅可以避开抗体，而且不太可能被某些类型的免疫细胞识别[38]。重要的是，涂层不需要对病毒进行任何基因改造。另一种方法是修饰抗体靶向的蛋白质，它依靠的是利用基因工程来创造一种改变的病毒蛋白，这种病毒蛋白不能再被针对原始病毒蛋白的抗体结合[39]。更先进的方法是利用宿主血液中的蛋白质形成涂层，防止抗体结合或中和病毒，从而保护病毒[40]。

10.2.2 双重用途风险

当我们考虑到所提供的常规能力时，抗体规避技术的双重用途风险就变得很明显了：病毒有能力规避免疫反应的关键武器。旨在利用良性病毒开发新的治疗方法的技术也能够被用于生物武器制剂，从而使得生物武器制剂可以规避抗体的作用。病毒的非遗传性抗体规避涂层特别容易被用于开发生物武器。在不明显改变病原体成为生物武器适用性的情况下，修改或完全删除诊断性、治疗性或宿主抗体所针对的蛋白质可能是非常困难的。尽管基因组编辑技术已经有了很大的进步，但以有效和稳定的方式对病原体进行基因改造仍然是一项具有挑战性的任务。病原体蛋白的改变只会对靶向修饰蛋白甚至修饰的特定区域的抗体产生抗性。针对病原体不同蛋白质的抗体不太可能受到蛋白质其他区域修饰的影响。所进行的基因操作可能对对手产生提示，他们会开发出新的抗体来克服抗性。然而，不需要基因修改的涂层可能不会对生物武器的关键特性产生负面影响，不存在任何潜在的遗传不稳定性，并且可以针对所有或多种类型的抗体提供广泛的保护。没有任何基因改造的要求意味着涂层可以以一种与病原体无关的方式使用，使其对生物武器科学家特别有吸引力。

可能有一天能够创造切实可行的基于病毒疗法的技术，也可以转向用于开发针对具有抗性的生物武器的疫苗和抗体疗法。抗体在某种程度上是生物防御的支柱，它们对许多传染病的预防、诊断及治疗有着重要作用。许多诊断方法都是检测感染期间由病原体引起的抗体是否存在，或者通过使用与抗体结合的荧光免疫法来检测病原体。许多病原体，如炭疽、鼠疫和土拉弗朗西斯菌病的致病因子，必须进行快速治疗才能获得更好的治疗效果[41-43]。在生化方面，抗生素和抗病毒药物不会受到抗体规避涂层的影响，但由于诊断延迟导致部署缓慢，它们作为对抗生物武器攻击的对策的效用将会降低。逃避检测可以显著提高生物武器的致命性，而不需要通过改变该生物武器制剂的病理机制。与此类似，许多疫苗通过引发针对病原体的抗体反应来提供对抗感染的保护[44]。疫苗是生物防御计划的关键组成部分，因为它们是预防性的，而不是治疗性的，减少了公共卫生应对生物武器攻击的潜在压力。此外，已付出使生物武器制剂对治疗药物产生抗药性的努力，如对抗生素有抗药性的炭疽杆菌（炭疽病的致病剂）。在其他对策可能无效的情况下，疫苗能够为生物武器攻击提供生物安全保障[14, 15]。

抗体正越来越多地被用作治疗手段。肉毒杆菌毒素、埃博拉病毒、炭疽杆菌和鼠疫耶尔森菌都可以被纯化的抗体作为目标，甚至可以通过使用基因治疗载体使病人产生抗体[28, 45-47]。治疗性抗体正在成为生物防御计划的关键组成部分，任何可能使病原体逃脱这些治疗的技术都是一种严重的威胁[48, 49]。抗体规避涂层应用于生物武器制剂的潜力对生物防御的各个方面都是一个巨大的风险。

事实上，在苏联的生物武器计划中也探索了类似的抗体规避方法，以开发增强型生物武器。鼠疫的病原体鼠疫耶尔森菌，在 14 世纪至 20 世纪一直被作为一种生物武器加以利用[13, 14, 50]。鼠疫耶尔森菌的 F1 抗原是一种表达在细菌细胞壁外的蛋白质，在鼠疫耶尔森菌的致病机制中有着重要作用[51]。F1 抗原还被用于开发疫苗，以产生针对 F1 抗原的抗体，使人体能够更好地抵御鼠疫耶尔森菌的感染[42, 44]。此外，鉴于其作为生物武器的潜在用途，已经设计了通过检测 F1 抗原来检测鼠疫耶尔森菌存在的快速诊断检测方法[52]。基于 F1 抗原的疫苗和诊断方法都是美国军事生物防御的一个关键组成部分[14, 44, 52]。鉴于 F1 抗原对美国抗鼠疫生物防御措施的重要性，苏联的生物武器计划开始努力创造一种缺乏 F1 抗原的鼠疫耶尔森菌，其成功程度不详[14]。基于 F1 抗原的疫苗将不再有效，因为它产生的抗体不能中和被删除了 F1 抗原的鼠疫耶尔森菌。同样，诊断也将失去作用，因为它依靠 F1 抗原的存在来检测鼠疫耶尔森菌。现在，被删除了 F1 抗原的鼠疫耶尔森菌攻击的受害者很容易受到感染，将无法在关键时间内接受治疗，因为剩余的诊断方法速度太慢，无法有效检出被删除了 F1 抗原的鼠疫耶尔森菌[52]。这种有效的保护和有效的诊断方法的丧失将是极具毁灭性的。

土拉弗朗西斯菌是土拉热的病原体，是一种极具传染性的细菌，吸入后可导致严重的高致死率呼吸道疾病[43,53]。吸入感染的极低感染剂量和高致死率使土拉弗朗西斯菌成为理想的生物武器病原体，美国和苏联的生物武器计划都对其进行了武器化加工[13,14,43]。存在于金黄色葡萄球菌细胞壁中的蛋白质 A，能够通过结合与其相互作用的抗体来防止免疫系统识别和攻击[54]。利用金黄色葡萄球菌的免疫规避机制，苏联启动了一项生物武器次级计划，利用蛋白质 A 涂层保护土拉弗朗西斯菌不受抗体影响，从而降低疫苗或治疗性疫苗的性能[14]。同样，能够避免抗体结合介导的破坏作用的生物武器，其致病作用可能会增强。与目前对腺病毒的研究类似，研究人员探索了非遗传和遗传两种方法：一种方法依赖于用蛋白质 A 共价包被细菌，而另一种方法依赖于基因修饰来表达蛋白质 A[14]。事实证明，这两种涂层方法都成功地提高了土拉弗朗西斯菌的致死率，而且很可能会影响到现有疫苗和诊断方法对该生物体的功效[14]。

美国、苏联和英国的生物武器项目对炭疽杆菌进行了广泛的研究[13，14]。苏联的生物武器科学家开发了一个项目，通过加入相关细菌——蜡样芽孢杆菌的额外基因，使炭疽杆菌感染导致的疾病更加严重[14]。蜡样芽孢杆菌能够导致人类失明和其他严重后果[55]。苏联生物武器科学家在蜡样芽孢杆菌中发现了一种被认为是导致上述严重临床症状的基因，称为蜡样溶素（cereolysins），并将其插入炭疽芽孢杆菌中，希望能传递蜡样溶素的致病作用[14,56]。修改后的变体在产生额外临床症状这一目标上并不成功。然而，增加的基因有另一个令人震惊的效果：对现有疫苗产生抗性[57]。虽然炭疽芽孢杆菌的疫苗耐受形式不是通过滥用关于免疫系统的见解或信息而产生的，但疫苗耐受可以通过病原体看似无关的蛋白质表达变化而产生。对手可以利用依赖于看似不相关蛋白质的间接修饰方法，潜在地混淆生物武器制剂中抗体逃避修饰的存在。另外，这种效果可以通过依靠对病毒或细菌进行遗传操作的民用研究来获得。任何生物武器增强特性的混淆可能会延迟抗体逃避特性的识别，从而进一步阻碍对生物武器攻击的反应。

10.2.3 结论

发展抗体规避技术的民用领域研究与苏联生物武器计划中探索的方法非常相似。民用和军用领域都在大量探索使用不需要对微生物进行基因改造的涂层。目前正在开发的如聚合物涂层等基于病毒的治疗方法，被证明可能是一种更便宜和更有效的增强手段，并可能规避苏联在开发金黄色葡萄球菌的非遗传性蛋白质 A 涂层时遇到的问题[14]。然而，后来发现蛋白质 A 其实是一种毒力因子[58]，从而被广泛生产用于纯化抗体[59，60]。蛋白质 A 的工业化生产和蛋白质 A 在致病机制中的重要作用，表明蛋白质 A 仍然是抗体逃避涂层的一个可行的选择。虽然苏联在炭疽、土拉热和鼠疫方面的研究表明了抗体屏蔽技术对生物防御疫苗构成了风险，但我们仍然应该考虑研究抗病原体的治疗性抗体。可以直接给病人注射的抗体，而不是通过疫苗反应激发的抗体，正在成为治疗传染病和生物防御的重要手段[45-49]。在生物防御中，治疗性抗病原体抗体的可靠性也同样受到了抗体规避方法的影响。

尽管目标和动机不同，苏联的生物武器计划和正在进行的民用研究工作都在探索一系列的抗体规避方法。从删除抗体靶向的已知区域到利用蛋白质或化学物质促进细菌或病毒逃脱免疫系统，现在存在许多途径使微生物具有抗体抗性。涂层对细菌和病毒制剂抗体规避的可行性，以及非基因涂层的潜在优势，使得它们对生物武器科学家特别有吸引力。从理论上讲，这样的项目可以开发出一种能够在一系列细菌和病毒生物武器中使用的涂层技术。抗体规避技术的灵活性和多样性产生了严重的生物防御风险，因为这些技术可能会导致预测、识别和对抗对手使用的确切方法很困难。抗体规避技术的研究和开发无疑处于双重用途风险的极端，这种研究已被证明是一种有效的武器化技术。此外，抗体规避技术有可能破坏生物防御的两个基石：疫苗和治疗性抗体。

10.3　癌症的病毒治疗

10.3.1　治疗背景和动机

癌症，一类超过 100 种不同的疾病，是世界上最大的死亡原因之一[61,62]。直到目前，癌症都几乎只使用化学药物进行治疗，但不幸的是，化学药物会导致代谢率失调，并且不能精确地靶向肿瘤细胞，从而非特异性地杀死和损害了健康组织的健康细胞[63]。此外，肿瘤可能只对少数几种药物敏感，并可能对现有药物产生或已有耐药性[64]。在同一类型的肿瘤患者中，肿瘤内的表型异质性可能与基因突变有关，而基因突变可导致治疗方法的显著差异[65]。传统癌症治疗方法的疗效相对较差，这促使研究人员寻找更有效的根除肿瘤的方法。病毒疗法是一种新兴的治疗癌症方法。病毒疗法基于两种方法，可独立或同时使用，以达到杀死肿瘤的目的。第一种方法是溶瘤，依靠病毒杀死其感染的肿瘤细胞的能力，从而缩小或杀死肿瘤。第二种方法是免疫治疗，依赖于病毒的免疫调节来刺激机体的抗肿瘤免疫反应[66]。这种刺激作用是由病毒中编码的宿主免疫调节蛋白执行的。

病毒治疗的目的是直接通过病毒的复制作用直接杀死肿瘤细胞，或间接地通过刺激免疫系统对肿瘤的攻击，或两者兼而有之。直接杀死被感染的细胞依赖于病毒通过触发细胞凋亡或通过细胞病变效应等导致细胞死亡[66]。所有溶瘤病毒都被认为能够通过感染和复制以及通过裂解细胞释放新的肿瘤相关抗原来增加肿瘤炎症[67]。然而，更常见的方法是将具有免疫调节作用的宿主蛋白质编码基因合并到病毒基因组中。这种方法的一个例子是 FDA 批准的治疗黑色素瘤的

talimogene laherparepvec，它是一种疱疹病毒，经过修饰后编码粒细胞-巨噬细胞集落刺激因子（GM - CSF）。被 talimogene laherparepvec 感染的细胞会分泌 GM - CSF，吸引免疫细胞到肿瘤部位，以帮助抗肿瘤反应[68]。GM - CSF 也被用于重组牛痘病毒 JX - 594，以增强抗肿瘤免疫[69]。

正在探索的一种更复杂的方法是由重组牛痘病毒 rilimogene galvacirepvec 和重组鸡痘病毒 rilimogene glafolivec 组成的组合实验性疫苗，用于治疗前列腺癌。这种治疗方案依赖于这两种不同的痘病毒，这两种病毒被修饰成能够表达一种与前列腺癌有关的宿主蛋白，即前列腺特异性抗原（PSA）和三种宿主促炎分子，统称为 TRICOM（LFA - 3、ICAM - 1 和 CD80）。先接种 rilimogene galvacirepvec，然后用 rilimogene glafolivec 进行强化，诱导免疫系统攻击表达 PSA 的细胞。该疫苗通过加入大量刺激 PSA 特异性免疫系统细胞的分子而进一步增强[12]。与其他病毒治疗方法不同，这种疫苗不感染或直接杀死肿瘤细胞。相反，它被设计为被免疫系统捕获，从而激发免疫系统更有力地攻击肿瘤细胞[12]。TRICOM 平台可以改变，以包括其他抗原，并已被探索用于其他类型的癌症，这表明该方法是灵活的，可以很容易地重新靶向其他类型的癌症[70,71]。

10. 3. 2　双重用途问题

改良过的具有免疫调节作用的病毒是非常强大的工具。从非特异性刺激感染到引导针对特定健康组织的免疫反应，这些方法可用于增强或开发新的生物武器。用于开发 rilimogene galvacirepvec 和 rilimogene glafolivec 疫苗的方法可能被滥用，通过利用不同的抗原对健康组织造成损害，包括类似于这种疫苗的免疫调节蛋白都可能会增强生物武器的毒力。许多自身免疫性疾病需要相对较长的时间才能发展为临床疾病。使用类似于 rilimogene galvacirepvec 和 rilimogene glafolivec 疫苗的方法，生物武器可能很难被发现，因为临床症状可能在暴露于自身免疫触发物后很长时间才被发现。修改 rilimogene galvacirepvec 和 rilimogene glafolivec 疫苗平台以攻击其他治疗目标的灵活性表明，修饰病毒的免疫调节能力可以为灵活的生物武器平台提供一个途径。依靠纳入单一促炎症蛋白的方法有可能增强病理反应。研究表明，在高剂量下 JX - 594 比其未修饰的对应物更容易引起炎症和病理变化，这表明单项有效载荷有显著增强病理反应的潜力[69]。在用于生物武器的传统病原体中加入免疫调节蛋白，可以增强或改变它们引起的疾病，从而影响疾病的预防、治疗或诊断。

通过引入免疫调节蛋白来创造新的病理反应的能力，创造了一种危险的情况：具有这种能力的对手不再局限于自然引起疾病的病原体。有了这种技术，对手在选择提供免疫调节的病原体方面将具有更大的灵活性。可以选择地方性或通常不被认为是生物武器制剂的病原体来帮助掩盖攻击。对手可以根据生物武器标准选择一种生物体，如生产的难易程度、环境适应性或在气溶胶中的生存能力。如果可以将足够的免疫调节能力设计到他们选择的生物体中，那么生物武器设计者就不需要选择致病性的微生物。可能的平台、组织目标、自身抗原和免疫调节有效载荷的数量，为这个仍在努力处理和平时期自然疾病暴发的世界创造了大量潜在的生物武器制剂。

不幸的是，苏联生物武器计划的科学家们使用了这些能力。他们的生物武器计划进行了大量的努力来确定免疫调节蛋白，并将其纳入一系列病原体。苏联的生物武器科学家们对肿瘤坏死因子、1 型和 2 型干扰素、内啡肽和白细胞介素的使用进行了一系列探索[14]。许多被考虑用于生物武器的病原体在其自然形态下很难被免疫系统控制，而它们的许多临床症状往往是身体免疫反应无效的结果。改变病原体表达促炎标志物的能力可能不会阻碍病原体的复制能力，但可能会严重增强由此产生的免疫反应的有害影响。有一项研究涉及修改委内瑞拉马脑炎病毒（VEEV）以增强免疫调节特性。VEEV 可导致人类严重且可能致命的神经系统疾病，并且已被研究以其自然形式作为生物武器使用[7, 14, 72]。苏联的生物武器计划对 VEEV 进行了修饰，使其能够表达白细胞介素-2，一种强效的免疫调节因子。VEEV 感染中枢神经系统会导致严重的炎症，即脑炎[73]。白细胞介素-2 是免疫反应中自然形成的细胞因子，可促进炎症反应[74]。经修饰表达白细胞介素-2 的 VEEV 可能会增加感染期间脑炎的严重程度，并可能增加致死率或引起永久性神经损伤。这些改良的病原体的效果以及将其武器化的进展尚不清楚，但鉴于该计划不久就结束了，它们不太可能远离实验室。

苏联生物武器计划中最令人担忧的项目之一是将表达髓磷脂碱性蛋白的病原体武器化。髓磷脂碱性蛋白是所有神经细胞的重要组成部分。以类似于 rilimogene galvacirepvec 和 rilimogene glafolivec 双重疫苗的方式，结合 PSA 和 TRICOM，将髓磷脂碱性蛋白或其片段插入病原体中[14]。针对这种改良病原体感染的免疫反应将触发针对病原体中包含的蛋白质（包括髓磷脂碱性蛋白）的免疫反应。这种类型的生物武器会引起针对全身神经细胞的自身免疫反应。该研究的疑似目标是创造一种类似多发性硬化症的疾病，其病程将在几天或几周内完成，而不是几年[14]。最终，针对嗜肺军团菌（军团病的病原体）和假结核杆菌（假结核病的病原体）的努力被证明是成功的[14]。这一努力不仅能够从根本上改变嗜肺军团菌和假结核杆菌的发病机制，而且这两种病原体通常都没有被考虑用于生物武器。换句话说，苏联的生物武器计划使用了大多数生物防御措施都无法检测到的制剂，创造了一种导致以前未知病症的生物武器。

10.3.3 结论

病毒疗法虽然是癌症治疗取得重大进展的潜在来源，但在理论上和现实中都存在双重用途风险。随着这些治疗方法研究和开发的扩大，可能会意外发现直接适用于生物武器开发的风险性发现或信息。这种风险体现在将白细胞介素-4 添加到鼠痘病毒中，意外地使这种痘病毒逃脱了天花疫苗诱导的免疫力[75]。这一信息对于希望利用痘病毒生物武器攻击接种人群的对手来说是非常有用的。针对鼠痘白细胞介素-4 的生物防御工作并没有被忽视：美国陆军通过改造一种相关的病毒——牛痘病毒，来表达白细胞介素-4，以进一步确定白细胞介素-4 和痘病毒免疫的作用[76]。随着治疗方法的开发和对免疫调节基础研究的深入，人们会发现类似的事件，即有争议的生物防御工作是由有意或无意的危险实验引发的。用于启动或增强抗肿瘤免疫反应的方法越来越复杂，为增强甚至创造生物武器制剂引起的病理反应提供了更多途径。从 JX-594 的增强炎症到 PROSTVAC 的特异性靶向传递抗原，现在有一系列潜在的可武器化的产品和信息。即使没有进一步的意外发现，如关于鼠痘病毒白细胞介素-4 的研究，正在进行的民用治疗研究，将继续通过发现和描述增强靶向炎症的方式，提供可被生物武器计划直接滥用的信息。

10.4 免疫调节抗体

10.4.1 治疗背景与动机

免疫系统疾病是反应过度或不反应的结果。如果免疫系统的反应过于强烈或攻击错误的目标，就会使疾病恶化，甚至导致疾病的发生。同样地，如果免疫系统不能做出反应或反应不够强烈，疾病也会恶化或发生。过敏反应是免疫系统对无害抗原大量反应的结果。在关节炎中，关节因针对身体自身组织不适当的反应而受损。存在于移植组织中的免疫细胞或接受者自身的免疫细胞可以引起疾病，甚至导致移植失败[77,78]。一些由感染引起的疾病可能是免疫系统对入侵的病原体未反应的结果。还有一些疾病可能是感染期间过度的免疫反应的结果。肿瘤可以通过多种方式逃避和抑制免疫系统而生长扩散[8,10,79-81]。

与其他类型的疾病一样，免疫疾病的治疗核心是恢复不适当的免疫，达到机体平衡。与涉及身体其他部位的疾病不同，我们治疗以免疫为中心的疾病的能力一直比较弱。控制不适当的免疫反应通常依靠化学疗法，如使用非特异性抑制免疫系统的类固醇[6]。这种非特异性抑制可以有效地减少对健康组织的不当攻击，但同时也会导致免疫系统无法攻击病原体，因此会使患者容易受到感染。在过敏的情况下，最好的治疗方法通常是通过避免接触特定的过敏原进行预防。在避免过敏原的情况下，紧急药物用于处理突破性事件。感染引起的有害炎症往往只能通过支持性护理来治疗。如果不能迅速清除病原体（或根本不能清除），则尽可能使用能够防止病原体进一步复制的药物进行治疗[82]。刺激免疫系统的方法一般仅限于通过疫苗或消除抑制源（如肿瘤、免疫抑制性病原体）[34, 83, 84]。

操纵免疫系统特定机制或组成部分的能力将大大改善对免疫性疾病的治疗。免疫系统功能的发挥依赖于一系列令人眼花缭乱的可溶性信号分子、小分子化合物和细胞表面受体，它们由复杂的细胞、组织和器官网络驱动。为了控制由免疫系统引起的和发生在免疫系统内的疾病，人们必须能够对免疫系统的特定部分进行调控。免疫调节抗体已经能够实现高度特异性的调节，这在以前的化学疗法中是无法实现的[85]。这些抗体通过结合一种特定的蛋白质来阻止涉及该蛋白质的信号通路。此外，抗体可通过靶受体[5]发出信号或标记靶细胞使其破坏，从而直接激活免疫细胞[86]。从靶向蛋白到细胞，一系列不同方法的结合，以及大量与免疫相关的信号分子和受体，促进了免疫调节的多样性和特异性。

预防或抑制过度活跃的免疫系统通常与能够结合促炎相关蛋白的抗体有关，以防止它们引发炎症。例如，一种强有力的促炎症细胞因子——白细胞介素-6，就可以被一种抗体中和，防止该细胞因子维持或加剧炎症[87]。另一种方法依赖于对促发炎症类细胞的破坏。CD20 是 B 细胞的表面标志物，可以被一种抗体（即利妥昔单抗）识别，然后被自然杀伤细胞识别和破坏[86, 88]。抗体介导的 B 细胞破坏已被用于治疗癌症和类风湿性关节炎及其他自身免疫性疾病[89-92]。

免疫调节抗体也能够通过阻断抑制性信号来刺激免疫系统，这些信号会阻止或抑制特定的免疫反应。癌症的免疫治疗能够从识别和杀伤肿瘤细胞的促炎症能力中受益。肿瘤可以通过直接抑制应答细胞或刺激抗炎细胞群来抑制抗肿瘤的免疫反应[93,94]。癌症免疫疗法旨在通过阻断直接（肿瘤表面）和间接（抗炎细胞表面）的肿瘤驱动抑制信号来恢复和促进肿瘤部位的炎症反应[94]。例如，PD-1 是存在于能够杀死肿瘤的 T 细胞上的一个受体，可以被肿瘤和抗炎细胞所吸引。通过 PD-1 发出信号的 T 细胞杀死肿瘤细胞的能力降低。结合 PD-1 的抗体可以阻止抑制性信号，并允许 T 细胞继续杀死肿瘤细胞[94]。

基因组编辑也被研究用来开发表达抗体的重组病毒，方法是将编码抗体的基因序列纳入病毒的基因组。其中一个例子是一种经过修饰的牛痘病毒，它可以表达一种抑制血流向肿瘤扩散的抗体[95]。当抗体作为病毒基因组的一部分时，抗体的产生依赖于表达该抗体的病毒对细胞的感染[1,95]。当被感染的细胞死亡时，抗体的产生就会停止。当需要持久地产生抗体时，主动地接受感染和病毒的生成会成为一个重要的限制条件[96]。为了规避主动感染的需要，已经开发出了使用腺病毒基因治疗载体将抗体编码基因送入宿主细胞核的方法。一旦指定的基因片段插入宿主细胞的细胞核中，只要目标细胞存活，抗体就会不断地产生。基因治疗传递抗体的技术已被探索用于传递抗癌、抗病毒和免疫调节的抗体[27,28,97,98]。

10.4.2 双重用途

CD28 是 T 细胞表面的一种蛋白质，在调节细胞的免疫功能方面起着很大的作用。有效激活 CD28 可诱导 T 细胞发挥调节作用，从而将炎症水平升高或降低至对机体有益的水平[99]。TGN1412 是一种免疫调节抗体，由于其能够有效地激活 CD28，因此是一种 CD28 超级激动剂。目标是利用 TGN1412 的特性增强癌症中的炎症反应，并减少类风湿关节炎中的炎症反应[5,99]。2006 年，开始了 TGN1412 的首次人体试验。在输注后的几分钟内，所有六个参与者都开始出现严重的非特异性免疫反应，并被送往医院接受治疗[5]。TGN1412 意外地激活了一种极其强大的 T 细胞免疫，而不是预期的调节性反应[5]。使用 TGN1412 的实验表明，免疫调节性抗体有能力造成深刻的伤害。在类似情况下，一些接受基于抗体的癌症免疫治疗的患者必须使用抗炎药物进行治疗，以对抗免疫治疗带来的免疫毒性[94]。

没有证据表明免疫调节抗体曾被用于或被考虑用于攻击目的。与化合物相比，抗体是更大且相对脆弱的分子，其传递仅限于注射或输注[100]，这些特征通常与生物武器的发展不相容。然而，有两个研究领域可以改变与免疫调节抗体相关的双重用途风险：气溶胶传递和基于载体的表达。

研究人员考虑采用气溶胶传递抗体方法的动机是希望提高肺癌治疗药物的特异性[101]。抗体气溶胶实验的研究结果表明，免疫调节抗体可以输送到肺，但很少甚至没有发生全身输送[100]。即使没有全身输送，气溶胶抗体也可以通过“引爆”肺部使其更容易受到感染，而增强生物武器效力。通过用与毒素结合的抗体破坏肺部的免疫细胞[102]，或者通过破坏协调免疫反应所需的信号传导途径，可以实现肺部空间的引爆。用抗体或抗体偶联物“掺入”生物武器可能会增强其疾病或致命性，而不会产生明显的遗传特征。可能并不明显的是，抗体添加剂可以导致任何疾病的增强，而且识别抗体目标将耗费时间，并受到样本的限制。如果延迟或未能识别出一种添加剂抗体，就会延迟或阻止对它的有效反应，从而进一步增强生物武器的效力。总的来说，免疫调节抗体或抗体-毒素偶联物的气溶胶传递，可显著增强未经修饰的生物武器制剂的致死率，并且极难识别或开发出针对此类生物武器的对策。

基于载体的抗体传递摆脱了直接传递抗体的局限性，因为用于传递抗体的载体病毒可以通过气溶胶传递，甚至不会引起疾病[103, 104]。在生物武器制剂中加入免疫调节抗体的编码序列可以大大改变甚至创造由传染性病原体引起的疾病。已经有致病性的病原体可以被修改，使其造成的结果更加严重，致病性制剂和良性制剂都可以被赋予新的疾病效应。生物武器的疾病效应可能是由表达的抗体引起的，而病原体只是作为一个传递的载体。通过使用不致病的病毒进行基因治疗来传递抗体，敌人可以诱导目标表达抗体而不被发现。通过抑制免疫信号、破坏关键细胞群或中和疫苗来促进感染的抗体，可以在致病性生物武器之前或与之同时部署，以增强其感染性或其引发的疾病。

10.5　讨论

在苏联生物武器计划接近尾声时，其研究人员已经开始探索利用人类免疫系统，通过改变病原体的免疫特征来增强其适用性[14]。病原体被改造成对免疫系统不可见的，表达会加剧它们引起的致命炎症的蛋白质，并通过调节免疫系统来制造新的疾病[14]。虽然这些经过改造的病原体不太可能发展得较为成熟，但它们代表了一种关于生物武器的新思维方式。即使是相对粗糙的技术，有关免疫系统的信息和想法也很容易偏离其帮助和了解人类健康的预期用途。本章表明，民用研究工作有可能在不知不觉中产生直接适用于生物武器发展的信息或技术。利用抗体和重组病毒调节免疫反应的尝试提供了显著的例子，在旨在造福人类的研究中，发现了有可能直接武器化的科学进步。随着免疫调节研究的规模和复杂性持续增长，可能会出现更多危险的进展。

苏联生物武器项目的一个重大进展是开发了表达髓磷脂碱性蛋白的嗜肺军团杆菌。与其他旨在逃避疫苗或增加病理反应的研究不同，这项研究是第一次以引起特定免疫力驱动的疾病为目标而设计的。苏联的生物武器科学家想制造一种类似多发性硬化症的传染病。研究人员对生物武器进行了逆向工程，确定了所需的病理，通过免疫学找到了一个潜在的机制，探索了各种方法来实现所需的结果。与以往旨在加强由病原体自然形式引起的疾病的生物武器不同，这种生物武器利用细菌作为免疫调节剂来引起一种新的人工疾病。这些科学家已经开始逆向工作：他们不是让病原体限定疾病，而是旨在塑造病原体以引起特定的预设疾病。通过逆向工程，蛋白质、分子和病原体可以调节免疫系统成为引起特定疾病的不同工具。唯一能把生物武器设计师和开发疗法的普通研究员区分开来的就是意图。

免疫调节技术的大规模研究、开发和商业化也会导致国际安全风险的扩散。发展生物武器计划的主要挑战之一是规模问题。在实验室中培育少量的病原体是相对简单的，但要达到维持一个生物武器项目所需的规模必须付出巨大的努力。当一项生物武器计划旨在纳入先进的免疫学研究时，规模问题可能更加严峻。迄今为止，只有苏联的生物武器计划——一项巨大的工程[14]——追求将免疫学研究应用于生物武器的开发。虽然曾试图将免疫调节方面的内容纳入生物武器制剂中，但成功的可能性很小[14]。自苏联生物武器计划结束以来，生物技术的改进，如新的基因工程方法，可能使生物武器制剂的工程变得更加容易和复杂，但对生物武器制剂的生产、配方或开发运输系统没有什么帮助。

研究基于免疫学的疗法并将其商业化的努力可能为生物武器计划提供了一些新的途径。在生产生物杀虫剂苏云金芽孢杆菌的过程中可以发现工业化双重用途风险的例子，苏云金芽孢杆菌是一种产生毒素的细菌，对一些损害作物的昆虫具有致命性[105]。苏云金芽孢杆菌是炭疽杆菌的近亲[106]，它的生产需要许多与炭疽杆菌相同的技术、设施和技能，能够为生物武器计划提供所需数量的细菌制剂[107]。类似地，创造、测试和生产大量免疫调节病毒或用于医疗的隐形涂层疫苗的能力也将带来冲击。鉴于大多数免疫调节研究目前不被认为具有很高的双重用途风险，国内的研究项目可能不会引起国际社会的关注。目前无法支持自己研究项目的国家可能会向国际派遣科学家，接受先进的培训和经验。与从事危险病原体的工作需要广泛的背景调查和安全审查不同，例如从事美国疾病控制中心的特定制剂计划（疾病控制和预防中心和美国农业部），本章所述的大多数民用技术的培训或就业不太可能需要背景调查或安全许可。

对于那些已经有能力支持大规模复杂生物医学研究和工业化的国家来说，开展免疫调节研究会带来另一种风险：增强生物武器的突破能力。通过支持生物防御研究、国内疫苗、病毒疗法或生物农药生产，以及对免疫学和免疫调节的高级研究，一个国家可能能够保持快速建立进攻性生物武器计划所需的科学、技术、科学家和设施/设备储备。在拥有先进的生物防御计划的国家，对这些生物防御计划的突破时间可能会进一步缩短，因为广泛的技能、科学认识、技术和设施的支持可以帮助生物武器的发展。

针对具有改良免疫特征病原体的生物防御工作可以通过创造或扩散技术和信息进一步增加风险，并进一步模糊防御性和进攻性研究之间的界限。炭疽杆菌是苏联生物武器计划中的一种重要制剂，苏联对其进行了广泛的生产和武器化工作[14]。其中一项研究是研制一种炭疽杆菌菌株，这种菌株可以抵抗美国使用的炭疽疫苗[14]。1997 年，《疫苗》杂志上发表了一篇论文，证明先前与苏联生物计划有关的科学家已经创造了一种抗疫苗的炭疽杆菌菌株[57]。美国无法获得该抗性菌株的样本，20 世纪 90 年代末，美国国防情报局开始实施杰弗逊项目，重建苏联的抗性菌株疫苗，以确定美国的医疗对策是否能有效治疗感染[108, 109]。针对鼠痘病毒白细胞介素-4 的实验，也进行了类似的努力。牛痘病毒是鼠痘病毒的亲缘病毒，经工程改造后进行实验，以确定痘病毒表达白细胞介素-4 对天花疫苗造成的威胁[76]。这两项行动都是对有目的和意外发现所造成的威胁的直接反应，这些威胁对生物防御有直接影响。这些案例表明，国家的生物防御机制可能将军事和民用领域的免疫进展视为严重威胁。对这些感知到的威胁的反应可能会模糊防御性和进攻性研究之间的界限。一个国家可能会把另一个国家善意的民用研究或对发现的危险的反应视为威胁，从而引发针对性的研究。这些发现和反应可能会侵蚀可接受的生物防御研究规范，并推动生物武器相关技术和信息的扩散，这些技术和信息是通过为应对高风险发现而展开的工作获得的。

利用抗体、蛋白质和病毒，人类正在迅速建立一种能力，开始以越来越精确和复杂的方式对免疫系统进行控制。虽然与人类免疫系统惊人的复杂性相比，这些调控方法还很粗糙，但它们为治疗人类疾病提供了很大帮助。与几乎所有的生物医学研究领域一样，来自免疫学的信息和技术有很大的机会被用于制造伤害。像大多数技术和科学领域的研究一样，免疫学和它所推动的发展也有被滥用的历史，无论是有还是没有基因工程的情况下，都会被用来开发强化的生物武器。免疫学为实现一个相同的目标提供了多种不同的途径，为任何潜在的生物武器设计者提供了创造和加强生物武器的工具箱。这个工具箱的规模在不断扩大，使已经势不可挡的潜在生物武器技术组合更加严峻。与生命科学领域的大多数双重用途问题一样，透明、监管和教育似乎是解决免疫调节研究和技术所引起问题的显著方法。通过透明，确保公开和诚实地进行研究和开发，确保所有利益相关者（如科学界和公众）了解情况并表达对研究的关切，可能会减少不适当的风险研究。监管可以建立防止风险研究的机制，确保透明度，并改善人员安全。只有当所有的利益相关者（如公众、学术界、工业界和政府）都得到适当的教育，监管和透明度才会有效。

任何透明度、政策或教育工作所面临的核心挑战是如何定义一个特定的实际或潜在滥用免疫调节剂的研究或技术的风险大到需要采取行动的时间点。开发检测风险较小的实验或技术的方法对于解决免疫调节研究和开发中的风险是至关重要的。以一个实验为例，该实验改变了一个已经具有高度毒性的病原体，使其表达一些促进炎症的因素，从而导致更强的毒性。容易看出，增强病原体的毒性是一项非常危险的工作，其核心的双重用途产物是有关可能增强毒力的促炎因子的信息。假设有实验受到了之前两项研究的启发，小鼠感染了野生型病原体，证明高水平的该促炎因子与致死率有关，而一项不相关的临床试验试图使用相同的促炎因子来刺激免疫系统攻击肿瘤，但由于该促炎因子引起了破坏性的炎症而失败。如果是为了加强生物武器，所有这三个实验都提供了强有力的证据，证明修改生物武器制剂以表达促炎症因子可以起到加强生物武器的效果。至关重要的是，不要低估那些希望从事生物武器计划的人的聪明才智，也不要依靠隐蔽性来保证安全。一项实验所带来的真正风险水平只受制于打算滥用实验信息或产品的人。同时，无论定义的范围是什么，都必须既实用（现实中能做什么）又有根据（复杂的威胁与幻想）。

监管可能是最有力的政策工具，但也是最难有效实施的。现有的主要调控机制是限制哪些有关免疫调节的研究和开发可以进行。对研究的限制可以是显性的，如禁止或在法律上限制某些类型的实验，也可以是隐性的，如要求使用特定制剂的工作在具有高度物理安全的实验室中进行。显性监管的一个例子是美国的“特定制剂计划”，该计划规定，除非事先获得批准，否则将任何特定制剂病原体改造成对现有防御措施具有抵抗力是非法的[110，111]。隐性限制通过实施物理（如安全建筑）和非物理（如背景调查）要求来限制可以进行的研究和开发，这些要求在进行实验甚至拥有受管制物品之前必须满足。隐性要求通过创建一个“入场费”来发挥作用。为了能够用特定制剂进行研究，一个组织必须有能力承担最初的（建造一个安全的建筑物）和持续的（培训和背景调查）费用。通过增加要求的数量，相关的入场费也随之增加，从而减少了能够满足和维持所需资金的实体数量。

就免疫调节剂的研究和开发而言，存在一定程度的限制。改变危险病原体免疫调节能力的实验已经受到限制和监管[112,113]。一些实验，如为基因治疗载体设计免疫规避涂层的实验，即使不涉及危险病原体，也应按照规则进行考虑。即使仅提供相对安全的感染性生物体，如基因治疗载体，但从生物安全的角度来看，对任何感染性病原体赋予豁免权都是危险的。然而，几乎所有免疫调节剂的研究和开发都不涉及传染性生物体。更多时候，最容易被滥用的是信息，而不是产品本身。一个可行的生物武器计划需要获得生产和操纵病原体的能力，无论该病原体是否具有免疫调节功能。一个生物武器计划会对任何潜在的生物武器进行广泛的测试。鉴于制造生物武器仍然需要大量的生产和测试，在国外一个实验室的冰箱里，少量的转基因甲型流感病毒或免疫调节抗体是没有用的。然而，这些实验或技术产生的信息是有用的。

例如，免疫调节抗体 TGN1412 在人体中能够引起严重的具有破坏性的炎症。我们可以假设，由 TGN1412 引起的炎症会严重加剧由病原体引起的有害的炎症。为了在生物武器中实现类似 TGN1412 的效果，对手将需要生产这种抗体或改变预先存在的制剂以表达这种抗体。大量生产与武器相关的 TGN1412 和开发运载方法是具有挑战性的任务，仅靠盗窃或获得少量的研究或治疗量的 TGN1412 是无法充分支持生产相关生物武器的。在设计生物武器时，实验不一定要有如此的结果。确定了预防感染的机制、感染期间与不良预后相关的因素，甚至免疫系统基本组成部分功能的实验都为生物武器的设计者提供了选项和信息。

根据免疫实验产生的风险来监管免疫实验，应该主要基于信息，而不是所产生的产品。不幸的是，真正的风险程度可能只有设计生物武器的人知道。除了最明显的情况外，我们不可能了解所有实验的风险。因此，除了民用生物安全问题或明显的双重用途实验外，对免疫调节或基础免疫学研究的监管不太可能产生有意义的影响。一个例外是关于可能会广泛影响疫苗或其他针对危险病原体免疫措施功效的实验。考虑到对疫苗和治疗性抗病原体抗体的威胁，应该停止抗体规避方法，并探索非病毒载体等替代方法。如果仅仅被生物武器项目独立发现，通过采取积极的立场，探索不依赖于病原体中和抗体的治疗方法和疫苗可能是可行的，然而，这些技术已经被公开建立。类似的情况也存在于（非包被）病毒疗法和免疫调节抗体。这些信息已经公开了，而且没有回头路可走，因此需进行主动防御。

同样，通过实施金融或技术准入壁垒来限制研究的隐性监管也不太可能奏效。要求保证生物安全、物理安全或人员安全才能进行免疫调节研究和开发，不太可能产生有意义的影响。大多数免疫调节剂的研究和开发不需要传染性的生物体，因此没有必要要求加强生物安全。尽管不能取代实验室实验，但计算方法不需要生物材料。除非再加上出版限制，否则在免疫调节剂研究中要求高水平的生物安全不会阻止双重用途信息的扩散。在物理或人员安全方面，不需要背景调查。既然可以等着发表文章或直接要求提供数据，为什么还要努力偷偷摸摸地获取数据呢？免疫调节研究中使用的许多技术存在于生命科学的其他学科中，因此可以通过不相关的学科进行培训而获得对应的技术。获得少量的抗体甚至是改良的病原体可能会节省对手的时间，但如果对手能够获得先进的生物武器，则不需要这样做。取消某人获得这些技术的资格可能等同于指控此人，进而指控他/她的国籍或其他从属（参与了积极的生物武器计划），这可能会产生重大后果。在实验期间，感染性病原体（即使是良性的）的免疫学特征也会被修改，这是一个例外。使用“隐形”病毒进行的实验，或那些旨在触发针对肿瘤的强大免疫反应的实验，在暴露或释放的情况下，可能会对实验室工作人员甚至公众构成风险。

长期以来，科学都是以透明的方式进行的。科学家们在公开的（虽然不一定是免费的）杂志上发表实验结果，在会议上发表演讲，与他人公开分享数据和/或试剂。即使在制药业，公司在开发新的化合物和对抗疾病的方法上面临着极其激烈的竞争，关于药物的功能、机制和成分的数据也是可以公开的。由于信息是免疫调节剂研究和开发的核心风险，默认最大透明度的做法是否明智却成了一个问题。自由地公布和分享可能是双重用途信息发生扩散的主要原因。

在某些情况下，信息的风险很大，把它放到公共空间可能会让对手做出特别危险的生物武器。这种观点的缺陷是通过隐蔽性来获得安全性，这意味着对手只有在数据泄露时才能了解到数据。审查也面临着同样的管理挑战：实验风险的严重性会被风险的显著度所掩盖。审查制度有可能抓住风险过大的实验，但大部分风险可能不够明显，无法被发现。还有审查的实施：如何安全地保存结果、数据和实物，以及谁以何种标准指导这些决定？一个机密的生物防御项目很可能被加固以防止物理或电子攻击，但典型的学术实验室并没有防止电子窃听或黑客攻击的保护措施。如果信息不是在安全的环境中发现的，那么在提出审查时，可以假设数据可能已经被泄露。

即使在信息被转移到保密环境后，最初创造该成果的科学家可能在审查前的会议、研讨会和与其他科学家的随意讨论中毫无恶意地分享数据。一个重要的内部威胁可能来自那些从事审查或机密工作的人。由于为获取机密材料而进行严格的背景调查既不可行也不合理，任何追溯审查或机密材料都将面临风险。因报酬不足和工作过度而产生的经济动机，对海外家庭成员的威胁以及意识形态目的，都可能促使科学家泄露或出售任何被审查的信息。

将工作转移到机密环境中可能会被其他国家视为危险的行为，特别是如果那个国家一开始就不知道这些工作。在这种情况下，一个国家的官员注意到另一个国家将一位学者的工作转移到一个机密的生物防御设施。这些官员如何判断这一决定的意图？一方面，在制定反制措施之前可能会保留一些信息，但如果没有该生物武器或合适的模型，就无法检验针对生物武器的对抗措施。一个国家的官员如何知道这种模式的发展是否在防御工作的范围内？如果一个发现的危险性大到需要做出如此极端的努力，为什么不分享这一信息以保护全球健康？

解决这一难题的一个可能的办法是提高正在进行的民用研究的透明度，更重要的是，分享审查研究结果或将研究转移到非公开场合的计划和标准。其中一个机制是将民用免疫调节研究项目和双重用途政策纳入《禁止生物武器公约》的信任建立措施（CBM）。1975 年生效的《禁止生物武器公约》是一项国际条约，规定开发、生产或储存生物武器是非法的[114]。1986 年，在一次关于《禁止生物武器公约》的会议上，信任建立措施作为一种加强条约有效性和国际生物安全合作的机制被提出[115]。尽管信任建立措施旨在减少防御性研究中的模糊性，但目前此类措施不适用于现代军民双重用途研究问题[116]。大量潜在的双重用途研究可能会导致信息泛滥，如果签署国不做出大量努力，就很难完全掌握相关信息。此外，各国可能不想界定其生物防御计划的任何部分，或将有价值的药品开发置于工业间谍活动的风险之中。这些风险加在一起，可能会使各国完全放弃信任建立措施的报告，并且这种报告已经在急剧下降[116]。最后，扩大的信任措施对解决意图与解释的问题仍无济于事。

关于高风险研究公开的主要论点是，有利于公共卫生防范和对策的制定。就明显的高风险实验而言，公开发表和制定具体的对策之间的联系是很脆弱的。“发布和修复”模式最接近成功的案例是鉴定一种新形式的肉毒杆菌毒素，这种毒素不能被标准剂量的基于抗体的应对措施所中和[117，118]。由肉毒杆菌产生的肉毒杆菌毒素是对人类毒性极大的蛋白质，已被开发为生物武器制剂[14，119，120]。肉毒杆菌中毒的治疗依赖于使用中和毒素的抗体[119]，而关于一种难治性毒素的知识是一个重大的生物安全问题。尽管这一发现促使人们努力寻找对抗这种新型毒素的对策，但由于这种毒素的蛋白质序列和产生这种毒素的菌株的基因组被保密，该研究没有公开发表[121]。最后，新毒素被高剂量的标准对策中和[122]。

关于新型肉毒杆菌毒素的经验既有好的方面又有坏的方面：一方面，它被发现、公布，并确定了应对措施。另一方面，关键信息被隐瞒了，延缓了其研究进展。

新型肉毒杆菌毒素的经验并不直接适用于涉及免疫学特性发生改变的病原体。针对表达白细胞介素-4的牛痘病毒进行的牛痘白细胞介素-4实验，以及涉及疫苗抗性的炭疽杆菌复制实验都受到了严重批评。这些实验的成功并不为公众所知[108, 109, 123]。肉毒杆菌实验与痘病毒和炭疽杆菌实验的结果之间的差别似乎在于对工作的看法，而不是意图或科学价值。在新型肉毒杆菌毒素的案例中，人们的看法是找出一种对付自然产生的东西的对策。相比之下，牛痘病毒和炭疽杆菌的实验被看作是创造了本来不存在的危险产品。虽然经过改造的病原体确实被创造出来了，但具有疫苗抗性的炭疽杆菌是被重新创造出来的，因为俄罗斯拒绝分享样本。此外，激发他们灵感的研究是公开的。疫苗耐受的炭疽杆菌很可能已经被探索为一种生物武器制剂[14, 57, 75]。这些强调了理解风险的重要性：即大部分风险不是来自实验的实物，而是来自所获得的信息。也许，如果公众对威胁有更好的了解，对至少一种制剂的存在有更好的了解，那么公众对防御工作的反应可能会有所不同。任何利益相关者群体如果未能理解免疫调节研究和开发所带来的风险，那么就可能会危及到为应对不断变化的威胁而开发的对策，以及开发是否有必要。

也许最好的办法是从教育开始。所有的利益相关者都必须假定双重用途的风险是免疫调节剂研究和开发所固有的，每一项能够积极影响人类健康的研究工作或技术发展都有可能损害人类健康。我们应该试着问：一般能力是什么？这样的能力如何带来好处？这种能力如何会导致伤害？我们不应限制我们对可能损害人类健康的东西的看法：农业、国防、政策、社会和环境也会面临风险。我们改善一系列疾病治疗的能力与我们控制和操纵免疫系统的能力高度耦合。在帮助人类健康方面取得的每一步进展都伴随着制造或扩散生物武器的风险。科学进步必须继续下去，但不应该不受这种进步带来的风险的限制。我们是否要帮助或拯救少数人的生命，而将许多人的健康置于危险之中，无论这种危险有多小？对于已经存在的技术和研究，例如本章所涉及的技术和研究，应该怎么做？应该积极寻找威胁还是被动地识别威胁？当识别出威胁时，是否应该开发反制措施，以避免产生更多的双重用途技术和/或进一步模糊进攻性和防御性研究之间的界限？最后，这些问题的答案大多不是技术问题，而是道德问题。作为一个社会，我们必须决定我们愿意付出什么样的代价，以及我们愿意承受什么样的风险。只有受过教育的科学家、政府和社会参与讨论，才能找到满意的答案。

鸣谢　这项工作部分是通过 NIAID 内部研究部资助的。本出版物的内容不一定反映美国卫生与公众服务部（DHHS）或与作者有关的机构和公司的观点或政策。提及的商品名称、商业产品或组织，并不意味着得到美国政府的认可。

参考文献

[1] Pulendran B, Ahmed R. Immunological mechanisms of vaccination. Nat Immunol. 2011; 12: 509-17.

[2] Becher B, Spath S, Goverman J. Cytokine networks in neuroinflammation. Nat Rev Immunol. 2017; 17: 49-59. https: //doi. org/10. 1038/nri. 2016. 123.

[3] Brownlie RJ, Zamoyska R. T cell receptor signalling networks: branched, diversified and bounded. Nat Rev Immunol. 2013; 13: 257-69. https: //doi. org/10. 1038/nri3403.

[4] Worbs T, Hammerschmidt SI, Forster R. Dendritic cell migration in health and disease. Nat Rev Immunol. 2017; 17: 30-48. https: //doi. org/10. 1038/nri. 2016. 116.

[5] Hunig T. The storm has cleared: lessons from the CD28 superagonist TGN1412 trial. Nat Rev Immunol. 2012; 12: 317-8. https: //doi. org/10. 1038/nri3192.

[6] Smolen JS, Aletaha D, McInnes IB. Rheumatoid arthritis. Lancet. 2016; 388: 2023-38. https: // doi. org/10. 1016/s0140-6736 (16) 30173-8.

[7] Weaver SC, Ferro C, Barrera R, Boshell J, Navarro JC. Venezuelan equine encephalitis. Annu Rev Entomol. 2004; 49: 141-74. https: //doi. org/10. 1146/annurev. ento. 49. 061802. 123422.

[8] Pauken KE, Wherry EJ. Overcoming T cell exhaustion in infection and cancer. Trends Immunol. 2015; 36: 265-76. https: //doi. org/10. 1016/j. it. 2015. 02. 008.

[9] Touzot F, Hacein-Bey-Abina S, Fischer A, Cavazzana M. Gene therapy for inherited immunodeficiency. Expert Opin Biol Ther. 2014; 14: 789-98. https: //doi. org/10. 1517/14712598. 2014. 895811.

[10] Vinay DS, et al Immune evasion in cancer: mechanistic basis and therapeutic strategies. Semin Cancer Biol. 2015; 35 (Suppl): S185-98. https: //doi. org/10. 1016/j. semcancer. 2015. 03. 004.

[11] Zaiss AK, Muruve DA. Immunity to adeno-associated virus vectors in animals and humans: a continued challenge. Gene Ther. 2008; 15: 808-16. https: //doi. org/10. 1038/gt. 2008. 54.

[12] Singh P, Pal SA, Alex A, Agarwal N. Development of PROSTVAC immunotherapy in prostate cancer. Future Oncol. 2015; 11: 2137-48.

[13] Franz DR, Parrott CD, Takafuj ET. The U. S. biological warfare and biological defense programs. In: Medical aspects of chemical and biological warfare. Washington, DC: TMM Publications; 1997. p. 425 - 36.

[14] Leitenberg M, Zilinskas RA, Kuhn JH. The Soviet biological weapons program. Cambridge: Harvard University Press; 2012.

[15] Stepanov AV, Marinin LI, Pomerantsev AP, Staritsin NA. Development of novel vaccines against anthrax in man. J Biotechnol. 1996; 44: 155 - 60. https: //doi. org/10. 1016/0168 - 1656 (95) 00092 - 5.

[16] Flyak AI, et al Mechanism of human antibody - mediated neutralization of Marburg virus. Cell. 2015; 160: 893 - 903. https: //doi. org/10. 1016/j. cell. 2015. 01. 031.

[17] Iannello A, Ahmad A. Role of antibody - dependent cell - mediated cytotoxicity in the efficacy of therapeutic anti - cancer monoclonal antibodies. Cancer Metastasis Rev. 2005; 24: 487 - 99. https: //doi. org/10. 1007/s10555 - 005 - 6192 - 2.

[18] Meyer S, Leusen JH, Boross P. Regulation of complement and modulation of its activity in monoclonal antibody therapy of cancer. MAbs. 2014; 6: 1133 - 44. https: //doi. org/10. 4161/ mabs. 29670.

[19] Williams SC. The other microbiome. Proc Natl Acad Sci U S A. 2013; 110: 2682 - 4. https: //doi. org/10. 1073/pnas. 1300923110.

[20] Wylie KM, Weinstock GM, Storch GA. Emerging view of the human virome. Transl Res. 2012; 160: 283 - 90. https: //doi. org/10. 1016/j. trsl. 2012. 03. 006.

[21] Cooper NR, Nemerow GR. The role of antibody and complement in the control of viral infections. J Investig Dermatol. 1984; 83: S121 - 7. https: //doi. org/10. 1038/jid. 1984. 33.

[22] Parenti G, Andria G, Ballabio A. Lysosomal storage diseases: from pathophysiology to therapy. Annu Rev Med. 2015; 66: 471 - 86. https: //doi. org/10. 1146/annurev - med - 122313085916.

[23] Kaufmann KB, Buning H, Galy A, Schambach A, Grez M. Gene therapy on the move. EMBO Mol Med. 2013; 5: 1642 - 61. https: //doi. org/10. 1002/emmm. 201202287.

[24] Athanasopoulos T, Munye MM, Yanez - Munoz RJ. Nonintegrating gene therapy vectors. Hematol Oncol Clin North Am. 2017; 31: 753 - 70. https: //doi. org/10. 1016/j. hoc. 2017. 06. 007.

[25] Lasaro MO, Ertl HC. New insights on adenovirus as vaccine vectors. Mol Ther. 2009; 17: 1333 - 9. https: //doi. org/10. 1038/mt. 2009. 130.

[26] Liu TC, Thorne SH, Kirn DH. Oncolytic adenoviruses for cancer gene therapy. Methods Mol Biol. 2008; 433: 243 - 58.

[27] Dias JD, et al Targeted cancer immunotherapy with oncolytic adenovirus coding for a fully human monoclonal antibody specific for CTLA - 4. Gene Ther. 2012; 19: 988 -

98. https：//doi. org/10. 1038/gt. 2011. 176.

[28] Sofer - Podesta C，Ang J，Hackett NR，Senina S，Perlin D，Crystal RG，Boyer JL. Adenovirusmediated delivery of an anti - V antigen monoclonal antibody protects mice against a lethal Yersinia pestis challenge. Infect Immun. 2009；77：1561 - 8. https：//doi. org/10. 1128/IAI. 0085608.

[29] Qiu Q，Xu Z，Tian J，Moitra R，Gunti S，Notkins AL，Byrnes AP. Impact of natural IgM concentration on gene therapy with adenovirus type 5 vectors. J Virol. 2015；89：3412 - 6. https：//doi. org/10. 1128/JVI. 03217 - 14.

[30] Zak DE，et al Merck Ad5/HIV induces broad innate immune activation that predicts CD8 (+) T - cell responses but is attenuated by preexisting Ad5 immunity. Proc Natl Acad Sci U S A. 2012；109：E3503 - 12. https：//doi. org/10. 1073/pnas. 1208972109.

[31] Milligan ID，et al Safety and immunogenicity of novel adenovirus type 26 - and modified vaccinia Ankara - aectored Ebola vaccines：a randomized clinical trial. JAMA. 2016；315：1610 - 23. https：//doi. org/10. 1001/jama. 2016. 4218.

[32] Croyle MA，et al PEGylation of a vesicular stomatitis virus G pseudotyped lentivirus vector prevents inactivation in serum. J Virol. 2004；78：912 - 21.

[33] Heider S，Kleinberger S，Kochan F，Dangerfield JA，Metzner C. Immune protection of retroviral vectors upon molecular painting with the complement regulatory protein CD59. Mol Biotechnol. 2016；58：480 - 8. https：//doi. org/10. 1007/s12033 - 016 - 9944 - z.

[34] Stanley DA，et al Chimpanzee adenovirus vaccine generates acute and durable protective immunity against ebolavirus challenge. Nat Med. 2014；20：1126 - 9. https：//doi. org/10. 1038/ nm. 3702.

[35] Cattaneo R，Miest T，Shashkova EV，Barry MA. Reprogrammed viruses as cancer therapeutics：targeted，armed and shielded. Nat Rev Microbiol. 2008；6：529 - 40. https：//doi. org/10. 1038/nrmicro1927.

[36] Choi JW，Lee YS，Yun CO，Kim SW. Polymeric oncolytic adenovirus for cancer gene therapy. J Control Release. 2015；219：181 - 91. https：//doi. org/10. 1016/j. jconrel. 2015. 10. 009.

[37] Zeng Q，Han J，Zhao D，Gong T，Zhang Z，Sun X. Protection of adenovirus from neutralizing antibody by cationic PEG derivative ionically linked to adenovirus. Int J Nanomedicine. 2012；7：985 - 97. https：//doi. org/10. 2147/ijn. S27526.

[38] Doronin K，Shashkova EV，May SM，Hofherr SE，Barry MA. Chemical modification with high molecular weight polyethylene glycol reduces transduction of hepatocytes and increases efficacy of intravenously delivered oncolytic adenovirus. Hum Gene Ther. 2009；20：975 - 88. https：//doi. org/10. 1089/hum. 2009. 028.

[39] Coughlan L，Alba R，Parker AL，Bradshaw AC，McNeish IA，Nicklin SA，Baker AH. Tropism - modification strategies for targeted gene delivery using adenoviral vectors. Viruses. 2010；2：2290 - 355. https：//doi. org/10. 3390/v2102290.

[40] Rojas LA，Condezo GN，Moreno R，Fajardo CA，Arias - Badia M，San Martin C，Alemany R. Albumin - binding adenoviruses circumvent pre - existing neutralizing antibodies upon systemic delivery. J Control Release. 2016；237：78 - 88. https：//doi. org/10. 1016/j. jconrel. 2016. 07. 004.

[41] Friedlander AM，et al Postexposure prophylaxis against experimental inhalation anthrax. J Infect Dis. 1993；167：1239 - 43.

[42] Sabhnani L，Manocha M，Tomar D，Shashikiran D，Rao DN. Yersinia pestis F1 antigen：a correlation between antibody titres and subclass distribution with differential avidity in different inbred mouse strains. Int Immunopharmacol. 2003；3：1413 - 8. https：//doi. org/10. 1016/s1567 - 5769（03）00138 - 3.

[43] Skyberg JA. Immunotherapy for tularemia. Virulence. 2013；4：859 - 70. https：//doi. org/10. 4161/viru. 25454.

[44] Price JL，Manetz TS，Shearer JD，House RV. Preclinical safety assessment of a recombinant plague vaccine（rF1V）. Int J Toxicol. 2013；32：327 - 35 . https：//doi. org/10. 1177/ 1091581813497405.

[45] Adekar SP，et al Neutralization of botulinum neurotoxin by a human monoclonal antibody specific for the catalytic light chain. PLoS One. 2008；3：e3023. https：//doi. org/10. 1371/journal. pone. 0003023.

[46] Chen Z，Moayeri M，Purcell R. Monoclonal antibody therapies against anthrax. Toxins（Basel）. 2011；3：1004 - 19. https：//doi. org/10. 3390/toxins3081004.

[47] Qiu X，et al Reversion of advanced Ebola virus disease in nonhuman primates with ZMapp. Nature. 2014；514：47 - 53. https：//doi. org/10. 1038/nature13777.

[48] Froude JW，Stiles B，Pelat T，Thullier P. Antibodies for biodefense. MAbs. 2011；3：517 - 27. https：//doi. org/10. 4161/mabs. 3. 6. 17621.

[49] Marston HD，Paules CI，Fauci AS. Monoclonal antibodies for emerging infectious diseases - borrowing from history. N Engl J Med. 2018；378：1469 - 72. https：//doi. org/10. 1056/ NEJMp1802256.

[50] Wheelis M. Biological warfare at the 1346 siege of Caffa. Emerg Infect Dis. 2002；8：971 - 5.

[51] Du Y. Role of Fraction 1 antigen of Yersinia pestis in Inhibition of phagocytosis. Infect Immun. 2002；70：1453 - 60. https：//doi. org/10. 1128/iai. 70. 3. 1453 - 1460. 2002.

[52] Sha J，et al Characterization of an F1 deletion mutant of Yersinia pestis CO92，pathogenic role of F1 antigen in bubonic and pneumonic plague，and evaluation of sensitivity and specificity of F1 antigen capture - based dipsticks. J Clin Microbiol. 2011；49：1708 -

15. https：//doi. org/10. 1128/JCM. 00064 – 11.

[53] Oyston PC. Francisella tularensis：unravelling the secrets of an intracellular pathogen. J Med Microbiol. 2008；57：921 – 30. https：//doi. org/10. 1099/jmm. 0. 2008/000653 – 0.

[54] Falugi F，Kim HK，Missiakas DM，Schneewind O. Role of protein A in the evasion of host adaptive immune responses by Staphylococcus aureus. MBio. 2013；4：e00575 – 13. https：//doi. org/10. 1128/mBio. 00575 – 13.

[55] Bottone EJ. Bacillus cereus，a volatile human pathogen. Clin Microbiol Rev. 2010；23：382 – 98. https：//doi. org/10. 1128/CMR. 00073 – 09.

[56] Ramarao N，Sanchis V. The pore – forming haemolysins of bacillus cereus：a review. Toxins (Basel) . 2013；5：1119 – 39. https：//doi. org/10. 3390/toxins5061119.

[57] Marninin LI，Mockov YV，Staritsin NA，Pomerantzev AP. Expression of cereolysine AB genes in Bacillus anthracis vaccine strain ensures protection agains experimental hymolytic anthrax infection. Vaccine. 1997；15：1846 – 50.

[58] Palmqvist N，Foster T，Tarkowski A，Josefsson E. Protein A is a virulence factor in Staphylococcus aureus arthritis and septic death. Microb Pathog. 2002；33：239 – 49. https：//doi. org/10. 1006/mpat. 2002. 0533.

[59] Bolton GR，Mehta KK. The role of more than 40 years of improvement in protein A chromatography in the growth of the therapeutic antibody industry. Biotechnol Prog. 2016；32：1193 – 202. https：//doi. org/10. 1002/btpr. 2324.

[60] Goding JW. Use of staphylococcal protein A as an immunological reagent. J Immunol Methods. 1978；20：241 – 53.

[61] National Cancer Institute. What is cancer? 2015. https：//www. cancer. gov/about – cancer/under standing/what – is – cancer. Accessed 20 Sept 2017.

[62] World Health Organization. The top 10 causes of death. 2017. http：//www. who. int/mediacentre/factsheets/fs310/en/. Accessed 20 Sept 2017.

[63] National Cancer Institute. Chemotherapy. 2015. https：//www. cancer. gov/about – cancer/treat ment/types/chemotherapy＃1. Accessed 20 Sept 2017.

[64] Nicolini A，Ferrari P，Duffy MJ. Prognostic and predictive biomarkers in breast cancer：Past，present and future. Semin Cancer Biol. 2017；52（Pt 1）：56 – 73. https：//doi. org/10. 1016/j. semcancer. 2017. 08. 010.

[65] Marusyk A，Polyak K. Tumor heterogeneity：causes and consequences. Biochim Biophys Acta. 2010；1805：105 – 17. https：//doi. org/10. 1016/j. bbcan. 2009. 11. 002.

[66] Russell SJ，Peng KW，Bell JC. Oncolytic virotherapy. Nat Biotechnol. 2012；30：658 – 70. https：//doi. org/10. 1038/nbt. 2287.

[67] Yarchoan M，Johnson BA，Lutz ER，Laheru DA，Jaffee EM. Targeting neoantigens to augment antitumour immunity. Nat Rev Cancer. 2017；17：209 – 22. https：//doi. org/

10. 1038/ nrc. 2016. 154.

[68] Rehman H，Silk AW，Kane MP，Kaufman HL. Into the clinic：Talimogene laherparepvec (T - VEC)，a first - in - class intratumoral oncolytic viral therapy. J Immunother Cancer. 2016；4：53. https：//doi. org/10. 1186/s40425 - 016 - 0158 - 5.

[69] Lun X，et al Efficacy and safety/toxicity study of recombinant vaccinia virus JX - 594 in two immunocompetent animal models of glioma. Mol Ther. 2010；18：1927 - 36. https：//doi. org/10. 1038/mt. 2010. 183.

[70] Aarts WM，Schlom J，Hodge JW. Vector - based vaccine/cytokine combination therapy to enhance induction of immune responses to a self - antigen and antitumor activity. Cancer Res. 2002；62：5770 - 7.

[71] Madan RA，Bilusic M，Heery C，Schlom J，Gulley JL. Clinical evaluation of TRICOM vector therapeutic cancer vaccines. Semin Oncol. 2012；39：296 - 304. https：//doi. org/ 10. 1053/j. seminoncol. 2012. 02. 010.

[72] Hawley RJ，Edward EM. Biological weapons - a primer for microbiologists. Annu Rev Microbiol. 2001；55：235 - 53.

[73] Zacks MA，Paessler S. Encephalitic alphaviruses. Vet Microbiol. 2010；140：281 - 6. https：//doi. org/10. 1016/j. vetmic. 2009. 08. 023.

[74] Hoyer KK，Dooms H，Barron L，Abbas AK. Interleukin - 2 in the development and control of inflammatory disease. Immunol Rev. 2008；226：19 - 28.

[75] Jackson RJ，Ramsay AJ，Christensen CD，Beaton S，Hall DF，Ramshaw IA. Expression of mouse interleukin - 4 by a recombinant ectromelia virus suppresses cytolytic lymphocyte responses and overcomes genetic resistance to mousepox. J Virol. 2001；75：1205 - 10. https：// doi. org/10. 1128/JVI. 75. 3. 1205 - 1210. 2001.

[76] MacKenzie D. US develops lethal new viruses. 2003. https：//www. newscientist. com/ article/ dn4318 - us - develops - lethal - new - viruses/. Accessed 20 Sept 2017.

[77] Quaranta S，et al Autoantibodies in human chronic graft - versus - host disease after hematopoietic cell transplantation. Clin Immunol. 1999；91：106 - 16.

[78] Sayegh MH，Turka LA. The role of T - cell costimulatory activation pathways in transplant rejection. N Engl J Med. 1998；338：1813 - 21.

[79] Dutsch - Wicherek M，Kazmierczak W. Creation of a suppressive microenvironment by macrophages and cancer - associated fibroblasts. Front Biosci (Landmark Ed) . 2013；18：1003 - 16.

[80] Jiang Y，Li Y，Zhu B. T - cell exhaustion in the tumor microenvironment. Cell Death Dis. 2015；6：e1792. https：//doi. org/10. 1038/cddis. 2015. 162.

[81] Oleinika K，Nibbs RJ，Graham G，Fraser AR. Suppression，subversion and escape：the role of regulatory T cells in cancer progression. Clin Exp Immunol. 2013；171：36 -

45. https：//doi. org/ 10. 1111/j. 1365 – 2249. 2012. 04657. x.

[82] Draenert R，Seybold U，Grutzner E，Bogner JR. Novel antibiotics：are we still in the pre – postantibiotic era? Infection. 2015；43：145 – 51. https：//doi. org/10. 1007/s15010 – 015 – 0749 – y.

[83] Alter G，Sekaly RP. Beyond adjuvants：antagonizing inflammation to enhance vaccine immunity. Vaccine. 2015；33（Suppl 2）：B55 – 9. https：//doi. org/10. 1016/j. vaccine. 2015. 03. 058.

[84] Calik Basaran N，Ascioglu S. Epidemiology and management of healthcare – associated bloodstream infections in non – neutropenic immunosuppressed patients：a review of the literature. Ther Adv Infect Dis. 2017；4：171 – 91. https：//doi. org/10. 1177/2049936117733394.

[85] Weiner LM，Surana R，Wang S. Monoclonal antibodies：versatile platforms for cancer immunotherapy. Nat Rev Immunol. 2010；10：317 – 27. https：//doi. org/10. 1038/nri2744.

[86] Maury S，et al Rituximab in B – lineage adult acute lymphoblastic leukemia. N Engl J Med. 2016；375：1044 – 53. https：//doi. org/10. 1056/NEJMoa1605085.

[87] Shetty A，et al Tocilizumab in the treatment of rheumatoid arthritis and beyond. Drug Des Devel Ther. 2014；8：349 – 64. https：//doi. org/10. 2147/DDDT. S41437.

[88] Rudnicka D，et al Rituximab causes a polarization of B cells that augments its therapeutic function in NK – cell – mediated antibody – dependent cellular cytotoxicity. Blood. 2013；121：4694 – 702. https：//doi. org/10. 1182/blood – 2013 – 02 – 482570.

[89] de Lemos LLP，et al Rituximab for rheumatoid arthrits treatment：a systematic review. Rev Bras Reumatol Engl Ed. 2014；54：220 – 30. https：//doi. org/10. 1016/j. rbre. 2013. 08. 003.

[90] Dierickx D，Kentos A，Delannoy A. The role of rituximab in adults with warm antibody autoimmune hemolytic anemia. Blood. 2015；125：3223 – 9. https：//doi. org/10. 1182/blood2015 – 01 – 588392.

[91] Maloney DG，et al IDEC – C2B8（Rituximab）anti – CD20 monoclonal antibody therapy in patients with relapsed low – grade non – Hodgkin's lymphoma. Blood. 1997；90：2188 – 95.

[92] Mok CC. Current role of rituximab in systemic lupus erythematosus. Int J Rheum Dis. 2015；18：154 – 63. https：//doi. org/10. 1111/1756 – 185X. 12463.

[93] Noy R，Pollard JW. Tumor – associated macrophages：from mechanisms to therapy. Immunity. 2014；41：49 – 61. https：//doi. org/10. 1016/j. immuni. 2014. 06. 010.

[94] Pardoll DM. The blockade of immune checkpoints in cancer immunotherapy. Nat Rev Cancer. 2012；12：252 – 64. https：//doi. org/10. 1038/nrc3239.

[95] Adelfinger M，Bessler S，Frentzen A，Cecil A，Langbein – Laugwitz J，Gentschev I，Szalay AA. Preclinical testing oncolytic vaccinia virus strain GLV – 5b451 expressing an

anti－VEGF single－chain antibody for canine cancer therapy. Viruses. 2015； 7： 4075－92. https：//doi. org/10. 3390/v7072811.

[96] Suscovich TJ, Alter G. In situ production of therapeutic monoclonal antibodies. Expert Rev Vaccines. 2015； 14： 205－19. https：//doi. org/10. 1586/14760584. 2015. 1001375.

[97] Adachi Y, Yoshio－Hoshino N, Aoki C, Nishimoto N. VEGF targeting in mesotheliomas using an interleukin－6 signal inhibitor based on adenovirus gene delivery. Anticancer Res. 2010； 30： 1947－52.

[98] Tutykhina IL, et al Passive immunization with a recombinant adenovirus expressing an HA（H5）－specific single－domain antibody protects mice from lethal influenza infection. Antivir Res. 2013； 97： 318－28. https：//doi. org/10. 1016/j. antiviral. 2012. 12. 021.

[99] Tyrsin D, Chuvpilo S, Matskevich A, Nemenov D, Römer PS, Tabares P, Hünig T. From TGN1412 to TAB08： the return of CD28 superagonist therapy to clinical development for thetreatment of rheumatoid arthritis. Clin Exp Rheumatol. 2016； 34： S45－8.

[100] Respaud R, et al Effect of formulation on the stability and aerosol performance of a nebulized antibody. MAbs. 2014； 6： 1347－55. https：//doi. org/10. 4161/mabs. 29938.

[101] Storti C, Le Noci V, Sommariva M, Tagliabue E, Balsari A, Sfondrini L. Aerosol delivery in the treatment of lung cancer. Curr Cancer Drug Targets. 2015； 15： 604－12.

[102] Mathew M, Verma RS. Humanized immunotoxins： a new generation of immunotoxins for targeted cancer therapy. Cancer Sci. 2009； 100： 1359－65. https：//doi. org/10. 1111/j. 1349－7006. 2009. 01192. x.

[103] Roy CJ, et al Aerosolized adenovirus－vectored vaccine as an alternative vaccine delivery method. Respir Res. 2011； 12： 153. https：//doi. org/10. 1186/1465－9921－12－153.

[104] White AD, et al Evaluation of the safety and immunogenicity of a candidate tuberculosis vaccine, MVA85A, delivered by aerosol to the lungs of macaques. Clin Vaccine Immunol. 2013； 20： 663－72. https：//doi. org/10. 1128/cvi. 00690－12.

[105] Melo AL, Soccol VT, Soccol CR. Bacillus thuringiensis： mechanism of action, resistance, and new applications： a review. Crit Rev Biotechnol. 2016； 36： 317－26. https：//doi. org/10. 3109/ 07388551. 2014. 960793.

[106] Erlendur H, et al Bacillus anthracis, Bacillus cereus, and Bacillus thuringiensis—one species on the basis of genetic evidence. Appl Environ Microbiol. 2000； 66： 2627－30.

[107] Hanham M. Kim Jong Un tours pesticide facility capable of producing biological weapons： a 38 North special report. 2015. http：//www. 38north. org/2015/07/mhanham070915/. Accessed 7 Feb 2018.

[108] Federation of American Scientists. US department of defense news briefing. 2001.

https：//fas.org/sgp/news/2001/09/dod090401.html. Accessed 25 Sept 2017.

[109] Miller，J，Engelberg，S，Broad，WJ. U.S. germ warfare research pushes treaty limits. 2001.

[110] CDC/USDA. Federal Select Agent Program.

[111] CDC/USDA. Restricted experiments guidance. 2017.

[112] Centers for Disease Control and Prevention，United States Department of Agriculture. Federal select agent program. 2017. https：//www.selectagents.gov/. Accessed 3 Oct 2017.

[113] Government US. United States government policy for institutional oversight of life sciences dual use research of concern. 2014. Online.

[114] UNODA. Biological weapons. 2018. https：//www.un.org/disarmament/wmd/bio/. Accessed 18 May 2018.

[115] UNODA. Guide to participating in the confidence - building measures of the biological weapons convention. 2015.

[116] Koblentz GD，Chevrier MI. Modernizing confidence - building measures for the biological weapons convention. Biosecur Bioterror. 2011；9：232 - 8. https：//doi.org/10.1089/bsp.2011.0023.

[117] Barash JR，Arnon SS. A novel strain of Clostridium botulinum that produces type B and type H botulinum toxins. J Infect Dis. 2014；209：183 - 91. https：//doi.org/10.1093/infdis/jit449.

[118] Dover N，Barash JR，Hill KK，Xie G，Arnon SS. Molecular characterization of a novel botulinum neurotoxin type H gene. J Infect Dis. 2014；209：192 - 202. https：//doi.org/10.1093/ infdis/jit450.

[119] Arnon SS，et al Botulinum toxin as a biological weapon：medical and public health management. JAMA. 2001；285：1059 - 70.

[120] Hooper DC，Hirsch MS. Novel clostridium botulinum toxin and dual use research of concern issues. J Infect Dis. 2014；209：167. https：//doi.org/10.1093/infdis/jit528.

[121] Keim P. A novel botulinum neurotoxin and how it tested our scientific institutions. J Infect Dis. 2016；213：332 - 4. https：//doi.org/10.1093/infdis/jiv328.

[122] Maslanka SE，et al A novel botulinum neurotoxin，previously reported as serotype H，has a hybrid - like structure with regions of similarity to the structures of serotypes A and F and is neutralized with serotype A antitoxin. J Infect Dis. 2016；213：379 - 85. https：//doi.org/10.1093/ infdis/jiv327.

[123] Broad WJ. Gene - engineered anthrax：is it a weapon? The New York Times. 1998.

第 11 章　合成生物学：生物安保与生物安全影响

Gigi Kwik Gronvall

11.1 引言

合成生物学是一门旨在使生物学更有用、更容易设计的科学学科[1]。合成生物学技术使生物体的基因操作变得更加容易，例如使用相对较新的成簇规则间隔短回文重复（CRISPR）来“查找和替换”遗传物质的部分。合成生物学有着一系列的应用，如用于医学、制造业和环境监测，并且已开发出一些合成生物学产品，包括洗涤剂、粘合剂、香水和调味剂[2]。然而，尽管合成生物学可能帮助人类取得有益的进步，但仍有一些安全问题需要考虑。合成生物学可能会被滥用从而增加可开发的生物武器的范围和类型，这些强大的技术也引发公众新的安全顾虑。

11.2 合成生物学的生物安全考虑

与许多其他生物学领域一样，合成生物学是一种双重用途的技术。因此，完全防止该技术被滥用是不可能的。支持使用合成生物学技术是因为该技术能带来希望：如果使用生物武器，合成生物学有可能加快医疗应对，包括更快地开发药物、疫苗和其他医疗对策。同样重要的是，要记住开发生物武器并不需要合成生物学或任何先进的生物技术。在发展合成生物学技术之前，生物武器是由国家武器计划制造的，现在它们也仍可能使用经典的微生物技术进行开发。然而，即使

G. K. Gronvall (✉)
Department of Environmental Health and Engineering, Johns Hopkins Bloomberg School of Public Health, Baltimore, MD, USA
e-mail: ggronvall@jhu.edu

我们在生物安全方面取得了很大进展，生物武器仍可能对公共卫生和国家安全构成重大挑战。

合成生物学给生物防御带来了新的难题，相对于不法分子从实验室、环境或临床样本中获取病原体样本，这些技术可能有助于在实验室中“从头开始”生产病原体。对病原体的接触控制是生物安全法规的核心原则，因此从头合成病原体成为了生物安全新的担忧。此外，合成生物学的方法使生物武器开发工具更容易被更多的人使用（即技术正在平民化），使用这些技术的成本也继续下降。

在美国以及许多其他国家，获取病原体样本是受到限制的，尤其是如果病原体作为管制病原进行监管，或者在《澳大利亚集团管制清单》中[3-5]。接触美国的管制病原需要多个级别的特定许可，包括安全风险评估（SRA）、司法部（DOJ）执行的电子记录检查以及 CDC 或美国农业部/动植物健康检验局（APHIS）执行的实验室检查和预防。在实验室之间转移病原体样本也需要文件。

尽管其他获取病原体的方法肯定是可实现的，包括在持续的疾病暴发期间分离病原体，或寻找其他环境病原，但管制病原的规定确实使获取病原体更加困难[6]。然而，对现有样本的要求随着合成生物学的变化而变化。2002 年，纽约州立大学（SUNY）石溪分校的研究人员发表在《科学》杂志的文章，证实了使用商业供应的 DNA 片段合成感染性脊髓灰质炎病毒，这一过程耗时 3 年[7,8]。这种脊髓灰质炎病毒的合成使决策者感到震惊，特别是当这种脊髓灰质炎病毒的基因组序列与其他病毒的基因组序列一样，可以在互联网上通过国家生物技术信息中心（NCBI）数据库获得。

脊髓灰质炎病毒合成仅 2 年后，J. Craig Venter 研究所（JCVI）研究人员从噬菌体基因序列中合成并拯救了（也称为“启动”）一个噬菌体[9]。这个过程耗时 2 周，表明这项技术在短时间内变得更加强大。随后进行了其他合成项目。2005 年，1918 年的 H1N1 甲型流感病毒被重建[10]。最近，一组加拿大研究人员合成并启动了马痘病毒，它是天花病毒（使人们产生恐惧且现已根除）的近亲，引发了更多争议[11-14]。

尽管可以合成和启动许多病毒，但其他生物体却不是那么容易从头开始制造的。2010 年，J. Craig Venter 及其同事发表了整个细菌基因组的合成，但这并不是一项简单的工作[15-17]。J. Craig Venter 研究所的研究人员花了 15 年时间和 4000 万美元才完成这项工作[18]。

2010 年，美国卫生与公众服务部为美国双链 DNA 供应商发布了指导方针，以筛选匹配其客户订单中的违禁基因，包括天花病毒等受管制病原体；大多数全球基因合成产品供应商都遵守这一指导方针[19]。HHS 指南还呼吁加强客户筛选。一些合成公司成立了国际基因合成联盟（IGSC）来筛选他们的基因合成订单；该组织声称他们的 11 个 DNA 供应商占基因合成市场的 80%[20]。筛选协议至少包括美国管制病原列表，以及澳大利亚集团管制清单、美国商业控制列表和受监管的欧洲序列[21]。不幸的是，进行筛选的公司目前在商业上处于劣势，因为基因合成的成本正在下降，但筛选成本保持不变并且可能会增加，特别是因为这个过程需要人工判断明显有问题的序列[22]。这导致人们担心一些公司将停止筛查[23]。

11.2.1　确定新进展是否引起生物安全问题：帝国报告

在可预见的未来，合成生物学和其他强大的技术进步将继续引发生物安全问题，即使它们具有明显的有益应用。鉴于每年出版的大量科学信息和其他生物技术的发展，需要一个过程来评估科学进步或出版物是否引起了生物安全问题。

为了解决这一需求，美国国防部化学和生物防御计划资助国家科学、工程和医学院（the National Academies of Sciences，Engineering，and Medicine；NASEM），以“应对合成生物学时代生物防御威胁的本质变化”[24]。NASEM 任命了一个委员会来制定一个框架，以识别合成生物学造成的潜在生物防御漏洞。临时性框架已经发布，可用作分析人员的辅助工具，例如分析生物技术以评估对这些生物技术的安全问题；了解不同的生物技术在引发生物安全问题时如何相互关联；确定关键瓶颈或障碍，如果解决或消除这些瓶颈或障碍，将改变整个技术对生物安全的关注程度；用于前景扫描或未来威胁分析，以预测生物安全问题可能随时间发生的变化。该框架不涉及行为者使用生物武器的意图。框架的使用不需要情报信息，尽管这可能是某些生物安全分析的重要部分。

针对生物技术发展，为了评估恶意使用可能性，分析员应考虑该技术的使用。这包括其易用性（如果一项技术的使用不具挑战性，它被认为更有可能被使用）、技术的发展速度（一项技术最终可能成为未来生物安全问题的信号）、使用障碍（技术障碍，如无法从序列预测功能）、与其他技术的协同作用和成本。分析员还需要考虑将某项技术用作武器的可能性。此类考虑因素包括技术的生产和交付能力、用作武器时的伤亡范围、结果的可预测性（描述恶意行为者对技术运用有多大把握度，即如果一项技术被用于开发一种武器，它将具有预期的结果），所需的测试以及技术的保真度，即它是否可预测和可靠。该协议框架还明确了参与者的工作属性，例如他们对专业知识的访问、对资源的访问以及该技术是否具有组织足迹要求。

任何生物攻击都将取决于行为者是否能够在武器开发中使用技术，以及武器危害降减因素，即目标是否有能力阻止、检测或应对攻击。中期报告列出了一些威慑和预防能力，例如，“是否可以通过监管或其他手段控制或防止使用该技术?”以及“该技术是在地理上集中还是广泛分布?”，其他因素包括识别攻击的能力以及归因或后果管控的能力。通过分析影响新生物技术生物安全风险的诸多方面，分析员可以判断该生物技术是否涉及生物安全。

11.3 合成生物学的安全问题

合成生物学尚未与任何报道的生物安全失误相关，但需要审查、预判和减轻涉及合成生物学事故的可能性。本节描述了合成生物学可能对人、动物和环境造成的安全风险。解决合成生物学中的生物安全问题需要一系列新的培训计划和政策，以及各国应如何培训、监测和资助生物安全的国际规范。

合成生物学存在几个潜在的安全问题。首先是合成生物学产品和应用，必然是“实验室之外”的应用。例如，合成生物学的潜在应用，包括蚊虫控制、农业、污染治理、采矿、药物、生物燃料或灭绝/濒危动物的再创造，将不包含在传统的生物防控中[25]。在这种情况下，生物防控的一种方法称为“内在”生物安全。生物安全控制内置于合成生物体内，因此合成生物体无法“逃脱”为其设定的边界。早期开展的内在生物安全性尝试，往往有一个失败点就会导致防控失败，但新的方法依赖于组合整体性，以增加生物体逃脱遏制之前所需的失败次数，这降低了失败率[26]。

内在生物安全具有安全之外的好处，例如能够在合成生物体的基因组中设计签名或“水印”，这有助于归因。DNA“水印”被放入支原体 JCVI－syn1.0 中，这是由 J. Craig Venter 研究所的研究人员设计合成的细菌细胞[27]。在细菌基因组中放置了编码信息，例如出版物上所有 46 位作者的姓名、电子邮件地址和引文，包括物理学家理查德·费曼的话，“我不能创造我无法理解的东西”[28, 29]。诱饵电路也有可能被植入生物体内，这会让有意窃取合成生物体的人感到困惑。如果试图进行某些基因操作，基因组可能包含有助于生物体自毁的序列[26]。

合成生物学的另一个生物安全问题是，缺乏生物安全和生物防控经验的人，可能会在使用合成生物学工具时无意中造成问题。合成生物学家没有接受过生物安全培训的一个原因是因为他们可能是业余爱好者；例如 DIY（“自己动手”）

Bio 的参与者。DIY Bio 运动的规模与传统科学界相比相形见绌，但 DIY Bio 在线论坛有超过 4400 名用户，从业者可以在这里交流他们的项目并安排与其他“生物黑客”的会面。许多 DIY Bio 活动具有教育意义、有趣且安全。事实上，DIYbio. org 组织成立于 2008 年，旨在建立一个“充满活力、富有成效和安全的 DIY 生物学家社区”[30]。然而，虽然 DIY Bio 项目通常并不先进，但可以使用高级工作的工具。一个业余爱好者大约用 150 美元，就可以购买一个带有 CRISPR 的基因编辑工具包——这项技术目前正在彻底改变生物科学，而且只有几年的时间[31]。DIY 生物从业者可以在社区实验室工作。在布鲁克林、旧金山、巴尔的摩和英国曼彻斯特发现了一些成熟的社区团体，但世界各地都有 DIY 生物社区团体，包括新德里、特拉维夫和圣保罗[30]。社区实验室的规则往往很严格，大多数实验室仅在生物安全 1 级（最低级别）水平下运行[32]。另一个业余合成生物学环境是 iGEM，即国际基因工程机器竞赛[33]。iGEM 于 2003 年开始作为麻省理工学院的本科课程，利用称为 BioBricks 的标准可互换部件，构建合成生物系统，并在活细胞中操作它们。生物安全融入 iGEM 竞赛，并有一个安全委员会对 iGEM 项目进行评估。

人们还普遍关注合成生物学与更广泛的生物技术：由于强大技术的平民化，生物安全错误或“生物错误”可能会更频繁地发生。如果生物安全事故出现可传播病原体，后果可能会蔓延，并可能导致流行病，对人、动物或环境造成其他伤害。

围绕所谓的功能增益（GOF）甲型流感病毒研究，成为一种新病原体可能逃脱防控的主要争议点。在这种类型的研究中，病原体被故意改变，以引入野外未发现的特征和功能；正如美国政府所述，该研究的目的是“通过增强其致病性或增加其传染性来提高传染源致病的能力”[34]。这项研究最初在 2011 年就引起争议，当时美国和荷兰的两个实验室试图使 H5N1 禽流感 A 病毒在哺乳动物之间更容易传播，以确定这种转变在自然界中是否可能发生，以及哪些基因突变将表明该病毒正在进化，对人类更加危险。最初引发争议的 GOF 甲型流感病毒工作，在技术上不被认为是合成生物学，因为这些实验建立是为了使病毒能够进化为更易传播的病原体，且该实验并不是专门为设计更易传播病毒而进行。然而，该研究成为潜在合成生物学和先进生物技术问题的象征，包括技术平民化的风险[35]。尽管最初的实验是由世界一流的专家在世界一流的设施中进行的，但合成生物学技术可以允许在安全系统、健康监测和危险病原体处理经验较不健全的实验室中创建此类甲型流感病毒株。随着平民化和去技能化趋势的继续，这可能会导致更多的人有能力引发流行病，即使只是偶然。

如果进行针对性研究，生物安全性可以得到改善[36]。目前，不仅在实验室发生的事件和事故的认知方面存在差距，而且在如何使科学研究更安全方面也存在差距[36]。很少有人研究如何在实验室中更安全地工作，以确定哪些实验室程序更安全，或调查哪些实验室管理技术可以提高安全性能。这些认知差距在GOF研究的风险收益分析中变得明显：发现了许多理论上可以通过科学实验解决的数据差距[37]。

在促进生物安全方面，国际上还可以做更多的工作。生物安全往往被认为不够重要，无法提供专门用于培训、监督、设备和旨在加强生物安全监督的标准化独特资源。生物安全通常也不被归类为重要的政治优先事项，尽管当出现失误时，它在政治上具有破坏性[38]。国际社会对生物安全的期望可能会令人放心，因为在下一次关注研究时，也会关注功能增益研究。了解研究是否在有国家工作标准的环境中进行，如设备维护、工作人员安全培训、健康监测、监督和其他活动，以帮助保持研究人员和广大公众的安全，这将是有益的。了解某一特定国家是否有适当的监测系统，来识别和限制此类事故可能导致的任何疫情暴发也是有益的。目前，一个研究机构与另一研究机构之间的差异很大，甚至在一个国家内也是如此[39]。实施全国性的生物安全规范可以开始解决这一缺陷。

总之，合成生物学是一个快速发展的领域，具有令人兴奋的潜力，但应该识别和解决生物安全和生物安保方面的问题。这样做将最大限度地降低合成生物学固有的风险，并维护其巨大的前景。

参考文献

[1] Synthetic Biology Project. What is synthetic biology? Woodrow Wilson International Center for Scholars. Accessed 31 Jan 2018.

[2] Doudna JA, Charpentier E. Genome editing. The new frontier of genome engineering with CRISPR-Cas9. Science. 2014; 346 (6213): 1258096.

[3] Uniting and Strengthening America by Providing Appropriate Tools Required to Intercept and Obstruct Terrorism (USA PATRIOT ACT) Act of 2001, § Sec. 817. Expansion of the biological weapons statute. 2001.

[4] Federal Select Agent Program. Select agents and toxins list. 2017. http://www.selectagents.gov/SelectAgentsandToxinsList.html. Accessed 31 Jan 2018.

[5] The Australia Group. Common control lists. http://www.australiagroup.net/en/controllists.html. Accessed 16 July 2017.

[6] Rambhia KJ, Ribner AS, Gronvall GK. Everywhere you look: select agent pathogens. Biosecur Bioterror. 2011; 9 (1): 69-71.

[7] Cello J, Paul AV, Wimmer E. Chemical synthesis of poliovirus cDNA: generation of infectious virus in the absence of natural template. Science. 2002; 297 (5583): 1016-8.

[8] Wimmer E. The test-tube synthesis of a chemical called poliovirus. The simple synthesis of a virus has far-reaching societal implications. EMBO Rep. 2006; 7 (Spec No S3): 3-S9.

[9] Smith HO, Hutchison CA 3rd, Pfannkoch C, Venter JC. Generating a synthetic genome by whole genome assembly: phiX174 bacteriophage from synthetic oligonucleotides. Proc Natl Acad Sci USA. 2003; 100 (26): 15440-5.

[10] Tumpey TM, Basler CF, Aguilar PV, et al. Characterization of the reconstructed 1918 Spanish influenza pandemic virus. Science. 2005; 310 (5745): 77-80.

[11] Noyce RS, Lederman S, Evans DH. Construction of an infectious horsepox virus vaccine from chemically synthesized DNA fragments. PLoS One. 2018; 13 (1): e0188453.

[12] Koblentz GD. The de novo synthesis of horsepox virus: implications for biosecurity and recommendations for preventing the reemergence of smallpox. Health Secur. 2017; 15 (6): 620-8.

[13] Inglesby T. Important questions global health and science leaders should be asking in the wake of horsepox synthesis. The Bifurcated Needle; 2017.

[14] DiEuliis D, Berger K, Gronvall G. Biosecurity implications for the synthesis of horsepox, an Orthopoxvirus. Health Secur. 2017; 15 (6): 629 - 37.

[15] Hutchison CA, Chuang R - Y, Noskov VN, et al. Design and synthesis of a minimal bacterial genome. Science. 2016; (6280): 351.

[16] Venter JC, Gibson D. How we created the first synthetic cell. The Wall Street Journal; 2010, May 26 (Opinion) .

[17] J Craig Venter Institute. First self - replicating synthetic bacterial cell frequently asked questions. 2010. http: //www. jcvi. org/cms/research/projects/first - self - replicating - synthetic - bacterial - cell/faq. Accessed 4 Oct 2013.

[18] Pollack A. His corporate strategy: the scientific method. NY Times. 2010; 5: BU1.

[19] US Department of Health and Human Services. Screening framework guidance for providers of synthetic double - stranded DNA. Fed Regist. 2010; 75 (197): 62820 - 32.

[20] International Gene Synthesis Consortium (ICSC) . Harmonized screening protocol: gene sequence & customer screening to promote biosecurity. 2009.

[21] International Gene Synthesis Consortium. International gene synthesis consortium updates screening protocols for synthetic DNA products and service. 2018, January 3.

[22] Carter SR, Friedman RM. DNA synthesis and biosecurity: lessons learned and options for the future. San Diego: J. Craig Venter Institute; 2015.

[23] Dieuliis D, Carter SR, Gronvall GK. Options for synthetic DNA order screening, revisited. mSphere. 2017; 2 (4).

[24] National Academies of Sciences E, Medicine. A proposed framework for identifying potential biodefense vulnerabilities posed by synthetic biology: interim report. 2017.

[25] Church G. De - extinction is a good idea. Scientific American; 2013.

[26] Cai Y, Agmon N, Choi WJ, et al. Intrinsic biocontainment: multiplex genome safeguards combine transcriptional and recombinational control of essential yeast genes. Proc Natl Acad Sci USA. 2015; 112 (6): 1803 - 8.

[27] Wade N. Synthetic bacterial genome takes over a cell, researchers report. NY Times; 2010, May 20, A17 (L) .

[28] Grant B. News in a nutshell. Scientist; 2011.

[29] J. Craig Venter Institute. Press release: first self - replicating synthetic bacterial cell. 2010, May20.

[30] DIYBio. org web page. Accessed 22 Feb 2016.

[31] Zayner J. Learn science by doing. 2016. https: //www. indiegogo. com/projects/diy - crispr - kitslearn - modern - science - by - doing#/. Accessed 25 Mar 2016.

[32] Baltimore Under Ground Science Space (BUGSS) . BUGSS Safety Manual. 2012, July 1.

[33] iGEM: Synthetic Biology Based on Standard Parts. 2015. http: //igem. org/About. Accessed 1 Apr 2016.

[34] White House Office of Science and Technology Policy. Doing diligence to assess the risks and benefits of life sciences gain - of - function research. 2014, October 17.

[35] Gronvall GK. H5N1: a case study for dual - use research. Council on Foreign Relations Working Paper, 2013, July.

[36] Ritterson R, Casagrande R. Basic scholarship in biosafety is critically needed to reduce risk of laboratory accidents. mSphere. 2017; 2 (2): e00010 - 7.

[37] Gryphon Scientific. Risk and benefit analysis of gain of function research. 2015.

[38] Gronvall GK, Rozo M. Addressing the gap in international norms for biosafety. Trends Microbiol. 2015; 23 (12): 743 - 4.

[39] Gronvall GK, Shearer M, Collins H. National biosafety systems. UPMC Center for Health Security; 2016, July.

第 12 章　CRISPR 是一种安全威胁吗?

Sonia Ben Ouagrham - Gormley and Shannon R. Fye - Marnien

12.1 引言

2012 年，一个由美国和欧洲的研究人员组成的课题组发现，他们可以通过 CRISPR 对自然细菌进行重新编程，并用它来编辑其他任何可能的生物体，这项新技术让世界着迷。在寻找癌症和艾滋病毒/艾滋病等疾病的治疗方法以及根除疟疾等传染病方面，许多人对它表现出的所有前景欢欣鼓舞。同时也有人担心故意或意外滥用该技术可能带来的灾难性后果。新技术的快速发展，以及一些国家和地区主要科研团队之间存在的激烈竞争，加剧了人们对科学家和政府不会花时间评估相关伦理和道德困境的担忧，这与改变人类基因组或者引进可能对我们的环境和生态系统产生负面持久影响的编辑动物都有关联。安全专家和情报界担心 CRISPR 可能落入坏人之手（恐怖组织或敌对国家），他们可能会利用这项技术设计新的有害制剂或生物武器。在过去的 20 年里，其他几项新技术既受到称赞又令人恐惧，但 CRISPR 似乎与众不同，因为它的多功能性和突出的简单性。在本章中，我们回顾了这项新技术引发的伦理、安全和安保问题，并根据当前的监管框架对其进行评估。我们还回顾了该技术的挑战和局限性。我们首先概述 CRISPR 的历史及其当前用途。然后，我们讨论该技术的前景和风险，并以安全和安保威胁的评估结束。

S. Ben Ouagrham - Gormley (✉)
Schar School of Government and Policy, George Mason University, Arlington, VA, USA
e - mail: sbenouag@gmu. edu

S. R. Fye - Marnien
The Tauri Group, Alexandria, VA, USA
e - mail: shannon. marnien@taurigroup. com

12.2 CRISPR 的发展史

尽管 2012 年才发现 CRISPR - Cas9 系统可以用作编辑几乎任何生物体基因组的工具，但 CRISPR 的发现可追溯到 20 世纪 80 年代末，并涉及全球十几名研究人员，他们各自阐明了 CRISPR 谜题的一部分。

CRISPR 的发现可以追溯到 1987 年，当时一组研究大肠杆菌的日本科学家首次观察到基因组 DNA 重复，这是原核 CRISPR 系统的标志[1]。在随后的几年中，在其他细菌中发现了类似的重复：痢疾志贺菌和鼠伤寒沙门氏菌[2]、结核分枝杆菌[3]、盐细菌[4]、蓝藻[5]和链球菌[6]。这些重复的起源和功能在发现时仍然是一个谜，但基因组测序技术的发展以及由此产生的细菌测序材料数量的增加，使研究人员意识到它们在大量原核生物中的存在[7]，并确定了它们的独特特征。2000 年，西班牙研究员弗朗西斯科·莫吉卡（Francisco Mojica）在表征 CRISPR 方面发挥了重要作用，将它们描述为“重复的短元素……呈簇出现……由恒定长度的唯一插入序列规则地间隔开”[8]。多个名称被用来描述这些重复，直到 Ruud Jansen 在 2002 年发表的文章中引入了 CRISPR 一词，他还确定了四个 CRISPR 相关（Cas）基因，他观察到这些基因总是位于 CRISPR 基因座附近[9]。

3 年后，人们开始对 CRISPR 的功能有了更好的理解。然后，三个独立工作的团队——两个在法国，一个在西班牙，包括弗朗西斯科·莫吉卡——观察到间隔序列来自外来遗传物质，例如在入侵原核生物的病毒或质粒中发现的物质。当入侵后添加到宿主基因组中时，间隔序列允许它们的宿主对未来攻击进行免疫[10-12]。其中一个法国团队还确定了另外三个 Cas 基因[13]。这些结果表明，CRISPR 系统是细菌免疫系统的一部分，可以保护免受病毒和质粒入侵者的侵害。一年后，另一项研究提出了同样的假设，并提供了有关 CRISPR 机制的一些细节。作者假设 CRISPR 像原核小干扰 RNA（siRNA）一样运作，“通过与目标信使 RNA（mRNA）碱基配对并促进其降解或翻译关闭”来阻止病毒或质粒入侵[14]。

然而，CRISPR 构成防御机制的理论直到 2007 年才得到证实，当时由 Randolph Barrangou 领导的一个团队在研究乳制品行业使用的细菌时，对该理论进行了实验测试。作者表明，事实上，当细菌受到病毒攻击时，他们“整合了一个源自噬菌体基因组序列的新间隔区，并且去除或添加特定的间隔物改变了细胞的噬菌体抗性表型”[15]。该论文通过展示 CRISPR 的机制开启了 CRISPR 研究的新纪元，因此备受赞誉[7]。尽管功劳是当之无愧的，但有些人认为它削弱了首先建立该假设的法国和西班牙团队 2005 年所发表论文的影响[16]。Barrangou 在 2007 年发表论文之后，其他研究人员进一步阐明了 CRISPR 的作用机制。2008 年，一个由欧美科学家组成的国际团队凸显了成熟 CRISPR RNA 的作用，它“充当小指导 RNA”，允许 Cas 蛋白干扰病毒增殖[17]。同年发表的另一项研究表明，CRISPR 可以靶向 DNA。随后的研究通过显示不同的 Cas 基因以不同的方式运作并实现不同的切割结果，进一步表征了 CRISPR 的机制。迄今为止，已经确定了六种类型的 CRISPR－Cas 系统（Ⅰ－Ⅵ型）以及 19 个亚类型，分为两类，具体取决于它们是使用多蛋白复合物（1 类Ⅰ、Ⅲ和Ⅳ型）还是单个蛋白（2 类Ⅱ、Ⅴ、Ⅵ型）作为靶向[17]。例如，Ⅰ型和Ⅲ型系统使用多蛋白复合物进行 CRISPR RNA（crRNA）靶向，而Ⅱ型系统（如 CRISPR－Cas9）仅使用一种蛋白进行 RNA 导向靶向和侵略者 DNA 的切割[18]。另一方面，Ⅳ型系统靶向 RNA 而非 DNA[19]。

2012 年，由 Jennifer Doudna 和 Emmanuelle Charpentier 领导的一个国际团队证明，Cas9 不是由一个短 RNA 引导，而是由两个短 RNA（crRNA 和 tracrRNA）引导，他们的团队将其重新编辑为一个 RNA 进程，以切割特定的 DNA 位点，这是 CRISPR 历史上的一个新里程碑。这种作用诱导了细胞内源性 DNA 修复途径[7,20,21]。换句话说，该团队已经创造了一种更简单、更精确的工具，可以潜在地用于破坏、插入或修复任何生物体中的特定基因。

这一发现引发了一场竞赛，即证明 CRISPR－Cas9 在人类细胞中的效率。一年后，加州大学（UC）伯克利分校（Berkeley）的杜德纳（Doudna）团队、哈佛大学的乔治·丘奇（George Church）和麻省理工学院（MIT）的张峰（Feng Zhang）这三个团队于同月发表了他们的发现，显示 CRISPR－Cas9 确实可以用于编辑人类和小鼠细胞[22]。这场竞赛还导致了杜德纳和张峰团队之间公开的专利纠纷。虽然张峰的实验室所在的麻省理工学院博德研究所，在杜德纳伯克利实验室递交申请几个月后才提交了专利申请，但张峰的实验室首先获得了专利。加州大学伯克利分校声称，张峰的专利干扰了杜德纳的申请，他的工作是杜德纳团队工作的延伸，而不是一项新发明。因此，加州大学伯克利分校认为，张峰的专利应该被修订。2017 年初，美国专利审判和上诉委员会决定支持张峰，理由是杜德纳已经证明 CRISPR－Cas9 可以在体外切割 DNA，但张峰的实验室表明它在人体细胞中起作用，因此两项专利不同[23]。两个月后，加州大学伯克利分校对该决定提出上诉；然而，2018 年 9 月，美国联邦法院再次站在博德研究所一边，判定张峰的专利并未干扰杜德纳的专利。加州大学伯克利分校理论上可以进一步追究此事，并可能将此案提交最高法院。但法律专家认为，9 月的裁决有效地结束了专利纠纷[24]。

虽然该案件似乎已在美国得出结论，但杜德纳和她的助手 Emmanuelle Charpentier（目前就职于德国马克斯普朗克感染生物学研究所）正在国际舞台上取得胜利：欧洲专利局、英国知识产权局、中国国家知识产权局已授予杜德纳和 Charpentier 在细胞和非细胞环境中的 CRISPR - Cas9 专利[24-27]。

与此同时，科学界和商业界并没有等待专利纠纷得到解决。2013 年三篇文章的作者——一方面是杜德纳和 Charpentier，另一方面是张峰和 Church——创建了公司和初创企业，既用于获取许可证目的，也将其发现用于医疗、科学和农业目的。在世界范围内，科学家开始在各种研究中使用 CRISPR - Cas9，包括研究遗传病、寻找癌症或艾滋病毒/艾滋病的治疗方法、开发更有效的方法来生产生物燃料、非褐变蘑菇以及防止疟疾等虫媒疾病的传播。

12.3 CRISPR 研究现状

目前，世界各地的研究人员正在将 CRISPR 用于各种可能有益于人类健康、农业和环境的技术。迄今为止，CRISPR 的研究主要集中在矫正遗传疾病、预防和治疗癌症、治疗慢性病毒感染、赋予作物或动物抗病性和其他理想特性、创建新的或改进已建立的疾病模型、优化细胞功能、更有效地生产药物和生物燃料，以及其他有益物质等应用方面。尽管大多数研究仅限于实验室，但一些项目已经进入临床试验阶段。美国国家医学图书馆的临床试验数据库显示，一些与 CRISPR 相关的人体试验正在进行或准备进行。

12.3.1 纠治遗传疾病

研究人员正在使用 CRISPR - Cas9 来纠正遗传疾病的致病突变。2017 年，得克萨斯大学西南医学中心的研究人员在来源于患者的干细胞以及杜氏肌营养不良（DMD）小鼠模型中使用 CRISPR，纠正了导致 DMD 的突变[28]。2016 年，美国研究人员使用 CRISPR 纠正了来源于患者的镰状细胞病的突变干细胞和祖细胞[29]。经过处理的细胞被移植到小鼠骨髓中，在那里它们存活了至少 16 周，这表明逆转细胞突变是可能的。

12.3.2 预防和治疗癌症

各个研究团队对使用 CRISPR 进行癌症预防和治疗非常感兴趣。研究人员正在使用 CRISPR 来定位癌细胞中的基因，并修改免疫细胞，使它们能够更有效地攻击肿瘤。第一项 CRISPR 临床试验开始于 2016 年，中国四川大学（成都）的科学家将 CRISPR 编辑的免疫细胞注入转移性非小细胞肺癌患者体内[30]。研究人员使用 CRISPR－Cas9 使编码蛋白质 PD－1 的基因失效，这种蛋白质可以阻止细胞的免疫反应。癌症利用 PD－1 提供的抑制免疫反应进行增殖。研究人员假设如果没有 PD－1，CRISPR 编辑的免疫细胞会攻击癌细胞。该试验预计将于 2018 年 4 月完成[31]。临床试验数据库显示，中国至少有其他六项使用 CRISPR 靶向 PD－1 的研究正在进行或计划中[32]。2018 年，中国研究者预计将开始一项人体试验，该研究旨在靶向并破坏导致宫颈癌的人乳头瘤病毒（HPV）基因[33]。CRISPR 在靶向 HPV 基因方面的实用性已经得到证实。例如，2014 年，研究人员将其用于靶向 HPV－16 癌基因，从而显著降低了体外子宫颈癌细胞的增殖[34]。然而，2018 年的临床试验是独一无二的，因为研究人员不会编辑体外细胞，而是将含有 CRISPR 衍生遗传物质的凝胶应用于参与者的子宫颈。研究人员推测，CRISPR 衍生的遗传物质将破坏 HPV 感染的宫颈细胞中的病毒基因[33]。

12.3.3 治疗慢性病毒感染

研究人员一直在使用 CRISPR 来定位慢性病毒感染的基因。例如，2015 年，中国研究人员使用 CRISPR－Cas9，靶向乙型肝炎病毒（HBV）基因组中负责病毒复制的部分[35]。2016 年，中国研究人员使用 CRISPR－Cas9 有效靶向 EBNA1，这是一种在癌细胞中启动 EB 病毒（EBV）复制的基因[36]。2015 年，天普大学的另一组研究人员从已被感染的人类免疫细胞中，移除了完整的人类免疫缺陷病毒 HIV－1 基因组[37]。

12.3.4 授予作物和牲畜的抗病性和其他合意性状

研究人员正在使用 CRISPR，通过移除不需要的基因或添加需要的基因来改善作为疾病模型的作物、牲畜和生物体。在作物方面，以色列研究人员于 2016 年使用 CRISPR－Cas9，使黄瓜植株对黄瓜脉变黄病毒感染具有抗性[38]。2014 年，中国研究人员使用 CRISPR－Cas9，建立了水稻对除草剂的抗性[39]。除了转基因作物外，CRISPR 还被用于培育转基因牲畜。西北农林科技大学兽医学院的研究人员在上海成功培育出了能存活的、具有更强抗牛结核病能力的牛[40]。

12.3.5　创建新的或改进已建立的疾病模型

CRISPR - Cas9 也被用于培育对疾病建模更有用的生物体。2013 年，研究人员展示了 CRISPR - Cas9 在培育携带多种基因突变的实验室小鼠方面的应用，这一过程可能加快人类疾病的体内研究[41]。传统方法通常涉及胚胎干细胞的重组或带有单一突变的小鼠杂交，这种方法大大简化了产生这种突变的过程。除了改进传统的疾病模型外，CRISPR（加上干细胞研究的进展）还使科学家能够利用患者自己的细胞在体外培养微型器官或“类器官”。这些结构使研究人员能够对组织、疾病过程和治疗模式进行三维建模，潜在地提供更准确的病理生理过程、药代动力学和药效学方面的表现。迄今为止，已经使用类器官再现了多个器官结构，包括肠道和肾脏[42,43]。

12.3.6　优化细胞功能

CRISPR 已被证明对广泛的细胞和生物体有效，包括酵母、烟草、水稻、小麦、实验室和野生衍生小鼠、大鼠、青蛙和蚕[44]。研究人员正在利用 CRISPR 在这些以及其他生物体内创造更高效的代谢过程，目的是提高它们生产医疗、环保和工业有用产品的能力。例如，2017 年，美国合成基因组公司（Synthetic Genomics）的研究人员使用 CRISPR - Cas9 和其他基因编辑工具，将一种工业微藻的脂质产量翻了一番。这种脂类可能被加工成生物燃料[45]。2016 年，韩国研究人员使用 CRISPR - Cas9 敲除了另一种微藻菌株中不需要的基因，该菌株也可用于生产生物燃料[46]。2016 年，加州大学河滨分校（UC Riverside）的研究人员使用 CRISPR - Cas9 编辑了溶脂雅鲁瓦酵母（Yarrowia lipolytica）的基因组，雅鲁瓦酵母菌是一种具有工业潜力的酵母菌，因为它能够合成和储存胞内脂质，但在历史上很难对其进行遗传操作[47]。这项研究证明了 CRISPR 在剔除和引入新基因方面的实用性，甚至在难以操作的生物体中也可实现。

CRISPR 另一条可行的研究路线是开发“基因驱动”（基因驱动是一种 DNA 序列，可以在一个群体中快速推动表达一种特定的性状），通过这一过程，科学家可以推翻自然繁殖的规则，将改变的基因强行植入动物或植物群体，最终改变整个群体。在基因驱动下，科学家将一个改变的基因与 CRISPR - Cas9 系统（驱动盒）一起插入动物体内。当被改变的动物与野生动物交配时，后代的基因组有 50%来自野生父母，50%来自改变的父母。从改变的亲本继承的 CRISPR - Cas9

系统，切割来自野生亲本继承来的野生基因，并在其位置插入改变的基因和CRISPR－Cas9系统，从而允许基因改变在后续世代中自我复制。虽然涉及基因驱动的大部分工作仅限于实验室研究，但理论上，基因驱动可以将基因改变传播到整个种群，甚至可能传播到整个物种的成员。

尽管CRISPR研究在其应用方面很广泛，但迄今为止，基因驱动研究主要集中在媒介和害虫控制方面。许多基因驱动研究致力于控制传播疟疾蚊子的肆虐。2015年，加州大学欧文分校（UC Irvine）的研究人员利用CRISPR诱导的基因驱动，将抗疟基因导入斯氏按蚊种群，防止这些蚊子传播导致疾病的疟原虫[48]。2010年，加州大学欧文分校和牛津大学（Oxford University）的研究人员，利用基因驱动技术培育出不会飞的埃及伊蚊雌性蚊子，以期抑制登革热病毒向当地人群的传播[49]。此外，比尔和梅琳达·盖茨基金会（Bill and Melinda Gates Foundation）以关注疟疾预防而闻名，该基金会正在利用基因驱动减少传播疟原虫的雌性蚊子的数量。2016年，这些研究人员证明，一种通过编辑蚊子基因组来影响雌性蚊子生育能力的基因驱动降低了99％的传播率[50]。

12.4 CRISPR－Cas9和基因驱动的前景和危险

12.4.1 治愈或根除疾病的潜力

尽管涉及CRISPR的许多工作仍处于早期发展阶段，但目前的研究表明，它有可能对健康、农业和环境产生积极的影响。它可以促进对导致DMD、镰状细胞病和囊性纤维化等遗传性疾病的基因缺陷进行直接的体内矫正。因为研究人员能够利用CRISPR纠正体细胞系中的这些缺陷，所以不需要操纵胚胎组织来纠正缺陷[51]。

目前，对癌症和传染病的研究可能会改进诊断和治疗策略，包括针对特定患者的治疗。当前农业的进步可能导致作物和牲畜，对感染、除草剂和环境变化的抵抗力越来越强[51]。

改进的疾病模型可以更好地了解人类疾病，以及大规模筛选药物靶点[18]。除了改进疾病模型之外，研究人员还可以使用微型器官，开发针对患者的治疗方法或替换患者的缺陷组织。使用CRISPR优化细胞功能的努力可能会产生生物燃料、合成材料、药物前体和其他有用材料[51]。

CRISPR还可能通过阻止跨物种病毒传播，来解决可供人类移植的器官短缺问题。2017年，一组研究人员利用它成功地灭活了猪内源性逆转录病毒

（PERVs），这种病毒可能在猪对人异种移植[52]后感染人类细胞。

通过控制或消灭传播疾病的动物种群，基因驱动也有可能减少影响全世界数百万人的传染病的发生。据世界卫生组织统计，仅疟疾平均每年夺去 50 万人的生命。基因驱动的长期效应还可能通过减少杀虫剂和杀鼠剂的使用而带来环境效益，这些杀虫剂和杀鼠药通常无效，并导致一些动物种群对它们产生耐药性。

12.4.2　伦理、安全和安保方面的问题

尽管 CRISPR 具有潜在的好处，但它也一直是很多人担心的话题。与其他基因编辑技术相比，如利用锌指核酸酶（ZFN）和转录激活因子样效应核酸酶（TALENs）的基因编辑技术，由于其多功能性、相对低廉的成本和突出的简单性，CRISPR 的应用已遍及全世界，不仅被大学或政府实验室的执业科学家所使用，也被业余科学家和 DIY 社区所使用。CRISPR 所提供的难以置信的可能性及其快速平民化已引起科学家、安全专家和情报界对伦理、安全和安保的关注。

12.4.2.1　伦理和道德方面的问题

在伦理方面，科学家们在疾病研究期间，率先对使用 CRISPR 引入人类生殖系永久性变化的潜在意外后果提出警告[53]。科学界争论的一个关键问题是：在何种条件下修复致病突变在伦理上是可以接受的？尽管这种操作的好处似乎显而易见，但关于基因是如何运作的，它们如何相互作用和影响环境，以及疾病的途径，我们知道的还不多。因此，编辑一个致病基因可能会在人体内产生许多意想不到的后果，此外还可能存在修改人类生殖系的长期风险。2015 年，美国和欧洲的 CRISPR 先驱们在加利福尼亚州纳帕谷举行了一次由杜德纳召集的会议，讨论了 CRISRP 用于基因组编辑的伦理和安全影响。他们的建议之一是在尝试人体工程学和临床试验之前，谨慎行事，并调查该技术的安全性和有效性[53]。

2016 年，英国政府允许英国科学家编辑由接受体外受精的病人捐赠的健康人类胚胎的基因组。研究人员使用 CRISPR 禁用了一个被认为在早期发育中发挥关键作用的基因。他们的结果证实，该基因确实起到了关键作用，这一发现可以帮助研究人员了解流产的原因。2017 年，一个由俄勒冈健康与科学大学的米塔利波夫（Mitalipov）领导的国际研究小组，声称已经使用 CRISPR 有效地纠正了几十个导致人类胚胎出现肥厚性心肌病的突变，这些胚胎是能正常存活的预植入人类胚胎[54]。该研究被誉为显著提高了 CRISPR 相关人类胚胎研究的效率，镶嵌率较低[55]。然而，同年晚些时候，包括乔治·丘奇在内的六名研究人员对米

塔利波夫及其同事解释其结果的方式提出了质疑，即编辑后胚胎的 DNA 是如何变化的[56]。

根据米塔利波夫及其同事的论文，这些胚胎缺乏研究人员插入细胞中作为修复模板的基因序列。研究人员假设，胚胎使用了来自卵子捐赠者的健康基因作为模板来修复 Cas9 诱导的 DNA 断裂[54]。然而，这种机制在以前的 CRISPR 实验中没有被观察到，质疑该解释的六位研究人员认为它与传统的理解相悖，即精子和卵子的 DNA 位置不够紧密，无法在受精后立即进行互动或交换基因[56]。

中国科学家更进一步率先在人类身上测试了 CRISPR 编辑的生物体，在 2016 年的临床试验中，一名转移性非小细胞肺癌患者被注射了 CRISPR 编辑的免疫细胞[31]。如前所述，更多的临床试验正在进行中，特别是在美国和欧洲，即将进行的人体试验是用编辑过的 T 细胞来抗击癌症[57]，修复一种罕见的失明症状[58]，以及治疗 β-地中海贫血[59]。具有讽刺意味的是，后两项试验将由 CRISPR 的一些先驱者创立的公司进行，而他们在 2015 年建议在该技术被证明是安全的之前对人体试验采取谨慎的态度。2017 年 2 月，美国国家科学院和国家医学科学院的一个咨询小组发布了一份报告，认可非遗传人类临床试验和人类胚胎的遗传基因组编辑，这在一年前是不可想象的。该报告告诫说，这种工作应该在某些应用中进行，包括在没有其他选择的情况下防止严重疾病和残疾的遗传，并且应该在强有力的监督下进行[60]。然而，一些人认为，该报告是人类增强能力的又一步，即 CRISPR 可以用来生产具有特定特征（如眼睛颜色、身高、智力能力）的所谓“设计婴儿”，或者创造具有专门技能的人，如可用于战争的人[61]。

12.4.2.2 安全方面的问题

对 CRISPR 的伦理担忧因安全焦虑而加剧。一方面，科学家警告说，CRISPR 工具不安全，仍然观察到太多的脱靶效应，而且可能还有其他科学家没有意识到的脱靶效应。目前，科学家们可以通过使用算法来帮助预测 CRISPR 可能意外地切割基因组的哪些区域，这些算法可以识别基因组中与目标区域具有相同核苷酸串的其他区域。然而，这些算法是基于参考基因组，不一定能反映每个人身上存在的独特突变[62]。因此，有可能一些脱靶效应仍然被忽视。随着人体试验的进行，与基于 CRISPR 的治疗相关的任何脱靶效应都有可能导致或加剧疾病，而不是治愈疾病。此外，如果 CRISPR 系统通过病毒插入病人的细胞，病毒可能会在很长一段时间内继续产生 Cas9 蛋白，从而可能产生更多意外的 DNA

裂解[63]。

考虑到全世界的监管框架还没有跟上 CRISPR 研究的快速发展，安全问题尤其令人担忧[64,65]。例如，在美国，CRISPR 研究属于监管基因治疗的规则，人体试验需要几个层次的审查和许可，包括联邦生物安全和生物伦理委员会以及食品药品监督管理局。然而，美国没有法律明确禁止生殖系修饰，用私人资金进行的研究也不属于同一级别的审查范围[65]。欧洲也在努力应对基因编辑带来的挑战，但它似乎更快地更新了其法规：欧洲医药局在 2017 年夏天启动了对其 2012 年关于含有基因修饰产品指导方针的审查，以使其适应 CRISPR－Cas9 的日益频繁的使用。到 2018 年底会有一份修订文件[66]。

除了 CRISPR，安全也是基因驱动的一个主要问题，从监管的角度来看，基因驱动尤其具有挑战性。例如，在美国，NIH 的生物安全指南并没有为实验室中的基因驱动研究提供具体指导[67]。因此，当基因驱动产品准备上市或进行现场测试时，确定相关的监管机构比想象的要复杂。有三个机构参与监管商业或医疗商品的规范现场试验：如果商品是药品，则由 FDA 监管；如果是杀虫剂，则由环保局（EPA）监管；如果是植物害虫，则由美国农业部（USDA）监管。然而，这种表面上整齐的责任划分并不适合 CRISPR 编辑的商品。例如，2016 年，负责监管转基因生物（GMOs）的美国农业部裁定，它无权监管一种抗褐变的 CRISPR 编辑的蘑菇，因为这种基因改造没有引入植物害虫的 DNA（传统的 GMOs 就是这样）[68]。同年，美国食品和药物管理局授权在佛罗里达州对一种基因编辑的蚊子进行实地测试，以对抗病毒感染，这意味着蚊子本身就是一种药物[69]。一些人认为，在这种情况下，环保局更有能力评估基因编辑昆虫的环境影响[67]。这种监管上的混乱加剧了人们的担忧，即 CRISPR 编辑的商品将继续绕过现有的法规，或者允许科学家在不安全的条件下工作，意外地在自然界中释放编辑过的生物体，可能会消灭一个物种的所有成员，或者从一个种群跳到另一个种群，从而产生潜在的灾难性影响。

基因驱动科学家试图通过研究分子安全机制来解决这些问题，以防止被编辑的生物体在野外造成破坏。例如，“反向驱动”——在生物体中进行的改变会逆转之前的驱动——在实验室测试中显示具有了 99%的成功率[70]。另一个被称为“雏菊驱动”的安全机制将涉及把驱动的不同元素放在基因组的不同位置，因此各种元素在连续几代中被自然选择舍弃。因此，CRISPR 诱导的改变将是暂时的，并限制在一定的代数内[71,72]。然而，在自然界中进行测试之前，我们不会知道这些机制是否真的有效。但如果不首先更新监管框架，就无法进行测试。

12.4.2.3 安保方面的问题

CRISPR是否能被用来造成故意伤害是另一个令人担忧的主要原因。世界各地的业余和执业科学家对该技术的迅速采用，使人们担心它可能被用于恶意的目的，如生产生物武器。CRISPR的使用已经扩散到DIY生物社区，在那里它被用于从编辑酵母到去除蓝色康乃馨的工程，使其恢复到原来的白色[70]。互联网上也有CRISPR工具包，帮助没有科学知识的个人使用该技术。鉴于这些发展，一些人认为，CRISPR的低成本、可得性和突出的易用性可能会使ISIS或Al Qaeda等恐怖组织设计病原体来攻击食品供应链[73]。还有人声称，CRISPR在寻找癌症等疾病的治疗方法方面取得的进展可能被劫持，从而制造出只针对具有特定基因突变的人群的武器[74]。

这些并不是那些没有使用CRISPR专业知识的人的幻想。CRISPR科学家们自己提出了几种滥用的情况，包括恐怖分子使用基因驱动来传播经过改变的病原体，以增加致命性或感染性[75]。其他情况包括在传播疟疾的蚊子的唾液腺中加入制造毒素的基因，以传播疾病和致命的毒素，或者改变蚊子，使其在自然栖息地之外传播，在新的地区传播诸如疟原虫或登革热病毒等病原体[76]。一些科学家还认为，开发基因驱动所需的专业知识可以相对容易地获得[77]，一个业余科学家可以在自己的车库里建立一个实验室，在不被发现的情况下开发基因驱动[78]。2016年，来自明尼苏达大学的大学生试图通过下载驱动器的基因序列，将驱动器的片段发送给DNA合成公司，并在国际生物技术博览会iGEM上将片段拼接在一起，来创建一个基因驱动器[79]，这似乎证明了对潜在滥用的担忧是合理的。虽然污染和储存问题最终扼杀了学生的成功，但该实验加深了现有的担忧，即基因驱动可以很容易地被创造出来。

美国政府机构也一直在对潜在的CRISPR威胁发出警告。2016年2月，国家情报总监（DNI）詹姆斯-克拉珀在提交给国会的年度全球威胁评估报告中明确将基因编辑定为安全威胁。克拉珀警告说："鉴于这种两用技术的广泛分布、低成本和加速发展的态势，其有意或无意的滥用可能会导致深远的经济和国家安全影响。"[80]之后，在2016年底，总统科技顾问委员会（PCAST）呼吁制定一项新的生物防御战略，以解决像CRISPR这样的新兴生物技术可能被滥用的问题[81]。在预防方面，美国国防部高级研究计划局（DARPA）制定了一项名为"安全基因计划"的新倡议，旨在制定针对基因编辑的生物安全措施，以防止故意或意外滥用。同样，情报高级研究项目活动（IARPA）启动了一项开发新技术手段的计划，这将有助于检测使用基因编辑技术修改的生物并防止被滥用[82]。

在国际层面，禁止发展生物武器的《禁止生物武器公约》成员一直在辩论，如何评估包括基因编辑在内的新兴生物技术对生物安全和生物武器发展的影响[82]。其他联合国机构正在努力解决如何监管 CRISPR 和基因驱动的问题[83,84]。

12.5 威胁评估

考虑到目前松散的监管框架和世界范围内普遍缺乏针对 CRISPR 的法规，人们担心改变后的生物体可能被意外释放到自然界，对人类、生态系统或环境造成有害的后果，也是可以理解的。因此，重要的是各国政府、科学界与公众合作，共同应对生物安全挑战，不仅要在国家层面发布更明确的安全法规，还要在国际上商定一套最佳做法，以指导国家法规的修订。考虑到每个国家都有不同的伦理敏感性，当一个国家认为某种类型的修饰可以接受时，另一个国家可能会直接禁止它，就像干细胞研究一样[65]，实现对生殖系变异的国际监管可能是不现实的。因此，就一套有限的安全要求和最佳实践达成协议，关注不同类型的 CRISPR/基因驱动工作的流程，可能更容易实现，也更可取[65]。

关于制定国际公认的最佳做法的讨论也应考虑到各国不同的技术能力。一套要求各国必须获得昂贵技术的要求将给发展中国家带来不必要的负担，而且可能不会被执行。此外，这种做法可能会被认为是一种歧视性措施，旨在将潜在的竞争者挤出市场。美国和欧洲的 CRISPR 先驱们一方面主张谨慎进行 CRISPR 研究，但另一方面又创建了一些公司，这些公司似乎在争先恐后地获得临床试验的批准并将其产品推向市场，这一事实让人们对他们的真实动机产生了一些怀疑[85]。

在安全方面，没有专业知识的恐怖分子使用 CRISPR 来设计一种新的病毒或在自然界释放有害的基因驱动，这种可能性似乎很牵强，特别是考虑到该技术的现状。CRISPR 并不是媒体所说的那种简单而精确的工具：它仍然呈现出很高的脱靶裂解率。CRISPR 的科学家们已经将他们的大部分精力集中在试图解决这个问题上，或者找到比 Cas9 更容易控制的其他酶。然而，对于 CRISPR - Cas9 的真正运作方式，我们仍有很多不了解的地方。CRISPR - Cas9 已被证明是沉默基因的好工具，但它在编辑 DNA 方面却不太成功。这是因为 Cas9 只完成了切割的部分；编辑本身是由细胞的天然 DNA 修复机制进行的，科学家无法控制这一过程[7]。此外，Cas9 切割的是钝端，即 DNA 的两条链在相同的位置被切割，形成相同长度的链[86]，这使编辑过程复杂化；细胞的修复过程更可能将两端重新组合在一起，而不是插入一个新的 DNA 序列，从而导致许多错误[87]。设计 RNA 引导物是该技术的另一个挑战。研究表明，一些 RNA 引导物的效率比其他的低，甚至没有活性，如果没有一个好的 RNA 引导物，会出现多种脱靶效应[88]。虽然有许多计算机工具可用于设计 RNA 引导物和预测脱靶效应，但研究表明，这些工具的效率有限，而且会错过很多脱靶效应[89]。将 CRISPR 系统递送到细胞中是该技术的另一个重要挑战，并且每种递送介质（例如质粒或病毒）带来各种额外的技术挑战和潜在的错误[88]。

在基因驱动中，一个关键的挑战是将驱动盒插入动物体内。例如，在一项与疟疾有关的研究中，25000 多只蚊子中只有 2 只雄性携带了基因驱动，而雌性传播基因驱动的速度只比自然繁殖下的速度略高[90]。笼子里的研究也表明，野生雌性更愿意与野生雄性交配，而不是与改变的雄性交配[78]。在这些条件下，尚不清楚基因驱动是否能在自然界中传播和生存。

由于有这么多变量需要处理，没有经验的恐怖分子不太可能成功地将 CRISPR 用于恶意的目的。明尼苏达大学的学生在 2016 年的 iGEM 上试图创建一个基因驱动器，但由于设备被污染和冰箱不够冷等平凡的问题，他们的努力失败了[79]。因此，对于缺乏适当技能和经验的人来说，即使是小问题也可能成为无法克服的困难。

各国可能更有条件在生物武器工作中使用 CRISPR。然而，他们也将面临与当前研究人员相同的技术挑战。此外，对过去国家和恐怖分子生物武器计划的研究表明，生物武器的开发涉及一整套技术、社会和组织方面的挑战[91-93]，而且技术并不能解决生物武器开发的关键挑战之一：生物体的变化无常，这使得它们难以控制[91]。

参考文献

［1］ Ishino Y，et al. Nucleotide sequence of the iap gene，responsible for alkaline phosphatase isozyme conversion in Escherichia coli，and identification of the gene product. J Bacteriol. 1987；169：5429－33.

［2］ Nakata A，et al. Unusual nucleotide arrangements with repeated sequences in the Escherichia coli K－12 chromosome. J Bacteriol. 1989；171：3553－6.

［3］ Groenen PM，et al. Nature of DNA polymorphism in the direct repeat cluster of Mycobacterium tuberculosis；application for strain differentiation by a novel typing method. Mol Microbiol. 1993；10：1057－65.

［4］ Mojica FJ，et al. Long stretches of short tandem repeats are present in the largest replicons of the Archaea Haloferaz mediterranei and Haloferax volcanii and could be involved in replicon partitioning. Mol Microbiol. 1995；17：85－93.

［5］ Masepohl B，Gorlitz K，Bohme H. Long tandemly repeated（LTRR）sequences in the filamentous cyanbacterium Anabaena sp. PCC 7120. Biochim Biophys Acta. 1996；1307：26－30.

［6］ Hoe N，et al. Rapid molecular genetic subtyping of serotype M1 group a Streptococcus strain. Emerg Inf Dis. 1999；5：254－63.

［7］ Barrangou R，Horvath P. A decade of discovery：CRISPR functions and applications. Nat Microbiol. 2017；2（1709）：1－9.

［8］ Mojica FJ，et al. Biological significance of a family of regularly spaced repeats in the genomes of Archaea，Bacteria and mitochondria. Mol Microbiol. 2000；36：244－6.

［9］ Jansen R，et al. Identification of genes that are associated with DNW repeats in prokaryotes. Mol Microbiol. 2002；43（6）：1565－75.

［10］ Mojica F，et al. Intervening sequences of regularly spaced prokaryotic repeats derive from foreign genetic elements. J Mol Evol. 2005；60（2）：174－82.

［11］ Marx J. New bacterial defense against phage invaders identified. Science. 2007；315：1650－1.

［12］ Poucel C，et al. CRISPR elements in Yersinia pestis acquire new repeats by preferential uptake of bacteriophage DNA，and provide additional tools for evolutionary studies. Microbiology. 2005；151：653－63.

[13] Bolotin A, et al. Clustered regularly interspaced short palindromic repeats (CRISPR) have spacers of extrachromosomal origin. Microbiology. 2005; 151: 2551 - 61.

[14] Makarova K, et al. A putative RNA - interference - based immune system in prokaryotes: computational analysis of the predicted enzymatic machinery, functional analogies with eukaryotic RNAi, and hypothetical mechanisms of action. Biol Direct. 2006; 1: 7.

[15] Barangou R, et al. CRISPR provides acquired resistance against viruses in prokaryotes. Science. 2007; 315: 1709 - 12.

[16] Morange M. What history tells us XXXVII. CRISPR - Cas: the discovery of an immune system. J Biosci. 2015; 40 (2): 221 - 3.

[17] Brouns S, et al. Small CRISPR RNAs guide antiviral defense in prokaryotes. Science. 2008; 321: 960 - 3.

[18] Doudna JA, Charpentier E. Genome editing. The new frontier of genome engineering with CRISPR - Cas9. Science. 2014; 346 (6213): 1 - 9.

[19] Ledford H. Five big mysteries about CRISPR's origins. Nature. 2017; 541: 280 - 2.

[20] Jinek M, et al. A programmable dual - RNA - guided DNA endonuclease in adaptative bacterial immunity. Science. 2012; 337 (6096): 816 - 21.

[21] Jinek M, et al. RNA - programmed genome editing in human cells. Elife. 2013. https: //doi. org/10. 7554/eLife. 00471. 001.

[22] Cong L, et al. Multiplex genome engineering using CRISPR/Cas systems. Science. 2013; 339 (6121): 819 - 22.

[23] Begley S. 6 takeaway from the CRISPR patent decision. STAT. 2017, February 16. https: //www. scientificamerican. com/article/6 - takeaways - from - the - crispr - patent - decision/.

[24] Cross R. Broad prevails over Berkely in CRISPR patent dispute. C&En, September 10, 2018. Available at: https: //cen. acs. org/policy/litigation/Broad - prevails - over - Berkeley - CRISPR/96/web/2018/09.

[25] Babcock B. The continuing CRISPR patent battle: The Broad Institute loses a key European patent. MedCityNews. 2018, January 23.

[26] Buhr S. China sides with Emanuelle Charpentier and Jennifer Doudna in CRISPR patent war. TechCrunch. 2017. https: //techcrunch. com/2017/06/19/china - sides - with - emmanullecharpentier - and - jennifer - doudna - in - crispr - patent - war/.

[27] Cohen J. Europe says University of California deserves patent for CRISPR. Science. 2017. https: //doi. org/10. 1126/science. aal0969.

[28] Zhang Y, Long C, Li H, et al. CRISPR - Cpf1 correction of muscular dystrophy mutations in human cardiomyocytes and mice. Sci Adv. 2017; 3 (4): 1 - 10.

[29] Dever DP, Bak RO, Reinisch A, et al. CRISPR/Cas9 β - globin gene targeting in human

haematopoietic stem cells. Nature. 2016；17（539）：384－9.

[30] Krisch JA. First CRISPR clinical trial commences. Scientist. 2016，November 15. http：//www. the－scientist. com/？articles. view/articleNo/47528/title/First－CRISPR－Clinical－TrialCommences/. Accessed 28 Sep 2017.

[31] Clinical Trials Database. PD－1 knockout engineered t cells for metastatic non－small cell lung cancer，Bethesda. 2017. https：//clinicaltrials. gov/ct2/show/results/NCT02793856. Accessed29 Sept 2017.

[32] Clinical Trials Database. PD－1 and CRISPR. 2017. https：//clinicaltrials. gov/ct2/results?cond=PD－1&term=CRISPR&cntry1=&state1=&recrs=. Accessed 29 Sept 2017.

[33] Clinical Trials Database. A safety and efficacy study of TALEN and CRISPR/Cas9 in the treatment of HPV－related Cervical Intraepithelial Neoplasia. 2017. https：//clinicaltrials. gov/ct2/show/NCT03057912. Accessed 29 Sept 2017.

[34] Zhen S，Hua L，Takahashi Y，et al. In vitro and in vivo growth suppression of human papillomavirus 16－positive cervical cancer cells by CRISPR/Cas9. Biochem Biophys ResCommun. 2014；450（4）：1422－6.

[35] Dong C，Qu L，Wang H，et al. Targeting hepatitis B virus ccDNA by CRISPR/Cas9 nuclease efficiently inhibits viral replication. Antivir Res. 2015；118：110－7.

[36] Yuen KS，Wong NHM，Jin D. Suppression of Epstein－Barr virus infection in nasopharyngeal carcinoma cells through CRISPR/Cas9 targeting of EBNA1，OriP and W repeats. Paperpresented at the 17th international symposium on Epstein Barr virus and associated diseases（EBV 2016），University of Zurich，Zurich，Switzerland，8－12 August 2016.

[37] Kaminski R，Chen Y，Fischer T. Elimination of HIV－1 genomes from human T－lymphoid cells by CRISPR/Cas9 gene editing. Sci Rep. 2016；6（22555）：1－15.

[38] Chandrasekaran J，Brumin M，Wolf D. Development of broad virus resistance in non－transgenic cucumber using CRISPR/Cas9 technology. Mol Plant Pathol. 2016；17（7）：1140－53.

[39] Xu R，Li H，Qin R，et al. Gene targeting using the agrobacterium tumefaciens－mediated CRISPR－Cas system in rice. Rice. 2014；7（1）：5.

[40] Gao Y，Wu H，Wang Y，et al. Single Cas9 nickase induced generation of NRAMP1 knockin cattle with reduced off－target effects. Genome Biol. 2017；18（1）：13.

[41] Wang H，Yang H，Shivalla CS，et al. One－step generation of mice carrying mutations in multiple genes by CRISPR/Cas－mediated genome engineering. Cell. 2013；153（4）：910－8.

[42] Freedman BS，Brooks CR，Lam AQ，et al. Modelling kidney disease with CRISPR－mutant kidney organoids derived from human pluripotent epiblast spheroids. Nat Commun.

2015；6（8715）. https：//doi. org/10. 1038/ncomms9715.

［43］ Schwank G，Koo BK，Sasselli V，et al. Functional repair of CFTR by CRISPR/Cas9 in intestinal stem cell organoids of cystic fibrosis patients. Cell Stem Cell. 2013；13（6）：653 - 8.

［44］ Sander JD，Joung JK. CRISPR - Cas systems for editing，regulating，and targeting genomes. Nat Biotechnol. 2014；32（4）：347 - 55.

［45］ Ajjawi I，et al. Lipid production in Nannochloropsis gaditana is doubled by decreasing expression of a single transcriptional regulator. Nat Biotechnol. 2017；35：647 - 52.

［46］ Shin SE，Lim JM，Koh HG. CRISPR/Cas9 - induced knockout and knock - in mutations in Chlamydomonas reinhardtii. Sci Rep. 2016；6：27810. https：//doi. org/10. 1038/srep27810.

［47］ Schwartz CM，Hussain MS，Blenner M，Wheeldon I. Synthetic RNA polymerase III promoters facilitate high - efficiency CRISPR - Cas9 - mediated genome editing in Yarrowia lipolytica. ACSSynth Biol. 2016；5（4）：356 - 9.

［48］ Gants VM，Jasinskiene N，Tatarenkova O，et al. Highly efficient Cas9 - mediated gene drive for population modification of the malaria vector mosquito Anopheles stephensi. Proc Natl AcadSci. 2015；112（49）：E6736 - 43.

［49］ Fu G，Lees RS，Nimmo D，et al. Female - specific flightless phenotype for mosquito control. Proc Natl Acad Sci. 2010；107（10）：4550 - 4.

［50］ Hammond A，Galizi R，Kyrou K，et al. A CRISPR - Cas9 gene drive system targeting female reproduction in the malaria mosquito vector Anopheles gambiae. Nat Biotechnol. 2015；34（1）：78 - 83.

［51］ Hsu PD，Lander ES，Zhang F. Development and applications of CRISPR - Cas9 for genome engineering. Cell. 2014；157（6）：1262 - 78.

［52］ Niu D，Wei HJ，Lin L，et al. Inactivation of porcine endogenous retrovirus in pigs using CRISPR - Cas9. Science. 2017；357（6357）：1303 - 7.

［53］ Baltimore D，et al. A prudent path forward for genomic engineering and germline genemo dification. Science. 2015；348（6230）：36 - 8.

［54］ Ma H，Marti - Gutierrez N，Park SW，et al. Correction of a pathogenic gene mutation in human embryos. Nature. 2017；548（7668）：413 - 9.

［55］ Ledford H. CRISPR fixes disease gene in viable human embryos. Nat News. 2017；548：13 - 4.

［56］ Servick K. Skepticism surfaces over CRISPR human embryo editing claims. Science Magazine. 2017. https：//doi. org/10. 1126/science. aap8382.

［57］ Begley S. Federal panel approves first use of CRISPR in humans. STAT. 2016，June 21.

［58］ LaMotta L. Editas delays CRISPR move to human trials. BioPharmaDive. 2017，May 16.

[59] CRISPR Therapeutics. http：//ir. crisprtx. com/phoenix. zhtml? c = 254376&p = irol - newsArticle&ID=2272286.

[60] National Academies of Sciences，Engineering，and Medicine. Human genome editing：science，ethics and governance. 2017.

[61] Harmon A. Human gene editing receives science panel's support. NY Times. 2017，February14.

[62] Begley S. Do CRISPR enthusiasts have their head in the sand about the safety of gene editing? STAT. 2016，July 18.

[63] Begley S. They're going to CRISPR people：what could possibly go wrong? STAT. 2016，June 23.

[64] Araki M，Ishii T. International regulatory landscape and integration of corrective genome editing into in vitro fertilization. Reprod Biol Endocrinol. 2014；12：108. https：//doi. org/10. 1186/1477 - 7827 - 12 - 108.

[65] Konig H. The illusion of control in germ - line engineering policy. Nat Biotechnol. 2017；35：502 - 6.

[66] Allen & Overy LLP. Regulating CRISPR genome editing in humans：where do we go from there? JDSupra. 2017，August 14. http：//www. jdsupra. com/legalnews/august - 2017 - regulating - crispr - genome - 64475/.

[67] Carter S，Friedman R. Policy and regulatory issues for gene drives in insects. Workshop Report，August 2016，J. Craig Venter Institute. 2016. http：//www. jcvi. org/cms/fileadmin/site/research/projects/gene - drive - workshop/report - complete. pdf.

[68] Cyranoski D. CRISPR tweak may help gene - edited crops to bypass biosafety regulations. Nature. 2015. https：//doi. org/10. 1038/nature. 2015. 18590.

[69] FDA (Food and Drug Administration) . FDA releases final environmental assessment for genetically engineered mosquito. 2016，August 5. http：//www. fda. gov/Animal Veterinary/NewsEvents/CVMUpdates/ucm490246. htm

[70] Ledford H. Biohackers gear up for genome editing. Nature. 2015；524：398 - 9.

[71] Esvelt KM. Daisy drive systems. Sculpting Evolution. http：//www. sculptingevolution. org/daisydrives.

[72] Ledford H. Safety upgrade found for gene - editing technique. Nature. 2015. https：//doi. org/10. 1038/nature. 2015. 18799.

[73] Acharya A，Acharya A. Cyberterrorism and biotechnology：when ISIS meets CRISPR. Foreign Affairs. 2017，June 1.

[74] Hern A. There are things worse than death：can a cancer cure lead to brutal bioweapons? Guardian. 2017，July 31.

[75] Begley S. Gene drive gives scientists power to highjack evolution. STAT . 2015，November 17.

[76] Begley S. Why the FBI and pentagon are afraid of this new genetic technology. STAT. 2015, November 12.

[77] Ledford H. CRISPR the disruptor. Nature. 2015; 522 (7554): 20 - 4. https: //doi. org/10. 1038/522020a.

[78] Shaw J. Editing an end to malaria. Harvard Magazine. 2016, May - June. http: //www. harvardmagazine. com/2016/05/editing - an - end - to - malaria.

[79] Swetlitz I. College students try to hack a gene drive and set a science fair abuzz. STAT. 2016, December 14.

[80] Clapper J. Worldwide threat assessment of the US Intelligence Community. Senate Select Committee on Intelligence. 2016, February 9.

[81] Mullin E. Obama advisors urge action against CRISPR bioterror threat. MIT Technol Rev. 2016, November 17.

[82] Mackby J. Dispute mire BWC review conference. Arms Control Today. 2017, January 11.

[83] Brown K. The UN just gave scientists the green light to mess with natural selection. GIZMODO. 2016, December 22. https: //gizmodo. com/the - un - just - gave - scientists - the - greenlight - to - mess - wit - 1790413806.

[84] International Bioethics Committee (IBC) . Report of the IBC on updating its reflection on the human genome and human rights UNESCO. 2015. http: //unesdoc. unesco. org/images/0023/002332/233258E. pdf

[85] Xiong S. Is international CRISPR regulation a pipe dream? Transcripts. 2017, July 24.

[86] Doudna JA, Sternberg S. A crack in creation. Boston: Houghton Mifflin Harcourt; 2017.

[87] Ledford H. Alternative CRISPR system could improve gene editing. Nature. 2015; 526: 17.

[88] Peng R, et al. Potential pitfalls of CRISPR/Cas9 - mediated genome editing. FEBS. 2016; 283: 1218 - 31.

[89] Chuai G - h, Wang Q - L, Liu Q. In silico meets in vivo: towards computational CRISPR - based sgRNA design. Trends Biotechnol. 2017; 35 (1): 12 - 21.

[90] Saey T. Gene drives spread their wings. Sci News. 2015; 18: 16.

[91] Ben Ouagrham - Gormley S. Barriers to bioweapons: the challenge of expertise and organization for weapons. Ithaca: Cornell University Press; 2014.

[92] Leitenberg M, Zilinskas R, Khun J. The soviet biological weapons program: a history. Cambridge: Harvard University Press; 2012.

[93] Vogel K. Phantom menace or looming danger. Baltimore: Johns Hopkins University Press; 2013.

第 13 章　生物防御领域的新兴技术和赋能技术

Kavita M. Berger

13.1 引言

生物技术为防御自然和人为的威胁提供了关键能力。在健康方面，新的科学发现和平台有助于开发针对病原体（如甲型流感病毒或炭疽杆菌）的疫苗和药物。研究人员了解病原体及其宿主之间关系的能力为创造有针对性的疫苗和药物提供了必要的信息。同样，科学家们已经开始将合成生物学工具和概念应用于疫苗开发，希望能够减少研发针对新出现的传染病疫苗的时间，从而实现快速反应。最近，对增材生物制造的投资提供了打印人体组织和器官的新机会，在一些实验室中，这些组织和器官被用来研究候选药物的效果，然后再在动物或人身上进行测试。此外，从神经科学和行为科学中获得的知识进展为理解和确定临床干预措施提供了新的机会，以预防或治疗各种心理疾病，如从军事冲突中返回后的创伤应激障碍。

除了健康方面的努力外，各国政府正在寻求生命科学和生物技术来协助传染病事件的预警、取证、材料去污和许多其他用途。为获得传染病事件的提前预警，努力利用新的数据分析技术（如自然语言处理、图像分析和文本分析）来评估各种信息，包括环境、生态、基因组、生理和其他相关数据。为了促进材料和设备寿命，努力利用合成生物学的新成果。为了加强微生物取证和归属，努力利用微生物学的新成果以及公共卫生和执法界之间改进的数据处理和共享程序。美国政府和国际组织承诺为预防、检测和应对国际关注的自然和/或人为传染病事件中的能力差距寻求解决方案，从而促成了这种研究和数据共享。

K. M. Berger (✉)
Gryphon Scientific，LLC，Takoma Park，MD，USA
e-mail：kberger@gryphonscientific. com

13.1.1 生物技术市场

全球生物技术的市场规模达数百亿美元。财务预测估计，到 2021 年，全球生物技术市场的规模将达到 20 亿美元至 60 亿美元，表明年增长率为 14%～39%[1-3]。估计数的变化是由制药商业模式造成的，其中一个制药产品可以价值几十亿美元[4]，但所有化合物中大约只有 1%从临床前研究阶段过渡到许可。这一估计并不包括学术界、业余生物学家（DIYBio）、企业家和政府产生的知识、开发的产品和提供的服务，这表明生物技术研究和开发的总范围可能比预测的要大得多。事实上，硅谷风险投资界已经开始创造新的模式，以促进那些有兴趣利用生物学来解决特定问题的创业者的创新。此外，业余生物学家正在从众筹网站（如 Kickstarter）上筹集数万至数十万美元的资金，使他们的研究活动越来越复杂。

生物技术企业为卫生、农业、能源、环境、科学和国防部门做出了贡献。现代生物技术的多学科性质推动了基础科学和应用科学的发展，使人们能够以新的方式解决医疗保健和公共卫生需求，提高农产品产量，推动科学研究和分析，保护生物多样性和生态健康，并保护军事人员和物资。计算技术加强了对复杂生物过程和系统的研究[5]，包括收集、整合和分析关于基因组[6-8]、表观基因组（不在 DNA 中编码，但控制基因表达的元素）[9,10]、蛋白质组（蛋白质相互作用）[11]、代谢组（控制生物体天然化学物质的生物合成途径）、微生物组（个体身上或体内的所有共生微生物）[12,13]、暴露组（个体暴露于外来粒子后发生的所有变化）[14,15]、药物基因组（针对药物分子的遗传变化）[16,17]以及其他类型组的大量数据集。对生物系统的更好理解使动物的生物信息学模型得以发展，从而能够对药物、蛋白质结构和 DNA 结构进行基于计算机的研究[18,19]。数据分析技术使得为传染病监测建立新的计算模型成为可能，并增强了更好地利用已发表数据的能力[20]。工程和设计概念带来了新的方法来修改生物系统，以实现工业化学品、非法药物、乙醇、化妆品的前体化学品和其他分子的生产[21,22]。材料科学的进步使 3D 生物打印的组织和器官成为可能，这些组织和器官在人体试验之前被用来测试药物的有效性[23-25]。这些例子说明了生物技术的进步是如何通过与其他科学学科的融合来造福于社会的。

13.1.2 生物技术的驱动力

推动生物技术进步的主要因素因技术和应用而异。强大的健康、农业、能源和科学应用推动了生物技术的持续进步。人类健康和农业是生物技术的两个主要驱动力。更好的诊断方法、药品和有针对性的医疗保健促进了新生物技术的发展和使用。农业生产促使人们利用基因工程创造出更耐寒、更大、更抗虫害的作物[26,27]；对不同类型的农业相关数据集进行数据分析，以改善作物管理，减少作物内部自然变异[28,29]；对作物和牲畜进行基因组学和基因组关联研究，以确定有利和有害性状的遗传基础[30,31]；以及利用基因组编辑工具改造作物和牲畜[32,33]。此外，清洁能源促进了合成生物学方法的早期发展，以生产能够制造或消耗乙醇的生物体[34,35]。尽管非生物技术已经超越了这些合成生物体，成为更好的清洁能源，但合成生物学已经在其他部门显示出效用，如化学、制药和化妆品行业。这些行业利用生物系统来生产化学品，以及药品和其他商业产品的有效成分。此外，科学活动和教育（包括正式和非正式的）有助于合成生物学的持续使用和发展。科学知识和能力的进步是创造新的基因操作工具、数据分析软件和商业套件、产品和服务的主要驱动力，使实验过程更加容易。基因组编辑和个性化健康服务的驱动力的例子如下。

基因组编辑的进展主要由人类健康和农业驱动。在人类细胞的基因组中进行特定的改变以纠治疾病，在重要农业动物中消除讨厌的性状，或在作物中增强抗虫害能力，这些能力为提高基因组编辑工具的能力和精确度提供了重要的驱动力。2015 年，科学家们在实验室中使用了一种非基于 CRISPR 的基因组编辑工具来修改健康的供体细胞，然后将其注射到一个患有白血病的 2 岁女孩体内[36]。这些细胞经过编辑，以减少它们被女孩身体排斥的机会。在使用修改过的细胞进行治疗后，女孩的白血病被治愈了。美国国家医学、工程和科学研究院表示，编辑人类胚胎可能是为了纠治一种导致衰弱的遗传疾病[37]。与人类不同的是，对动物、昆虫和植物的生殖细胞进行修饰的争议要小得多，而且经常进行，在某些情况下是在商业领域。例如，Sangamo 公司使用另一种基因组编辑工具（特别是锌钳核酸酶）来生产无角乳牛，使农民挤奶的危险性降低[38,39]。比尔和梅林达·盖茨基金会正在投资 3500 万美元用于 CRISPR 基因驱动的蚊子，作为其控制致疟疾原虫传播的举措之一[40]。农业公司正在编辑作物种子，以增加对害虫的抵抗力。

为个人定制医疗保健的能力（即个性化医疗）是推动原子学、系统生物学和类似研究类型发展和应用的重要动力。私营医疗机构，如 Inova Health Care，正开始收集病人的基因组信息，以改善研究和病人护理[41]。2015 年，美国政府启动了精准医疗计划，收集、整合和分析 100 万个个体基因组，为美国以患者为中心的医疗服务奠定科学基础。一年后，中国宣布了精准医疗计划，投资92亿美元[42]。这些努力与其他类似的努力一样，包括其他影响因素，如日常习惯和家族史模式。

精准农业比个性化医疗走得更远，这在很大程度上是因为作物的基因组具有高可靠性和可重复性以便进行研究。与人类的遗传连锁研究不同，植物的类似研究产生了高度可靠的信息。这种高度的可靠性能够更好地识别、预测和消除被研究作物的有害疾病。除了遗传信息外，精准农业项目还在分析中整合了环境、气象和气候条件的信息。

赋予人们控制自己健康的权力，已经并将继续推动个人基因组学、移动健康技术和业余社区实验室生物医学研究的进步和应用。个人基因组学是一个相对较新的商业市场，提供了三个主要的重点领域：1）移动健康设备，如智能手机的健康应用程序和健康穿戴设备；2）直接面向消费者的基因组测序服务，如23andMe（一家DNA鉴定公司）；3）家谱服务，根据个人的基因组序列为其提供有关祖先的信息。除了个人基因组学之外，DIYBio社区的成员正在获得资金，对他们自己的微生物组、影响其家庭的遗传疾病以及用于自我增强或提高的生物技术进行研究。

13.1.3 生物技术的进展和生物安全的考虑

小的和大的（即变革性的）变化都会影响生物学中新工具、知识和概念的进步和形成。小变化通常是作为基础和应用研究正常周期的一部分发生的，其中新的发现导致了新的科学问题或知识。当新的科学领域、学科或概念框架结合在一起时，往往会发生更大的变化（通常被称为科学中的融合）。最近的例子包括：增材生物制造，它将3D打印技术与活细胞“墨水”的开发相结合[24]；合成生物学（即结合基于DNA的“电路”来创造一个已知功能的生物体），它将工程和计算机科学的概念引入生物学领域；以及系统生物学，它涉及先进的数据分析和可视化（通常被视为大数据分析），以研究分子、通路、细胞、生理系统和生命形式内部及其之间的联系和网络。此外，变革性的变化可能来自于发现过程中的试错或通过对生物系统的仔细观察。这些变化的例子包括基因工程和基于CRISPR的基因组编辑，前者是通过发现内部切割DNA的蛋白质（称为内切酶）而实现的，后者则是通过对细菌免疫反应的研究而产生的。

科学学科的融合引起了安全专家对新技术能力可能破坏国家安全、健康和繁荣的担忧。这些担忧往往来源于对新技术的发展和所获得的知识，可能被用来对一个国家造成物质、社会、经济和/或政治伤害这一事实所带来的震撼。然而，技术的出现很少没有预兆。科学出版物、专利申请、会议以及在线媒体和博客都揭示了科学领域和学科的近期进展情况。通过这些资源，安全专家可以了解到为满足健康、农业、能源和其他社会需求的前沿研究和应用。要确定通过整合和/或利用不同领域的进步而发生的更大变化，需要评估限制社会需求效益的技术挑战和/或差距，阻碍领域内进步的技术挑战，以及不同领域的科学进步。例如，由于研究（如候选药物的体外测试）和临床（如更有效的组织或器官移植）对组织和器官的需求不断增加，干细胞研究和组织工程得以进展，以及增材制造的发展使 3D 生物打印技术应运而生[43]。另一个例子是神经修复学，它的发展源于改善军人和其他失去肢体的人的生活需要、神经科学知识的增加以及参与开发假肢的材料科学的进步[44,45]。另一个例子是精准医学领域，它是由改进的个性化医疗保健、越来越多的生物和健康数据收集以及新的计算分析和数据存储技术促成的[46]。科学与新技术发展的融合往往是由有益的目的和社会需求所驱动。对这些需求和科学活动的持续审查，可以防止或限制技术上的意外，而这种意外往往引起安全界的关注。

与生物技术相关的另一个引起国家安全关切的现象是，对生命科学及其关键组成部分采取越来越多的非常规做法。过去十年中出现了几个例子突出了这一现象。一个例子是合成生物学作为一个新的研究领域的出现。从表面上看，合成生物学就是基因工程。它涉及将特定的 DNA 序列连接起来以产生某种生物结果。但是，合成生物学与传统遗传工程的区别在于设计、建造和测试生物系统的概念方法。合成生物学的概念是由工程师和计算机科学家创造的，他们询问生物系统是否可以用特定的部件进行组装以产生预期的结果。合成生物学方法涉及识别单个“部件”，其功能是当 DNA（特别是含有所需功能的基因的质粒）以特定顺序放置时，可以产生预期的结果，如创造产生小分子的生物体（如用于治疗疟疾的合成青蒿素[47]、化学品[48]、阿片剂[49]），或创造所有彩虹颜色的细菌[50]。这种基于设计的方法可以在卫生、农业、工业和国家安全领域实现新的应用。

最近，基于技术的公司和学术科学家已经开始探索，使用 DNA 作为图像、音频和视频数据文件的存储介质。对能够存储超大数据和数据集平台的需求越来越大，这就推动了 DNA 的使用。基于 DNA 的存储概念产生于这样一种认识，即人类基因组有 30 亿个碱基对，可以稳定地存储大量信息，并以相对高的延时性存储数千年。基于 DNA 的存储充分利用了 DNA 测序和合成技术的进步。2017 年，哈佛大学的科学家们发表了他们利用基于 CRISPR 的工具，对细菌中奔马的图像数据进行编码的工作，证明了图像数据可以存储在 DNA 中，也可以从 DNA 中提取的观点[51,52]。这项工作利用基因组编辑工具来证明基于 DNA 的数据存储的可行性。使用 DNA 作为数据存储介质也可能带来新的、有可能被利用的漏洞。2017 年，科学家描述了他们通过嵌入 DNA 的序列而获得入侵计算机的能力[53]。研究人员声称在“他们在网上购买的 DNA”中编码了“恶意软件”，他们用这些软件“完全控制一台试图处理”或分析从购买的 DNA 物理测序产生的序列数据的计算机[53]。

尽管人们担心生物技术的进步可能被用于损害国家安全，但这些进步可以加强预防、准备和应对涉及化学和生物威胁事件的努力。例如，下一代测序仪和数据分析软件，使科学家能够收集有关接触病原体或危险化学品后宿主反应的信息，支持人体正常生长和功能的微生物组、环境中的生物体以及与人体正常状态有关的许多其他分子，和接触化学或生物危害的潜在风险因素。这些数据可以为监测工作提供信息，帮助确定是否以及何时发生了自然或人为的事件，既有助于发现潜在的有害事件，也有助于法医分析。此外，数据还可以为开发针对化学和生物制剂的疫苗、药物和诊断工具［称为医疗对策（MCMs）］[54-58]提供信息。另一个例子包括使用合成基因组学，即对生物体的基因组 DNA 进行化学合成，作为快速开发针对流行病原体疫苗的平台方法。合成生物学正被用于创建技术平台，以快速开发针对病原体的 MCM 和合成药物产品。类似的技术可用于预防、检测和应对涉及动物和农业上重要植物的污染或感染事件。此外，合成生物学正被用于开发“吃”神经毒剂的生物系统[59,60]，清理被污染的材料[58]，并在环境中发挥生物控制作用[61,62]。基因组编辑、实验室自动化、高通量实验程序、生物信息学以及其他提高重复性和减少实验过程中人为错误的技术进步，正在帮助这些应用。

13.2 美国的生物防御需求

在 2001 年 9 月 11 日之前，生物防御领域规模很小，仅限于世界上少数机构的特定研究人员，而且主要集中在国家行为者或恐怖组织的生物武器威胁上。2001 年的恐怖事件发生后，生物防御的水平和范围发生了彻底的改变，当时恐怖分子用飞机撞向世贸中心大楼，一个月后，炭疽芽孢通过邮件被发送出去（即美国炭疽）。美国政府迅速通过了一系列法律并发布了总统指令，以加强其预测、防护、检测、准备、应对恐怖事件和从其中恢复的能力。其中一些项目得到进一步加强，以预防、检测和应对自然发生的传染病和自然灾害。这些变化在很大程度上是由北美出现的西尼罗河病毒（1999 年）、亚洲出现的 H5N1 甲型流感病毒（1997 年）、亚洲和北美出现的严重急性呼吸系统综合征冠状病毒（2003 年）、中东的中东呼吸综合征冠状病毒（2012 年）、北美的甲型 H1N1 流感病毒（2009 年）、西非的埃博拉病毒（2013—2016 年）、美洲的寨卡病毒（2016—2017 年），以及 2005 年联邦政府对卡特里娜飓风的迟缓反应所推动的。今天，生物防御工作涵盖了威胁定性、风险评估、MCM 研究和开发，保护实验室工作人员免受意外暴露、检测和监测传染病、应急响应、取证，以及保护公共卫生、农业和医疗保健关键基础设施。本节重点介绍 2001 年后启动的生物防御活动、与这些活动相关的后续政策变化以及它们的科技需求。

13.2.1　医疗对策

在过去的 17 年里，美国政府一直在投资 MCM 的研究和开发，其中包括开发新的疫苗、疗法和诊断工具，以识别、预防和治疗传染病。这些投资涉及几个互补的活动，包括基础研究、高级开发、监管科学和产品平台的开发。这些努力需要 NIH、FDA 以及新设立的高级开发项目之间的协调和沟通，如 2006 年根据《大流行病和所有危害防范法》（USC109 § 417）设立的生物医学高级研究与发展局（BARDA）。这些努力共同支持为疫苗和药物的合理设计和临床前测试提供科学基础的必要研究，开发和/或验证用于 FDA 批准产品的动物模型与安全性和有效性数据的研究（通常被称为监管科学研究），以及支持在动物模型中测试和评估产品功效的研究。这些工作的重点是开发与维护供平民和第一响应者在紧急情况下使用的 MCM。

美国国防部（DoD）正在支持保护军队的补充活动[63]。国防部的一个优先事项是，拥有针对可能影响相当数量军队和/或在战场上使用的生物制剂的疫苗和药物，并已体现在用于研究、开发和制造的投入上，以支持这一防御需求。2006 年，国防部创建了转型医疗技术计划（TMTI），以利用科学进步和技术创新来对抗基因工程生物武器[64,65]。TMTI 支持了几种候选疫苗和药物的开发，包括 2 种针对出血热致病病毒的产品，达到了 FDA 批准程序的 IND 阶段，2 种广谱抗生素新药研发，3 种广谱抗生素以及另外 20 种候选药物的早期研究和开发。此外，TMTI 已经开始测试 FDA 批准的抗生素对非生物威胁疾病的活性[66]。2010 年，TMTI 转入国防部化学和生物防御联合计划执行办公室（JPEO - CBD）[67]。除该计划外，国防威胁降低局化学与生物防御联合科技办公室（JSTO - CBD）

还支持国防部研究机构（即陆军医学研究与物资指挥部[68]）和非政府研究机构的针对生物威胁的 MCM 研究[69]。由国防部 JPEO - CBD 监督的医疗对策系统联合项目经理已经发出呼吁，开发针对化学、生物、放射性和核威胁的对策[70]。最近，国防部启动了医疗对策高级开发和制造能力，这是国防部和 Nanotherapeutics 公司的一项联合行动，提供生物制药的高级开发和制造[71]。

虽然卫生与公众服务部和国防部对 MCM 需求的操作考虑有所不同，但早期的研究和开发并没有因产品的最终用途而有很大的不同。因此，美国卫生与公众服务部和国防部的相关部门建立了综合组合，为联合管理共同感兴趣的 MCM 研究和开发的投资提供了机会[69,72]。

这些计划提供了一个架构，在这个架构中，新的科学研究和技术可以得到资助并被用于医疗对策的开发。通过资助计划和技术观察工作的结合，计划管理者支持技术发展的创新，并了解可应用于 MCM 发展的现有生物技术。例如，美国国防部高级研究计划局创建了几个项目，以产生检测人类感染任何病原体所需的科学知识、开发新技术、用少量样本进行现场诊断并创建平台方法、快速开发针对暴发性病原体的疫苗[73,74]。虽然这项研究的结果有望加强军事力量对生物威胁的保护，但这些科学发现和技术也可能有利于平民 MCM 的开发。

认识到 MCM 开发的潜在融资机会，学术界和工业界的研究人员已经开始努力将新的知识和科学方法应用于 MCM 开发。例如，2013 年，J. CraigVenter 研究所和诺华公司利用合成生物学的最新创新成果，描述了在无细胞系统中快速创建流感疫苗的情况[75]。最近，科学家们利用合成基因组学（即化学合成的基因组）生产难以获得的病原体，如严重急性呼吸道综合征冠状病毒[76,77]，或开发针对生物制剂的候选疫苗载体，如最近重新生成的马痘病毒[78]。还有一些科学家进行了研究，以开发研究能反映病原体感染和人类发病情况的动物和环境[67,79]，或研究产品功效的替代方法，如“芯片上的人”[80]。尽管前景广阔，但新兴生物技术在 MCM 开发中的应用仍处于研究和开发的早期阶段。

利用这些进展的一个主要困难是 FDA 批准的前期过程和成本，特别是对于很少或没有商业市场的产品。为了应对这一挑战，NIH 和 FDA 支持加强监管科学的研究，这一研究领域旨在产生评估和验证关于产品安全性和有效性的科学研究所需的基础科学[81-83]。这个领域的出现是由于 FDA 在评估作为其审批程序的一部分而提交数据时遇到了巨大的困难。将新兴生物技术用于 MCM 取决于这些技术的功能和能力、及时评估产品安全性和有效性的信息的可用性，以及有助于抵消产品开发成本的稳定市场的存在。

13.2.2 生物监测

自 20 世纪 90 年代中期以来，传染病事件的早期检测和预警被认为是生物防御能力的一个重要部分。这一概念的出现是由于需要防止大规模的人为传染病暴发，这是 20 世纪 90 年代在发现苏联大规模公开的进攻性生物武器计划[84]和日本世界末日邪教奥姆真理教释放炭疽杆菌的疫苗菌株后出现的担忧[85]。第一个生物监测平台 ProMedMail 开发于 1994 年，能够在互联网上公开分享媒体报道、官方报告、在线信息、当地观察和其他类似来源。用户监测这些报告，以确定涉及新出现或不寻常的传染病暴发或影响人类健康的毒素急性暴露的事件。如今，该平台包括来自各大洲的 60000 名成员，并接受慈善机构的资助和捐赠[86]。

此后不久（1997 年），加拿大卫生部与世界卫生组织合作建立了全球公共卫生情报网（GPHIN），这是一个经过仔细设计的系统，涉及对自动收集的媒体报道的人工分析[87]。该平台利用文本分析来检测潜在的传染病暴发、食品和水的污染、生物恐怖主义和化学品暴露、自然灾害以及涉及产品、药品、医疗设备和制剂的安全事件。通过对这些数据的人工分析，该平台为用户提供了有关公共卫生威胁的可操作信息。今天，GPHIN 是世卫组织流行病情报系统的一部分，该系统力求在潜在的疾病暴发成为国际关注的公共卫生突发事件之前，实现全球预警和响应。世卫组织系统重点关注少数传染病，并检测食品和水污染以及化学事件[88]。

最近开发的系统能收集、整合并告知用户可能引起大规模流行病的潜在传染病事件，或有疑问或可疑的来源。尽管这些系统包括来自临床和公共卫生的数据，但它们也包括来自其他各种来源的数据，如媒体对异常疾病或事件的报道、药店的药物供应以及患病动物的生态数据。一些系统建立在综合征监测的概念之上，综合征监测是通过替代标志物（如抗生素销售）和哨点监测（如动物在特定地点因人畜共患的病原体而患病）来监测传染病感染。此外，这些系统中有几个利用了计算平台，能够收集、整合和分析各种类型、各种来源、各种程度的不确定性的数据。还有一些已经不存在的系统依靠众包来验证可能的疾病报告。

2004 年至 2006 年期间，开发了四个系统：乔治敦大学的 Argus、欧盟联合研究中心的 MediSys、日本国家信息学研究所的 BioCaster 以及哈佛大学的 HealthMap。MediSys 和 BioCaster 是完全自动化的，能够分析多种语言的信息。MediSys 旨在实现对可疑生物恐怖主义活动的早期检测[89]。该系统使用一种计算工具，扫描文章中的特定关键词和有新闻价值的信息。BioCaster 使用文本挖掘技术扫描日本当地和国家新闻的 RSS 新闻源，以检测与传染病事件有关的关键词[90]。这种能力从收集的文章中系统地索引相关信息，提高了用户获取信息的速度。Argus（已经不存在）和 HealthMap 曾经/正在由人主持。Argus 的建立是为了分析禽类 H5N1 甲型流感病毒的起源、所致疾病和人际传播[91]。Argus 使用各种数据分析技术和人工分析来检查和监测关于潜在健康安全事件的媒体报道。创建 HealthMap 是为了收集、整合和分析可能表明疾病暴发的各种数据，并实现对传染病威胁的持续监测和监控。用户可以通过应用数据源的 filters 来访问和可视化感兴趣的数据[92]。对 HealthMap 检测 2014—2016 年西非埃博拉病毒暴发的有效性进行回顾性分析时发现，该系统在世卫组织宣布暴发前一周就识别了病毒性出血热的病例[93]。该系统是否能用于为公共卫生官员提供预测性、可操作的信息尚不清楚，特别是由于该平台识别的病毒性出血热病例似乎并未提高疫情应对效率。对这些系统的评估得出结论的实效，受到人为调节、数据来源、收集信息的语言、事件发生的地区和收集的病例类型的影响[94]。

美国政府为 Argus 和 HealthMap 的发展提供了财政支持。此外，美国政府建立了几个系统，以获得潜在传染病暴发的早期预警，在 2001 年至 2012 年期间拨款约 320 亿美元[95]。国防部支持基于社区的流行病早期通报电子监测系统（ESSENCE），这是一个整合了应报告疾病监测、哨点监测、综合征监测和临床识别的系统[96]。该系统试图通过识别数据中的异常趋势来检测自然和/或人为的疾病暴发。ESSENCE 涉及沃尔特-里德陆军研究所、CDC、新泽西州紧急医疗协会研究基金会、纽约市健康和心理卫生局、哈佛大学医学院和哈佛大学皮尔格林医疗中心之间的合作。2003 年，CDC 创建了 BioSense，以实现对可能与生物恐怖主义事件有关的潜在疾病早期检测和评估[97]。通过这个系统，CDC 试图建立州和地方公共卫生部门进行综合征监测的能力。如今，该计划被称为国家综合征监测计划，并通过一个基于云的系统实现了健康信息的收集、评估、共享和存储[98]。疾控中心还与加拿大、墨西哥创建了早期预警传染病监测系统，旨在加强对跨境传染病暴发的检测和报告[99]。2007 年，国土安全部在通过《实施 9/11 委员会法案的建议》后，建立了国家生物监测集成中心（NBIC）[100]。NBIC 整合并分析动物、植物、人类和环境健康数据，以提高对潜在生物事件的早期预警，并获得态势感知[101]。尽管 NBIC 的建立是出于监测潜在生物恐怖主义事件的需要，但该中心现在也监测包括可能对美国造成重大破坏的自然事件[102]。2012 年，国防部投资了生物监测生态系统，这是一个基于云的平台，使用户能够插入数据特定的应用程序，以监测人类和动物传染病事件中的异常情况[103]。此外，该平台还支持用户之间的合作，并纳入了先进的数据分析，如健康和非健康数据的机器学习。该平台的概念来自于 2009 年 H1N1 流感暴发，这让很多人感到惊讶[104]。

在这些努力的基础上，认识到识别潜在的破坏性传染病事件的好处，奥巴马总统于 2012 年发布了《国家生物监测战略》[105]。该战略有三个主要目标：1）“整合和加强国家生物监测工作”，以便在危机中为决策者提供及时的信息；2）增加国家专业知识和能力网络，以便快速检测和了解（即态势感知）新出现的危机；3）使用新方法，以便处理决策过程中的不确定性。核心功能包括环境扫描；整合人类、动物和植物健康信息；评估和预测潜在后果。在该战略发布前一个月，美国政府成立了一个关于生物监测科学和技术的机构间工作组，由白宫科技政策办公室和国防部主持。该工作组的任务是为实现国家生物监测战略的核心功能制定研究和开发重点。工作组的讨论最终推动在 2013 年发布了国家生物监测科学和技术路线图，该路线图确定了监测异常或高于基准线的事件、预测风险（包括评估事件的潜在后果）、识别和描述对人类健康的威胁、整合、分析以及与关键决策者、响应者和医疗保健提供者共享信息的关键优先事项。路线图强调了目前国家在这些领域的活动，并确定了实现所述优先事项的能力需求。这些优先事项包括编制自然或人为的人类、动物、植物和环境健康事件的基线数据；评估突发事件和疾病动态；开发快速检测和诊断技术及系统；改善生物监测数据的共享、整合和交流。该战略和路线图为加强美国对自然和/或人为生物事件的预警能力提供了一个框架，可以利用该框架对化学、放射性、核和环境事件进行监测和预警。

13.2.3　传染性疾病的特征和建模

在对生物监测进行投资后，美国国立卫生研究院、国土安全部、美国国际开发署（USAID）和国防部启动了一些项目，通过对传染病的出现和传播进行建模，加强对涉及国家安全和公共卫生问题的病原体、宿主与病原体的相互作用以及疾病动态的了解。此外，这些机构接受了较新的生物技术、计算和数据科学，以及化学、生物、材料和其他物理科学的融合，以提供预防、检测和应对生物威胁的创新解决方案。

在 2001 年 9 月和 10 月之后，NIH 召集了一个关于生物恐怖主义及其对生物医学研究影响的蓝带小组，以确定对国家安全和公共健康可能造成最大风险的病原体和毒素的生物防御研究重点（NIAIDA 类优先病原体[106]）。为了支持早期研究、建立科学专业知识，并在生物恐怖主义或公共卫生紧急情况下提供准备能力，NIH 通过新成立的生物防御和新发传染病区域卓越中心，投资于区域和国家生物隔离实验室以及研究和培训联合体[107,108]。美国国立卫生研究院的优先事项主要集中在发展研究 A 类和 B 类优先病原体名单上的生物制剂的专业知识和技能[109]，最初并不要求使用新兴生物技术。然而，最近的研究工作已经开始探索合成生物学、系统生物学和数据科学、微流体技术、组织芯片和其他方法，为研究宿主-病原体反应以及开发、测试和验证诊断工具和 MCM 提供新的能力。例如，美国国立卫生研究院支持了一项生物防御的免疫建模计划，其中免疫学家、计算生物学家、建模师和微生物学家共同对感染和疫苗接种的免疫反应进行建模[110]。其他例子包括应用下一代测序技术，利用微流体技术对新出现的病原体进行定性[111]，以及应用芯片实验室系统监测各种样品（包括环境样品）中的病原体[112]。此外，支持元基因组研究的项目计划，用于检查宿主-病原体的反应，以更好地了解生物威胁剂[113]。

2004 年，NIH 建立了一个研究人员合作网络，开发新的计算、统计和数学模型，用于研究病原体动态，通过教育和培训建立技术专长，并实现与政策制定者和国际合作伙伴的交流[114]。该计划称为传染病制剂研究模型（MIDAS），支持对传染病的出现和传播、监测、干预策略的有效性、宿主与病原体的相互作用以及影响传染病出现和传播的环境和社会因素的研究。尽管这些模型不是为了直接为公共卫生控制措施提供信息，但它们可以为监测和控制传染病暴发的高级战略提供信息。例如，一些流感模型为 2006 年美国国家大流行性流感战略的制定提供了信息[115]。此外，建模方法可以提供有助于控制大流行病的公共卫生战略的洞察力[116]。

NIH 创建了第二个项目，即传染病动态研究与政策（RAPIDD）项目，该项目从 2008 年持续到 2016 年，从国土安全部获得资金以支持传染病建模工作，并通过 Fogarty 国际中心进行管理[117]。RAPIDD 项目支持国际研究团队开发基于社区和/或环境的模型，并生成和/或收集必要的数据以研究传染病的动态。一些模型将临床数据与当地人口迁移、医院位置和能力的数据相结合，其他的模型侧重于世界各地野生动物中存在的特定病原体（如导致出血性发烧的病毒）、动物的迁移模式以及动物与人之间的互动。其中一些模型包括关于疾病媒介的数据，如蚊子，以研究媒介传播疾病的传播和潜在风险。除了这些建模工作外，RAPIDD 项目还包括将这些模型转化为肩负具有国际影响的公共卫生紧急情况决策者的机会。2015 年，一个研究小组（新西兰梅西大学的 David Hayman 博士和英国剑桥大学的 James Wood 博士）与 Bonnie Jenkins 大使（美国国务院合作减少威胁前大使）和 Gryphon Scientific（Kavita Berger 博士，本章作者）合作，探索改善全球卫生安全利益相关者与研究界之间的沟通方式。这次讨论是在 2014—2016 年埃博拉疫情暴发和全球卫生安全议程（2014 年启动）的背景下进行的，并利用了 Hayman 博士和 Wood 的专业知识和对病毒性出血热的研究。

21 世纪 10 年代初，美国和英国开展合作，支持在低收入国家开展防治人畜共患病（即同时感染人类和动物的传染病）的研究[118]。美国的项目是传染病生态学项目的一部分，该项目涉及美国国立卫生研究院和美国国家科学基金会的联合资助[119]。英国的资金由生物技术和生物科学研究委员会以及经济和社会研究委员会提供[118]。这项合作工作持续到 2017 年 11 月[120]。从研究中获得的知识可以为传染病监测工作提供参考。

2009 年，美国国际开发署新出现的大流行威胁（EPT）项目资助科学家、“一体健康”专家（包括兽医）和流行病学家组成的团队，以建设国际能力，预防、检测和应对动物和人类的传染病事件[121]。导致 EPT 计划创立的原因是，有几次突发事件（如 2003 年的严重急性呼吸道综合征、1997 年至今的 H5N1 流感和 2009 年的 H1N1 流感）意外出现，引起国际关注。该计划支持多部门团队实施项目，以预测、预防、识别和应对传染病威胁。预测项目涉及能力建设，以加强对野生动物与人之间疾病传播的驱动因素的检测和监测，表征和改进预测模型。预防项目包括评估与疾病传播有关的风险和减轻这些风险的战略。识别项目包括建设实验室能力、培训人员，以诊断动物和人类的传染病。应对项目包括促进公共卫生、兽医和环境卫生的网络，以改善跨学科的培训和应对工作。除这些项目外，EPT 项目还资助 CDC 促进人畜共患疾病的检测和监测，包括为现场流行病学培训计划提供支持。

国防部的 DTRA 利用新兴的生物技术来开发产品，用于开发创新的 MCM（见上一节），检测生物威胁，保护人们免受化学和生物制剂的暴露，以及消除污染[122]。例如，国防部支持涉及合成生物学的研究，以开发去污产品，开发和测试候选疫苗和药物，并改进产品开发途径。该机构支持开发基于生物的化学和生物制剂传感器的创新项目，并通过其全球生物监测门户网站对数据进行整合和分析。此外，国防部还在内部与美国卫生署进行协调，以利用对科学和技术方面的投资。

国土安全部支持以大学为基础的卓越中心，开发加强美国国土安全所需的方法、技术和知识。得克萨斯 A&M 大学和堪萨斯州立大学主办了人畜共患病和动物疾病防御卓越中心，该中心针对防止外国动物和人畜共患病的威胁开展研究[123]。该中心支持研究开发新的候选疫苗和动物病原体平台，促进教育和培训计划，并让决策者了解动物和人畜共患疾病的预防和控制。明尼苏达大学领导的食品保护和防御研究所，开展研究以解决食品供应中的安全漏洞[124]。该中心支持对涉及食品系统的事件进行风险分析和建模的研究。普渡大学和罗格斯大学主办了可视化和数据分析中心[125]，该中心支持对检测安全威胁所涉及的大型数据集进行整合和分析的研究。这三个中心都处于退休状态，目前的卓越中心都不关注生物威胁。

13.2.4 微生物法医学

微生物法医领域出现在 2001 年，当时联邦调查局（FBI）不得不开发新的取样、储存、测试和分析方法，以确定带有炭疽杆菌的信件的来源及其归属。在 21 世纪初，微生物取证和归因被纳入总统级的生物防御战略，特别是国土安全总统指令- 10《21 世纪的生物防御》。对微生物法医学的重大投资是建立国家生物法医分析中心（NBFAC），该中心是国家生物防御分析和对策中心的一部分[126]。NBFAC 已经获得了 ISO 标准的认证，使其能够为涉及生物制剂的联邦执法调查提供实验室支持[127]。NBFAC 与联邦调查局和相关的美国政府机构密切合作，对需要进行样本分析以确定毒剂成分、样本特征和属性的特定案件进行分析。此外，NBFAC 还进行法医研究，以解决能力差距问题，加强对生物犯罪和生物恐怖主义调查的支持。此外，司法部国家司法研究所自 2011 年起提供资金，用于研究将微生物组研究应用于法医数据收集和分析[128]。该资助项目利用了最近关于微生物组的研究，该研究从 NIH 获得了大量资金。2014 年，美国国家研究委员会（NRC）发布了一份关于微生物法医学的科学需求报告[129]。利用云计算、数据收集和数据分析方面的最新进展，NRC 报告主要关注国际上生物信息学、全基因组测序和系统生物学分析的潜力等，可提高国际上微生物法医鉴定能力。

更广泛地说，国家科学基金会和司法部赞助了关于法医学的研讨会和研究。例如，自 2004 年以来，国家司法研究所提供了 140 多笔拨款，支持法医学的研究和发展，其中一些涉及生物材料的分析[130]。2014 年，国家科学基金会设立了一个法医科学项目，支持七个方面的研究和培训：生物科学、计算机和信息科学与工程、教育和人力资源、工程、地球科学、数学和物理科学，以及社会、行为和经济科学[131]。通过该计划，NSF 建立了一个法医学高级研究中心，该中心是一个由九所大学组成的联合体，这些大学在不同的课题上都获得了规划拨款[132]。北得克萨斯大学和得克萨斯 A&M 大学获得了微生物法医学的规划拨款，加利福尼亚州立大学获得了化学、生物学和生物力学工程的规划拨款。法医科学高级研究中心使大学、行业和政府之间的合作成为可能，以支持法医科学的基础研究，并培养具有知识和技能的科学家，以将科学的进步应用于法医科学。除了这些努力之外，司法部和国家标准与技术研究所还成立了国家法医学委员会，以促进法医学的科学进步和提高科学的有效性[133]。然而，该委员会只持续了从 2013 年到 2017 年的 4 年。

13.3 新兴生物技术的创新应用实例

虽然大部分的生物防御投资仍然集中在微生物和病毒研究上，但美国机构和科学家已经利用新兴的生物技术来满足其他防御需求。多学科的科学努力已被用于解决军事医疗需求、全球健康和化学武器攻击的法医分析。本节简要介绍了为满足实际需求而促进创造力和创新的努力。这些例子和其他例子中使用的方法可以应用于利用新兴生物技术和融合科学来解决当前和未来的生物防御和健康安全需求。

13.3.1 神经义肢

神经科学和机器人技术的进步使受大脑控制的假肢技术得以发展，这是 DARPA 开创的一个领域[134-136]。2006 年，DARPA 建立了“革命化假肢”计划，以帮助失去上肢的人恢复正常功能[137]。当时，人造上肢体的科学水平远不如下半身假肢先进[138]。为了加强上肢假肢，DARPA 资助工程师和神经科学家共同设计和开发可由患者思想控制的假肢。通过这种多学科的努力，工程师们开发了具有自然肢体运动范围的人工肢体，而神经科学家们则开发了用户控制界面，使思想产生的信号能够转移到肢体的实际运动和感觉中[137]。最初的原型在实验室里进行了测试，然后在截肢者身上进行了测试。通过这种多学科的努力，DARPA 计划能够开发出恢复截肢者运动功能的神经义肢[139,140]。

13.3.2 预测传染病事件

数据科学的进步以及环境、地理、人口密度和迁移数据的可得性，使检测传染病事件的工作进入了一个新时代。这种方法借鉴了之前的一个研究，该研究将传染病的感染、传播和在人群中的暴发与温度、湿度、城市化和城市扩张、夜间灯光、当地迁移以及其他环境和人类因素进行关联。这些数据与卫星图像一起，可用于确定有利于病原体暴发的条件。此外，嵌入视频、图片和文本文件的地理位置数据可用于标记感染事件的地点和时间。2009 年，科学家们描述了利用卫星图像识别气候事件（如洪水）与水传播疾病（如霍乱、伤寒、肝炎和钩端螺旋体病）的暴发[141]。他们利用已发表的研究将这些疾病的暴发与洪水造成的社会变化联系起来，包括过度拥挤和缺乏卫生设施及清洁水。科学家们认为，将有关人类因素的知识与可通过卫星图像观察到的因素结合起来，也可用于预测病媒的移动与病媒传播疾病的出现和传播。另一个研究小组研究了疟疾发病率与通过卫星收集的气候数据（即降雨量估计、植被水平和土地的表面温度）之间的相关性[142]。最近，研究人员描述了利用卫星图像监测夜间灯光来研究西非麻疹病例的模式[143]。这些科学家将夜间灯光作为影响病原体传播的人口密度的替代物，以预测麻疹的暴发。

13.3.3 叙利亚化学武器攻击

2013 年，数百名男子、妇女和儿童在叙利亚的姑塔被携带化学武器的导弹杀害。在攻击发生后，人权观察组织与科学家合作，检查了社交媒体网站上发布的图片和视频，以分析攻击中使用的武器类型和数量，这使该组织将攻击归咎于叙利亚政府[144]。他们利用 Facebook 和其他社交媒体网站，检查被攻击受害者和人权观察工作人员在国内发布的图像和视频文件的内容。科学家们，其中一些人拥有化学、化学武器和军备控制方面的专业知识，能够利用发布的图像来识别：1）化学武器造成的疾病迹象；2）攻击的地点、时间和持续时间；3）用于投掷毒剂的武器类型。这些例子说明了技术可以通过不同的方式来解决社会需求。类似的创新、技术和应用可以被用来解决生物防御需求，从威胁评估到重大自然或人为事件后的恢复。

13.4 利用生物技术进行生物防御的基本因素

在奥巴马政府时期，白宫科学技术政策办公室、国家科学技术委员会和国家安全参谋部发布了若干报告和行政级别的政策，鼓励推进和应用科学技术（S&T）来实现国家安全目标，包括生物防御目标。2013 年，白宫发布了《国家生物监测科技路线图》，其中描述了当前的能力和科技差距，以及支持实施国家生物监测战略的需求[145]。2014 年，白宫发布了一份加强法医科学的报告，强调了法医科学认可认证能力与实施的挑战，以及医务人员和法务人员的劳动力发展[146]。2016 年，白宫发布了三份报告，强调了备灾、减灾和抗灾的科技需求，包括《国家备灾科学和技术任务组报告：识别国家防备的科技机会》[147]，《关键基础设施安全和复原力研发计划实施路线图》[148]，以及《国土生物防御科技能力审查》[149]。工作报告强调了可以从科技进步中受益的准备工作。实施路线图列举了加强关键基础设施安全和复原力的研究和开发活动。生物防御能力审查强调了应对影响人类和动物健康的生物威胁的科技需求。

国土安全生物防御科学和技术能力审查描述了一个跨部门进程的结果，该进程旨在确定科学和技术需求，以满足威胁意识、监视和检测以及恢复方面的关键生物防御目标[149]。该报告强调了以下的关键需求：1）加强美国的风险评估方法；2）进行威胁特征研究（包括评估对宠物和野生动物的蓄意攻击的后果）；3）检查通过食物和水的传播；4）研究禽流感；5）将生物监测数据联系起来，以改进生物事件中的决策；6）改进攻击后环境样本的取样、检测和监测；7）改进对生物事件的法医分析；8）加强危机期间的研究和实验室能力，为生物攻击建模提供信息；9）改进多氯联苯的保存期限、生产和储存；10）加强生物攻击应对人员的队伍建设；11）开发创新的去污方法。这份生物防御的科学和技术需求清单强调了对劳动力发展、研究支持以及与政策制定者分享信息的普遍需求。其中一些需求在 2018 年国家生物防御战略中得到了解决，该战略呼吁在对预防、检测和应对自然和人为的生物威胁非常重要的各种领域进行研究和开发[150]。

这些文件的共同点是认识到需要一支有知识的员工队伍，与其他科学家和决策者进行数据共享和交流，进行增加知识的研究和开发以及开发新技术和方法。然而，一个重大的挑战似乎是如何将业务或战略需要转化为具体的研究要求，以产生信息和开发新产品。在 2001 年之后不久，美国政府、慈善组织和大学开始支持研究、教育和交流工作。在 21 世纪 10 年代初，随着时间的推移，在没有发生重大生物攻击的情况下，人们对继续这些努力的兴趣逐渐减弱。然而，在过去的几年里，特别是自 2014—2016 年西非埃博拉病毒和 2016 年寨卡病毒暴发以来，对灾难性的自然和人为威胁的关注，使人们对风险评估、未来传染病威胁预测、生物技术趋势（特别是视界扫描）和去污等方面的资助研究重新产生了兴趣。研究兴趣的增加并不一定伴随着对教育和培训投资的增加。尽管存在一些正式的、授予学位的生物防御项目，但目前已知的项目只有乔治敦大学的生物威胁剂与新出现的传染病[151]和乔治梅森大学的生物防御硕士[152]。此外，在过去的十年中，为生命科学领域的研究生提供实验室生物安全培训的大学数量已经减少，但取而代之的是通过教育服务提供者的项目，如CITI[153]。此外，美国生物安全协会为生物安全专业人员提供实验室生物安全和生物安保培训[154]，国际生物安全协会联合会有一个生物风险管理（即分析和管理意外和故意生物风险的方法）的认证项目[155]，三个组织主持生物安全或健康安全项目的领导工作[156-158]，美国政府也支持培训活动。尽管做出了这些努力，但大多数科学家并没有接受关于生物安全或生物防御问题的教育（从事生物选择剂和毒素或合成生物学工作的研究人员是例外）。这种缺乏培训的结果是，科学家可能无法评估其研究的广泛影响，无论这种影响是增加了研究活动的风险还是增加了满足国家安全需求的益处。如果没有这样的知识，科学家和工程师可能无法识别和转换能够满足突出的生物防御需求的知识或技术，也无法识别与他们的研究相关的潜在风险。与不涉及病原体的研究（例如，创造合成生物体以开发合成抗菌剂产品的平台）相比，病原体研究的这种困难更加明显。然而，将生物防御需求转化为研究项目的能力，似乎比转化改善人类健康、农业或环境健康需求的类似能力更具挑战性。

克服这些挑战需要一个系统，在这个系统中，决策者能够将他们的需求传达给资助机构，而资助机构又需要将他们的需求传达给科学和工程界。为了取得成功，这个系统需要在各个阶段发挥创造力，以确定满足特定需求的解决方案，并利用物理学、化学、工程学、材料科学、计算机科学、社会和行为科学以及生命科学的进步所带来的能力。促进创造力比它看起来更难，往往需要研究人员和决策者以与他们所学不同的方式思考。例如，许多科学家，特别是生命科学家，从发现科学的角度进行研究，也就是说，他们开发和测试假设，以产生知识，创造新产品（如高通量药物发现和临床前疫苗开发），和/或开发新技术以改善研究工作或作为产品平台。另一端是工程师，他们经常进行以设计为基础的研究，这包括在开发实现预期产出的方法论之前，确定具体的产品需求（例如，设计用于生产工业化学品的合成生物体）。这两种方法都能实现领域内的创新，有时也能实现跨领域的创新，但它们也可能造成概念上的障碍，无法从高层次需求中确定解决方案。对于那些专业领域不是研究的决策者来说，这一挑战可能会加剧，因此，他们可能难以从战略或业务需求中确定产品的规格。

解决这个问题的一个潜在办法是为学生、初级和高级科学家和工程师提供更多的机会，让他们有机会了解知识和产品开发的不同方法。这种认识水平的提高可以通过培训或奖学金机会、会议和研讨会、合作赠款和/或挑战赛来实现。此外，这些劳动力发展机会可以通过将生物防御的主题与需求纳入培训课程和其他参与场所得到进一步加强。这些努力的目的是向科学界和工程界传授必要的知识，让他们了解新兴生物技术可以解决的生物防御的关键需求。通过这些培训和职业发展机会，科学家和工程师可以获得必要的知识，了解需要解决的问题，以前尝试过的方法，以及过渡到新技术的意愿。此外，他们可以更好地确定哪些信息和技术可以最有效地解决特定的生物防御需求。

除了培养一支了解生物防御目标和需求的科学和工程人员队伍外，对决策者进行有关新兴生物技术进展的教育，可以增强现有能力或增加以前没有想到的新能力。尽管一些决策者正在研究最先进的生物技术，以利用其能力达到生物防御的目的，但许多人基本上没有意识到这些技术所带来的好处。事实上，一些安全专家和决策者认为新兴的生物技术带来的风险多于好处，并认为实现风险的结果比实现好处更有可能。这种态度使决策者和安全专家都无法看到生物学和生物技术在解决未解决的能力差距方面的潜力。为提高对当前和未来的技术趋势及其在其他领域的应用的认识而开展的教育工作，可以帮助决策者了解哪些技术可以利用，哪些需要进一步投资，哪些有相关的法律、伦理和社会障碍限制其应用。

这些努力可以通过科学家、工程师和决策者之间的直接接触和对话得到加强，特别是如果能共同为生物防御科学和技术需求的潜在技术解决方案集思广益。这种构思过程可以帮助推动在确定可以利用的潜在技术和信息方面的创造力，即使是在参与这一过程的科学家的专业知识之外。此外，这一过程可以通过帮助制定可能引起科学界更广泛兴趣的研究议程，而获得更广泛的益处。这一过程可以帮助将战略或行动上的生物防御需求，转化为更明确的研究和开发计划，特别是利用新兴生物技术能力的计划。

13.5 结论

新生物技术的出现为生物防御提供了巨大的希望，特别是对于生物监测和预警、微生物取证、风险和威胁评估、生物技术的前景扫描以及 MCM 的开发、扩大和交付等关键目标。理解和利用新兴生物技术提供的新开发的能力，需要了解前沿研究及其在类似需求方面的实际或拟议的应用、生物技术的发展过程以及促进多学科科学的教育和研究基础设施。当与可通过科技解决的生物防御差距的知识相结合时，有创造力的科学家、工程师和决策者可以根据已确定的差距和科技需求设计研究议程或概念，并利用新兴的生物技术。研究和技术发展的创新是由部门的具体需求和物理、化学、材料、计算机、工程和生命科学的融合所驱动的。为其他部门开发的生物技术可以应用于生物防御，特别是如果相关人员能够在概念设计和开发方面进行创新时。在所有的生物防御目标中，生物监测似乎从新兴的生物技术中获得了最大的利益，特别是对各种临床、生物、人口和其他相关数据进行整合和分析后。最近，科学家们已经开始将合成生物学、基因组学和微流体学应用于 MCM 的新产品和平台的开发。与这些举措不同，对微生物法医学的投资很少，限制了其利用生物技术进步来收集和分析数据的能力。展望未来，新兴的生物技术可以提供新的机会，通过弥补能力差距来加强生物防御。

参考文献

[1] Global Market Insights. Genome editing market. 2016.

[2] Market Research Service. Genome editing：Genome Engineering Markets. Research and Markets. 2017.

[3] Research and Markets. Genome editing：technologies and global markets. 2016.

[4] PM Live Top Pharma List. Top 50 pharmaceutical products by global sales.

[5] Bowick GC，Barrett ADT. Comparative pathogenesis and systems biology for biodefense virus vaccine development. J Biomed Biotechnol. 2010；Article ID 236528.

[6] Burke W，Psaty BM. Personalized medicine in the era of genomics. JAMA. 2007；298 (14)：1682－4.

[7] Ginsburg GS，Willard HF. Genomic and personalized medicine，vol. 1. San Diego：Academic；2008.

[8] Hesse H，Höfgen R. Application of genomics in agriculture. In：Hawkesford MJ，Buchner P，editors. Molecular analysis of plant adaptation to the environment. New York：Springer；2001. p. 61－79.

[9] Menachery VD，Schäfer A，Burnum－Johnson KE，Mitchell HD，Eisfeld AJ，Walters KB，et al. MERS－CoV and H5N1 influenza virus antagonize antigen presentation by altering the epigenetic landscape. Proc Natl Acad Sci. 2018；201706928.

[10] Schäfer A，Baric RS. Epigenetic landscape during coronavirus infection. Pathogens. 2017；6 (1)：8.

[11] Kruse U，Bantscheff M，Drewes G，Hopf C. Chemical and pathway proteomics powerful tools for oncology drug discovery and personalized health care. Mol Cell Proteomics. 2008；7 (10)：1887－901.

[12] Bundy JG，Davey MP，Viant MR. Environmental metabolomics：a critical review and future perspectives. Metabolomics. 2009；5 (1)：3.

[13] Spratlin JL，Serkova NJ，Eckhardt SG. Clinical applications of metabolomics in oncology：a review. Clin Cancer Res. 2009；15 (2)：431－40.

[14] Dennis KK，Auerbach SS，Balshaw DM，Cui Y，Fallin MD，Smith MT，et al. The importance of the biological impact of exposure to the concept of the exposome. Environ

Health Perspect. 2016；124（10）：1504.

[15] Rappaport SM. Implications of the exposome for exposure science. J Expo Sci Environ Epidemiol. 2011；21（1）：5.

[16] Evans WE，Relling MV. Pharmacogenomics：translating functional genomics into rational therapeutics. Science. 1999；286（5439）：487－91.

[17] Phillips KA，Veenstra DL，Oren E，Lee JK，Sadee W. Potential role of pharmacogenomics in reducing adverse drug reactions：a systematic review. JAMA. 2001；286（18）：2270－9.

[18] Raunio H. In silico toxicology－non－testing methods. Front Pharmacol. 2011；2：33.

[19] Viceconti M，Clapworthy G，Jan SVS. The virtual physiological human—a European initiative for in silico human modelling. J Physiol Sci. 2008；58（7）：441－6.

[20] Hay SI，George DB，Moyes CL，Brownstein JS. Big data opportunities for global infectious disease surveillance. PLoS Med. 2013；10（4）：e1001413.

[21] Khalil AS，Collins JJ. Synthetic biology：applications come of age. Nat Rev Genet. 2010；11（5）：367.

[22] National Research Council. Positioning synthetic biology to meet the challenges of the 21st century：summary report of a six academies symposium series. Washington，DC：National Academies Press；2013.

[23] Chang R，Nam J，Sun W. Direct cell writing of 3D microorgan for in vitro pharmacokinetic model. Tissue Eng Part C Methods. 2008；14（2）：157－66.

[24] Murphy SV，Atala A. 3D bioprinting of tissues and organs. Nat Biotechnol. 2014；32（8）：773.

[25] Nguyen DG，Funk J，Robbins JB，Crogan－Grundy C，Presnell SC，Singer T，Roth AB. Bioprinted 3D primary liver tissues allow assessment of organ－level response to clinical drug induced toxicity in vitro. PLoS One. 2016；11（7）：e0158674.

[26] Moeller L，Wang K. Engineering with precision：tools for the new generation of transgenic crops. AIBS Bull. 2008；58（5）：391－401.

[27] Voytas DF，Gao C. Precision genome engineering and agriculture：opportunities and regulatory challenges. PLoS Biol. 2014；12（6）：e1001877.

[28] Davis G，Casady WW，Massey RE. Precision agriculture：an introduction. Extension Publications（MU）；1998.

[29] Schmaltz R. What is precision agriculture? AgFunder News. 2017. https：//agfundernews.com/what－is－precision－agriculture. html

[30] Huang X，Han B. Natural variations and genome－wide association studies in crop plants. Annu Rev Plant Biol. 2014；65：531－51.

[31] Sharma A，Lee JS，Dang CG，Sudrajad P，Kim HC，Yeon SH，et al. Stories and challenges of genome wide association studies in livestock—a review. Asian Australas J

Anim Sci. 2015; 28 (10): 1371.
[32] Georges F, Ray H. Genome editing of crops: a renewed opportunity for food security. GM Crops Food. 2017; 8 (1): 1 - 12.
[33] Laible G, Wei J, Wagner S. Improving livestock for agriculture - technological progress from random transgenesis to precision genome editing heralds a new era. Biotechnol J. 2015; 10 (1): 109 - 20.
[34] Adesina O, Anzai IA, Avalos JL, Barstow B. Embracing biological solutions to the sustainable energy challenge. Chem. 2017; 2 (1): 20 - 51.
[35] Ferry MS, Hasty J, Cookson NA. Synthetic biology approaches to biofuel production. Biofuels. 2012; 3: 9 - 12.
[36] Reardon S. Leukaemia success heralds wave of gene - editing therapies. Nature. 2015; 527 (7577): 146 - 7. https: //doi. org/10. 1038/nature. 2015. 18737.
[37] Kaiser J. A yellow light for embryo editing. Science. 2017; 355 (6326): 675. https: //doi. org/10. 1126/science. 355. 6326. 675 - b.
[38] Carlson DF, Lancto CA, Zang B, Kim ES, Walton M, Oldeschulte D, et al. Production of hornless dairy cattle from genome - edited cell lines. Nat Biotechnol. 2016; 34 (5): 479 - 81. https: //doi. org/10. 1038/nbt. 3560.
[39] Panko B. Gene - edited cattle produce no horns. Science. 2016. https: //doi. org/10. 1126/science. aaf9982.
[40] Regalado A. Bill Gates doubles his bet on wiping out mosquitoes with gene editing. MIT Technology Review. 2016.
[41] Inova Healthcare. Transforming healthcare with groundbreaking genomics research. http: //www. inova. org/itmi/home. Accessed 4 Oct 2017.
[42] Cyranoski D. China embraces precision medicine on a massive scale. Nature. 2016; 529 (7584): 9 - 10.
[43] Jang J. 3D bioprinting and in vitro cardiovascular tissue modeling. Bioengineering. 2017; 4 (3): 71.
[44] Aravamudhan S, Bellamkonda RV. Toward a convergence of regenerative medicine, rehabilitation, and neuroprosthetics. J Neurotrauma. 2011; 28 (11): 2329 - 47.
[45] Thakor NV. Neuroprosthetics: past, present and future. In: Jensen W, et al., editors. Replace, repair, restore, relieve - bridging clinical and engineering solutions in neurorehabilitation. Cham: Springer; 2014. p. 15 - 21.
[46] Eyre HA, Forbes M, Raji C, Cork N, Durning S, Armstrong E, et al. Strengthening the role of convergence science in medicine. Convergent Sci Phys Oncol. 2015; 1 (2): 026001.
[47] Peplow M. Synthetic biology's first malaria drug meets market resistance. Nature. 2016; 530 (7591): 389 - 90. https: //doi. org/10. 1038/530390a.

[48] Biotechnology Industry Organization. Current uses of synthetic biology for renewable chemicals, pharmaceuticals, and biofuels. 2013. https://www.bio.org/sites/default/files/files/2013-03-03-Synthetic-Biology-Products.pdf. Accessed 9 Dec 2018.

[49] Galanie S, Thodey K, Trenchard IJ, Filsinger Interrante M, Smolke CD. Complete biosynthesis of opioids in yeast. Science. 2015; 349 (6252), 1095-100. https://doi.org/10.1126/science.aac9373.

[50] iGEM. Colour generators. 2009. http://2009.igem.org/Team: Cambridge/Project/Pigments. Accessed 4 Oct 2017.

[51] Molteni, M. Scientists upload a galoping horse GIF into bacteria with CRISPR. Wired; 2017.

[52] Shipman SL, Nivala J, Macklis JD, Church GM. CRISPR-Cas encoding of a digital movie into the genomes of a population of living bacteria. Nature. 2017; 547 (7663), 345-9. https://doi.org/10.1038/nature23017.

[53] Regalado A. Scientists hack a computer using DNA. MIT Technol Rev. 2017. https://www.technologyreview.com/s/608596/scientistshack-a-computer-using-dna/. Accessed 9 Dec 2018.

[54] Abil, Z., Xiong, X., & Zhao, H. Synthetic biology for therapeutic applications. Mol Pharm. 2015; 12 (2): 322-31. https://doi.org/10.1021/mp500392q.

[55] Lawrence J. Synthetic biology: microbes made to manufacture drugs. Pharm J. 2015; 295 (7882). Online.

[56] Perkel JM. Revolutionizating vaccine development with synthetic biology. Biocompare. 2015.

[57] Rojahn SY. Synthetic biology could speed flu vaccine production. MIT Technol Rev. 2013. https://www.technologyreview.com/s/514661/synthetic-biology-could-speed-flu-vaccineproduction/. Accessed 4 Oct 2017.

[58] Slomovic S, Pardee K, Collins JJ. Synthetic biology devices for in vitro and in vivo diagnostics. Proc Natl Acad Sci USA. 2015; 112 (47): 14429-35. https://doi.org/10.1073/pnas.1508521112.

[59] Global Biodefense. The DoD and synthetic biology milestones. Global Biodefense; 2016.

[60] Keasling JD. Synthetic biology for synthetic chemistry. ACS Chem Biol. 2008; 3 (1): 64-76. https://doi.org/10.1021/cb7002434.

[61] Office of Technical Intelligence, Office of the ASD for R and E. Technology assessment: synthetic biology. In: U.S. Department of Defense, editor. 2015.

[62] Strychalski E. Biological Control. 2016. https://www.darpa.mil/attachments/Biological Control ProposersDay (Strychalski).pdf. Accessed 4 Oct 2017.

[63] National Research Council. Giving full measure to countermeasures: addressing problems in the DoD program to develop medical countermeasures against biological warfare

agents. Washington，DC：National Academy Press；2004.

[64] Department of Defense. Transformational Medical Technologies Initiative（TMT）：OUSD（AT&L）FY2007. https：//www. hsdl. org/? abstract&did=10926. Accessed 9 Dec 2018.

[65] Reed JD. Department of Defense Biological Program. 2007.

[66] National Research Council. The public health emergency countermeasure enterprise：innovative strategies to enhance products from discovery through approval. Washington，DC：National Academy Press；2010.

[67] National Research Council. Animal models for assessing countermeasures to bioterrorism agents. Washington，DC：National Academies Press；2011.

[68] US Army Medical Research and Material Command. Medical chemical biological defense research. http：//mrmc. amedd. army. mil/index. cfm? pageid = medical _ r _ and _ d. medchembio. overview. Accessed 5 Oct 2017.

[69] Newmark，J. The integrated national biodefense portfolio initiative. 2009.

[70] Global Biodefense. DoD medical countermeasure systems broad agency announcement. Global Biodefense；2016.

[71] Clark A. U. S. Department of Defense Expands Medical Countermeasure Capabilities. Chemical & Biological Defense News. 2016.

[72] Department of Health and Human Services（Producer）. BARDA guiding principles. 2013. https：//www. phe. gov/about/barda/stratplan/Pages/barda - guiding - principles. aspx. Accessed 6 Oct 2017.

[73] Global Biodefense. DARPA pandemic prevention platform（P3）proposers day events. Global Biodefense. 2017. https：//globalbiodefense. com/2017/02/07/darpa - pandemic - prevention - platform - p3 - proposers - day - events/

[74] Plitsch J，Evans T. DARPA seeks to establish new platforms for rapid development of medical countermeasures. Procurement Law and Policy Insights. 2017. https：//www. insidegovernmentcontracts. com/2017/02/darpa - seeks - to - establish - new - platforms - for - develop ing - medical - countermeasures - within - sixty - days - of - identifying - a - biological - threat/

[75] Dormitzer PR，Suphaphiphat P，Gibson DG.，Wentworth DE，Stockwell TB，Algire MA，et al. Synthetic generation of influenza vaccine viruses for rapid response to pandemics. Sci Transl Med. 2013；5（185）：185ra168. https：//doi. org/10. 1126/scitranslmed. 3006368

[76] Becker MM，Graham RL，Donaldson EF，Rockx B，Sims AC，Sheahan T，et al. Synthetic recombinant bat SARS - like coronavirus is infectious in cultured cells and in mice. Proc Natl Acad Sci USA. 2008；105（50）：19944 - 9. https：//doi. org/10. 1073/pnas. 0808116105

[77] Yount B, Roberts RS, Lindesmith L, Baric RS. Rewiring the severe acute respiratory syndrome coronavirus (SARS - CoV) transcription circuit: engineering a recombination - resistant genome. Proc Natl Acad Sci USA. 2006; 103 (33): 12546 - 51. https://doi.org/10.1073/pnas.0605438103

[78] Noyce RS, Lederman S, Evans DH. Construction of an infectious horsepox virus vaccine from chemically synthesized DNA fragments. PLoS One. 2018; 13 (1): e0188453.

[79] Sullivan NJ, Martin JE, Graham BS, Nabel GJ. Correlates of protective immunity for Ebola vaccines: implications for regulatory approval by the animal rule. Nat Rev Microbiol. 2009; 7 (5): 393 - 400. https://doi.org/10.1038/nrmicro2129

[80] Hartung T, Zurlo J. Alternative approaches for medical countermeasures to biological and chemical terrorism and warfare. ALTEX. 2012; 29 (3): 251 - 60.

[81] Food and Drug Administration. Extramural research: current MCM - related research projects. 2017. https://www.fda.gov/EmergencyPreparedness/Counterterrorism/MedicalCountermeasures/MCMRegulatoryScience/ucm391318.htm. Accessed 6 Oct 2017.

[82] National Research Council. Advancing regulatory science for medical countermeasure development: workshop summary. Washington, DC: National Academies Press; 2011.

[83] US National Institutes of Health. Request for Information (RFI): FDA Medical Countermeasures Initiative Regulatory Science Program. Washington, DC: U.S. National Institutes of Health; 2011. https://grants.nih.gov/grants/guide/notice - files/NOT - FD - 11 - 001.html

[84] Weiner T. Soviet defector warns of biological weapons. NY Times. 1998. http://www.nytimes.com/1998/02/25/world/soviet - defector - warns - of - biological - weapons.html

[85] Takahashi H, Keim P, Kaufmann AF, Keys C, Smith KL, Taniguchi K, et al. Bacillus anthracis incident, Kameido, Tokyo, 1993. Emerg Infect Dis. 2004; 10 (1): 117 - 20. https://doi.org/10.3201/eid1001.030238

[86] International Society for Infectious Diseases. ProMED - Mail. 2017. http://www.promedmail.org/aboutus/. Accessed 6 Oct 2017.

[87] Public Health Agency Canada. About GPHIN. 2017. https://gphin.canada.ca/cepr/aboutgphinrmispenbref.jsp? language=en _ CA. Accessed 6 Oct 2017.

[88] World Health Organization. Epidemic intelligence - systematic event detection. 2017. http://www.who.int/csr/alertresponse/epidemicintelligence/en/. Accessed 6 Oct 2017.

[89] European Commission. Crisis preparedness and response: medical intelligence in Europe. https://ec.europa.eu/health/preparedness _ response/generic _ preparedness/planning/medical _ intelligence _ en. Accessed 6 Oct 2017.

[90] Collier NH. BioCaster. https://sites.google.com/site/nhcollier/projects/biocaster. Accessed 6 Oct 2017.

[91] Institute for Health Metrics and Evaluation. Biolding a new approach to research through high technology. 2017. http：//www. healthdata. org/events/seminar/building - new - approachresearch - through - high - technology. Accessed 6 Oct 2017.

[92] HealthMap. HealthMap. 2017. http：//www. healthmap. org/site/about. Accessed 6 Oct 2017.

[93] Gilpin L. How an algorithm detected the Ebola outbreak a week early, and what it could do next. TechRepublic; 2014.

[94] Barboza P, Vaillant L, Le Strat Y, Hartley DM, Nelson NP, Mawudeku A, et al. Factors influencing performance of internet - based biosurveillance systems used in epidemic intelligence for early detection of infectious diseases outbreaks. PLoS One. 2014; 9 (3): e90536. https：//doi. org/10. 1371/journal. pone. 0090536

[95] Kman NE, Bachmann DJ. Biosurveillance: a review and update. Adv Prev Med. 2012; 301408. https：//doi. org/10. 1155/2012/301408.

[96] Foster V. ESSENCE - a DoD health indicatory surveillance system. 2004.

[97] Gould DW, Walker D, Yoon PW. The evolution of BioSense: lessons learned and future directions. Public Health Rep. 2017; 132 (Suppl 1): 7S - 11S. https：//doi. org/10. 1177/0033354917706954.

[98] Centers for Disease Control and Prevention. National Syndromic Surveilllance Program: BioSense Platform. 2017. https：//www. cdc. gov/nssp/biosense/index. html. Accessed 6 Oct 2017.

[99] Centers for Disease Control and Prevention. Guidance for supplementary activities in support of the early warning infectious disease surveillance system. 2004. https：// www. cdc. gov/phpr/documents/coopagreement - archive/fy2004/ewids - attachi. pdf.

[100] Implementing Recommendations of the 9/11 Commission Act of 2007. 6 U. S. Code 195b, Pub. L. No. P. L. 110 - 53; 2007.

[101] Department of Homeland Security. National Biosurveillance Integration Center. https：// www. dhs. gov/national - biosurveillance - integration - center. Accessed 6 Oct 2017.

[102] DHS Office of Health Affairs. National Biosurveillance Integration Center. https：// www. dhs. gov/sites/default/files/publications/2015 - Factsheet - NBIC _ 0. pdf

[103] Defense Threat Reduction Agency. The biosurveillance ecosystem. http：//www. dtra. mil/Portals/61/Documents/bsve - fact - sheet _ draft _ 05 - 01 - 2014 _ pa - cleared - distro - statement. pdf

[104] Pellerin C. DTRA scientists develop cloud - based biosurveillance ecosystem. DoD News. 2016. https：//www. defense. gov/News/Article/Article/681832/dtra - scientists - develop - cloudbased - biosurveillance - ecosystem/

[105] President Barack Obama. National strategy for biosurveillance. 2012. https：//obamawhitehouse. archives. gov/sites/default/files/National _ Strategy _ for _ Biosurveillance _

July _ 2012. pdf

[106] US National Institute of Allergy and Infectious Disease. NIAID biodefense research agenda for Category A agents. https://www.hsdl.org/? abstract&did = 441285. Accessed 6 Oct 2017.

[107] Federation of American Scientists. Biocontainment laboratories. 2007. https://fas.org/biosecurity/resource/research.htm. Accessed 6 Oct 2017.

[108] US National Institute of Allergy and Infectious Diseases. Regional centers of excellence for biodefense and emerging infectious diseases. 2002. https://grants.nih.gov/grants/guide/rfafiles/RFA - AI - 02 - 031. html

[109] US National Institute of Allergy and Infectious Diseases. NIAID emerging infectious diseases/pathogens. 2016. https://www.niaid.nih.gov/research/emerging - infectious - diseasespathogens. Accessed 6 Oct 2017.

[110] US National Institute of Allergy and Infectious Diseases. Modeling immunity for biodefense. 2016. https://www.niaid.nih.gov/research/modeling - immunity - biodefense # overview. Accessed 6 Oct 2017.

[111] Kim H, Bartsch MS, Renzi RF, He J, Van de Vreugde JL, Claudnic MR, Patel KD. Automated digital microfluidic sample preparation for next - generation DNA sequencing. J Lab Autom. 2011; 16 (6): 405 - 14. https://doi.org/10.1016/j.jala.2011.07.001.

[112] Dutse SW, Yusof NA. Microfluidics - based lab - on - chip systems in DNA - based biosensing: an overview. Sensors (Basel). 2011; 11 (6): 5754 - 68. https://doi.org/10.3390/s110605754.

[113] US National Institute of Allergy and Infectious Diseases. Genomic centers for infectious diseases. 2016. https://www.niaid.nih.gov/research/genomic - centers - infectious - diseases. Accessed 6 Oct 2017.

[114] US National Institute of General Medical Sciences. Models of infectious disease agent study (MIDAS) overview. 2017. https://www.nigms.nih.gov/Research/specificareas/MIDAS/back ground/Pages/Overview.aspx. Accessed 6 Oct 2017.

[115] Ferguson NM, Cummings DA, Fraser C, Cajka JC, Cooley PC, Burke DS. Strategies for mitigating an influenza pandemic. Nature. 2006; 442 (7101): 448 - 52. https://doi.org/10.1038/nature04795.

[116] Halloran ME, Ferguson NM, Eubank S, Longini IM Jr, Cummings DA, Lewis B, et al. Modeling targeted layered containment of an influenza pandemic in the United States. Proc Natl Acad Sci USA. 2008; 105 (12): 4639 - 44. https://doi.org/10.1073/pnas.0706849105.

[117] Zeitvogel K. Fogarty's RAPIDD program has catalyzed the field of infectious disease modeling.

Global Health Matters. 2016. https：//www. fic. nih. gov/news/globalhealthmatters/may - june - 2016/pages/rapidd - infectious - disease - modeling. aspx

[118] US National Science Foundation. Investigating the spread of infectious diseases with NSF，NIH，UK funding. 2011. https：//www. nsf. gov/news/news _ summ. jsp? cntn _ id = 121607. Accessed 6 Oct 2017.

[119] US National Science Foundation. Ecology and evolution of infectious diseases. https：//www. nsf. gov/news/special _ reports/ecoinf/inf. jsp. Accessed 6 Oct 2017.

[120] US National Science Foundation. Ecology and evolution of infectious disease. 2017. https：//www. nsf. gov/funding/pgm _ summ. jsp? pims _ id = 5269. Accessed 6 Oct 2017.

[121] US Agency for International Development. Emerging pandemic threats. 2016. https：//www. usaid. gov/news - information/fact - sheets/emerging - pandemic - threats - program. Accessed 6 Oct 2017.

[122] Department of Defense. The department of defense chemical and biological defense：2017 annual report to congress. 2017.

[123] Homeland Security University Programs. Animal disease defense. 2017. https：//www. hsuniversityprograms. org/centers/emeritus/zadd - animal - disease - defense/. Accessed 6 Oct 2017.

[124] Homeland Security University Programs. Food defense. 2017. https：//www. hsuniversityprograms. org/centers/emeritus/fpdi - food - defense/. Accessed 6 Oct 2017.

[125] Homeland Security University Programs. Data and visual analysis. 2017. https：//www. hsuniversityprograms. org/centers/emeritus/cvada - data - visual - analytics/. Accessed 6 Oct 2017.

[126] Department of Homeland Security. National Biodefense Analysis and Countermeasure Center. https：//www. dhs. gov/science - and - technology/national - biodefense - analysis -andcountermeasures - center. Accessed 6 Oct 2017.

[127] Burans J. National Bioforensics Analysis Center. 2007.

[128] US National Institute of Justice. Forensic applications of microbiomes. 2016. https：//www. nij. gov/topics/forensics/evidence/Pages/microbiome. aspx # summary. Accessed 6 Oct 2017.

[129] National Research Council. Science needs for microbial forensics：developing initial international research priorities. Washington，DC：National Academies Press；2014.

[130] US National Institute of Justice. Funding for forensic research and development，DNA analysis，capacity enhancement and other activities. 2016. https：//www. nij. gov/topics/forensics/Pages/funding - history. aspx? tags=Forensics. Accessed 6 Oct 2017.

[131] Ferrell R. Advancing fundamental research underlying forensic science. 2017.

[132] US Center for Advanced Research in Forensic Science. U. S. Center for Advanced Research in Forensic Science. 2017. http：//forensic - research. org/. Accessed 6 Oct 2017.

[133] US Government. National Commission on Forensic Science. 2017. https：//www. justice. gov/archives/ncfs. Accessed 6 Oct 2017.

[134] CBS 60 Minutes (Producer) . The pentagon's bionic arm. 2017. https：//www. cbsnews. com/news/the - pentagons - bionic - arm/. Accessed 6 Oct 2017.

[135] CBS (Producer) . Imagining the future of restoration. 2012. https：//www. cbsnews. com/videos/imagining - the - future - of - restoration/. Accessed 6 Oct 2017.

[136] Clark，L. Mind - controlled artificial limbs fusing man and machine coming next year. Wired. 2012，November 28.

[137] Miranda RA，Casebeer WD，Hein AM，Judy JW，Krotkov EP，Laabs TL，et al. DARPA - funded efforts in the development of novel brain - computer interface technologies. J Neurosci Methods. 2015；244：52 - 67. https：//doi. org/10. 1016/j. jneumeth. 2014. 07. 019.

[138] Defense Advances Reserach Projects Agency. Revolutionizing prosthetics. https：//www. darpa. mil/program/revolutionizing - prosthetics. Accessed 6 Oct 2017.

[139] Brainline. org (Producer) . DARPA：giving back life and movement with the revolutionizing prosthetics program. 2013. https：//www. youtube. com/watch? v = 95yLf4fzARk. Accessed 6 Oct 2017.

[140] Johns Hopkins University Applied Physics Laboratory (Producer) . Modular prosthetic limb. 2011. https：//www. youtube. com/watch? v=DjzA9b9T3d8. Accessed 6 Oct 2017.

[141] Ford TE，Colwell RR，Rose JB，Morse SS，Rogers DJ，Yates TL. Using satellite images of environmental changes to predict infectious disease outbreaks. Emerg Infect Dis. 2009；15 (9)：1341 - 6. https：//doi. org/10. 3201/eid1509. 081334.

[142] Midekisa A，Senay G，Henebry GM，Semuniguse P，Wimberly MC. Remote sensing - based time series models for malaria early warning in the highlands of Ethiopia. Malar J. 2012；11：165. https：//doi. org/10. 1186/1475 - 2875 - 11 - 165.

[143] Bharti N，Tatem AJ，Ferrari MJ，Grais RF，Djibo A，Grenfell BT. Explaining seasonal fluctuations of measles in Niger using nighttime lights imagery. Science. 2011；334 (6061)：1424 - 7. https：//doi. org/10. 1126/science. 1210554.

[144] Human Rights Watch. Attacks on Ghouta：analysis of alleged use of chemical weapons in Syria. 2013.

[145] US National Science and Technology Council. National biosurveillance science and technology roadmap. 2013. https：//obamawhitehouse. archives. gov/sites/default/files/microsites/ostp/biosurveillance _ roadmap _ 2013. pdf

[146] Committee on Identifying the Needs of the Forensic Sciences Community. Strengthening

foreign science in the United States: a path forward. 2009. https: //www. ncjrs. gov/ pdffiles1/nij/grants/228091. pdf

[147] US National Science and Technology Council. Identifying science and technology opportunities for national preparedness. 2016. https: //obamawhitehouse. archives. gov/ sites/default/files/microsites/ostp/NSTC/npst _ sandt _ opportunities _ report _ final. pdf

[148] US National Science and Technology Council. Implementation roadmap for the national critical infrastructure security and resilience research and development plan. 2016. https: //obamawhitehouse. archives. gov/sites/default/files/microsites/ostp/NSTC/cisr _ rd _ imple _ mentation _ roadmap _ final. pdf

[149] US National Science and Technology Council. Homeland biodefense science and technology capability review. 2016. https: //obamawhitehouse. archives. gov/sites/default/files/microsites/ ostp/NSTC/biodefense _ st _ report _ final. pdf

[150] President Donald Trump. National Biodefense Strategy. 2018. https: //www. whitehouse. gov/wp - content/uploads/2018/09/National - BiodefenseStrategy. pdf. Accessed on 9 Dec 2018.

[151] Georgetown University. Biohazardous threat agents & emerging infectious diseases. 2017. https: //biohaz. georgetown. edu/biohaz - masters. Accessed 6 Oct 2017.

[152] George Mason University. Master's in Biodefense. https: //schar. gmu. edu/prospectivestudents/ programs/masters - programs/biodefense - ms. Accessed 9 Dec 2018.

[153] CITI Program. Dual use research of concern (DURC) . 2017. https: //about. citiprogram. org/en/course/dual - use - research - of - concern - durc/. Accessed 6 Oct 2017.

[154] American Biological Safety Association (Producer) . Online education. 2017. https: // absa. org/online - education/

[155] International Federation of Biosafety Associations (Producer) . Professional Certification. 2017. http: //internationalbiosafety. org/index. php/147 - professional - certification #. Accessed 6 Oct 2017.

[156] Hoyle J. Next generation global health security network. http: //ghsanextgen. wixsite. com/home. Accessed 6 Oct 2017.

[157] Johns Hopkins University Center for Health Security. Emerging leaders in biosecurity fellowship. http: //www. centerforhealthsecurity. org/our - work/emergingbioleaders/. Accessed 6 Oct 2017.

[158] Palmer M. Synthetic biology leadership excellence accelerator program. https: //www. synbioleap. org/. Accessed 6 Oct 2017.

第 14 章　生物防御医疗产品的监管途径

Theresa Allio

14.1 医疗对策的监管框架

许多获准在美国使用的医疗对策产品，都是用于生物防御相关的适应症。这些产品中有很多是针对各种甲型流感病毒菌株的，其他适应症包括炭疽杆菌、鼠疫耶尔森菌、寨卡病毒、埃博拉病毒、人类呼吸道合胞病毒的感染，以及志贺毒素的中毒。这些产品中许多是诊断性的医学测试，以确定感染情况，而其他产品是为了治疗或预防使用[1-3]。

每当个人使用一种医药产品时，都希望能在一定程度上保证该产品的安全、可靠和有效。历史上发生的一些重大公共卫生事件表明，这些参数的确定不应完全由制造商决定[4]。这些公共卫生突发事件导致了法律和法规的出台，规定对产品相关数据进行审查，以确保标签和宣传材料的真实性并促进安全使用。医疗对策也不例外，要接受这种审查。

大多数国家都设立了政府机构，负责监督治疗性产品和医疗器械的审查和批准，尽管每个国家的组织机构略有不同。在美国，FDA 负责整个国家的药品监督工作。在欧洲，欧洲药品管理局（EMA）负责集中考虑影响整个欧盟的问题，而各个国家的机构则考虑针对其当地人口的问题。例如，法国国家药品和保健品安全局（ANSM）在法国提供国家特定监督，而德国联邦研究所（BFARM）在德国提供国家特定监督。

其他联邦和地方机构也可以在分发 MCM 方面发挥作用。例如，在美国，维持全国性的 MCM 库存并协调其分配的任务主要由疾病控制与预防中心承担。地方州政府也参与到应急预案中，并可能保持他们自己的某些产品的库存。然而，

T. Allio (✉)
Theresa Allio LLC, Lucinda, PA, USA

确保美国民众使用的产品安全和有效仍由美国食品和药品监督管理局负责。

尽管 FDA 并不监管医疗实践，但它确实影响着医疗实践，因为其决定影响着产品的可用性。一种医药产品为了能够在美国广泛使用，它通常必须获得许可、批准，或被批准用于该用途。否则，该产品将被视为“研究性”产品，并有某些相关的限制。提供使用的其他法律途径确实存在，即紧急使用授权（EUA）和紧急发药令，但不应将其视为避免寻求上市授权的长期解决方案[5]。

关于研究性使用、上市授权和其他类型授权的规定都包含在美国的法律和法规中。美国《食品药物和化妆品法》（FD&C 法案）和《公共卫生服务法》（PHS 法案）是美国国会颁布的两套主要法律，用于监督药品、生物制品和医疗器械。FDA 负责制定法规，为满足 FD&C 法案和 PHS 法案的要求提供独特的要求，这些法规在《联邦法规汇编》中公布。FDA 还发布指导文件，以分享其目前对如何满足法规要求的想法。然而，人们必须记住，指导文件的目的是为申请人提供帮助，但不像法律和法规那样具有任何法律效力，包括加拿大和欧洲在内的许多国家和地区的监管机构，都采用了这种法律、法规和指南的分层体系。

在这个法律框架内进行研究性使用、营销批准/许可和其他授权的导航，对于成功的产品开发至关重要。这些途径涉及向 FDA 的正式申请，以及数据收集和审查的迭代过程，以支持产品通过开发计划并进入市场的进展。人们必须记住，在没有营销许可证/批准书或其他 FDA 授权的情况下，为未经批准的用途销售产品，甚至跨州运输产品都是非法的。以下各节概述了向公众提供 MCM 的各种途径。必须仔细考虑确定哪种途径最适合于特定的情况和产品。

14.2 向公众提供 MCM 的机制

14.2.1 研究性新药申请与器械豁免（IND 和 IDE）

研究性产品申请既用于未批准的产品，也用于已批准产品的未批准用途。在美国，这些申请被称为药物和生物制品的研究性新药申请（IND），或医疗器械的研究性器械豁免（IDE）。IND 的规定可在 21 CFR 312 中找到，而 IDE 的规定则在 21 CFR 812 中。FDA 已经发布了几份与 IND 和 IDE 相关的指导文件[6]。

为了支持临床试验和跨州运输未经批准的产品，需要向 FDA 申请 IND 或 IDE。IND 和 IDE 可以维持一个产品从最初的临床研究到关键的 3 期临床试验的整个开发过程。在这期间，申请通过信息修正进行更新，这些申请包括非临床和化学制造与控制（CMC）信息以及临床方案和数据。开发计划的主要目的，以及 IND 或 IDE 的内容，是收集数据以支持安全性、有效性，并保证有能力持续制造具有规定的特性、强度、质量、纯度和效力或性能参数的优质产品。许多其他国家，包括加拿大和欧洲国家，处理方式略有不同，要求申请人为每项临床研究提交一份新的临床试验申请（CTA），而美国的制度允许所有临床方案只需提交一份申请即可。

一般来说，只要进行临床研究，就需要申请 IND 或 IDE。在启动临床项目之前，可以开设 preIND/preIDE 档案，以支持与 FDA 的信息交流，到目前为止，这也是与动物规则项目有关的对话机制。然而，如果在开发过程中需要进行临床研究，即使是动物规则项目中支持剂量外推的简单药代动力学研究，也需要有 IND 或 IDE。研究性产品申请也可以包括临床协议，以支持 21 CFR 312.310 中描述的扩大使用协议的形式进行紧急使用。然而，扩大使用方案并不是大规模提供产品的手段，而是只允许在特定方案下对个别患者进行紧急使用。要大规模提供 MCM，必须获得营销许可，或获得 FDA 颁发的 EUA 或紧急配药令。

14.2.2 特定用途的市场准入（同意、许可证发放和批准）

用于表示销售产品法律权能的具体术语取决于产品类别（药物、生物制剂或医疗器械）和使用的监管途径。为简单起见，除非特别指明，这些术语在本章中可以互换使用。一些实体可能认为产品批准是备灾库存采购的先决条件，尽管 2013 年美国《大流行病和所有灾害准备再授权法案》中提出的条款取消了纳入美国国家库存的这一要求[7]。

美国对药品审批的规定与生物制品许可的规定相似，因此在下面的讨论中归为一组。美国对医疗器械的规定非常独特，值得单独讨论。其他国家在医疗器械和药物/生物制品之间也有类似的区别。

14.2.2.1 药品批准和生物制品许可

美国 FD&C 法案第 355 条和 PHS 法案第 351 条分别规定了药品和生物制品的审批和许可。这些法律规定，产品要想上市，必须首先有大量证据证明其对拟议用途的有效性和安全性。21 CFR 314 和 21 CFR 601 的规定概述了满足药物和生物制品的实质性证据要求的具体途径。

在美国，药品和生物制品的许可有四个主要途径，它们之间的区别在于支持上市申请所需的数据。传统的途径依靠充分和良好控制的临床研究数据，来证明产品的安全性和有效性。随着时间的推移，更多的审批途径被引入，以方便公众获得产品。

第二条途径是简略途径。这种途径允许申请人提交包括引用另一个申请或属于其他人的数据的申请，从而减少申请人收集数据的范围。然而，要使用这种途径，申请人必须在提交这种申请之前确保引用上述数据的合法权利。

第三条途径是加速审批途径。这一途径是为了应对 20 世纪 80 年代的 HIV-1 危机而引入的，专门用于治疗严重或威胁生命疾病的产品。这种途径允许有条件地批准产品，这取决于申请人在上市后继续研究产品的安全性和有效性。如果申请人未能履行上市后的承诺，或者新的数据不能继续支持对产品进行可接受的风险/效益判断，那么在加速审批途径下授予的上市许可可以被撤销。

第四条途径被称为 FDA 的动物规则，是为了在人类疗效研究不符合道德或不可行的情况下使用。FDA 的动物规则于 2002 年生效，即 2001 年 9 月 11 日美国发生恐怖攻击后不久。

最近，在“加速”和“动物规则”下的批准在药物和生物制剂的 MCM 领域中占主导地位。然而，也出现了在简略途径下的批准，如 2003 年批准 Radiogardase（普鲁士蓝）用于减少已知或怀疑污染后的 CS-137 或铊的生物负担[8]。

人们必须记住，FDA 的动物规则只适用于那些新的药物或生物制品，这些产品：1）不能进行明确的人类疗效研究，因为故意让健康的人类志愿者暴露于致命或永久致残的有毒生物、化学、放射性或核物质是不道德的；2）在意外或敌意暴露后研究产品有效性的现场试验是不可行的（21 CFR 314.600 和 21 CFR 601.90）。FDA 的动物规则不适用于可通过其他许可途径（如加速批准）获得批准的产品，它也不适用于医疗器械（见第 14.2.2.2 节）。下文将进一步讨论根据“动物规则”支持上市申请所需的数据的其他信息。

在国际方面，与美国食品和药物管理局的动物规则相类似的途径存在着混合。EMA 有一个被称为“特殊情况下的市场授权”的途径，可用于申请人无法提供正常使用条件下有效性和安全性的全面数据的情况（欧盟第 726/2004 号法规第 14（8）条）[9]。这一途径可用于三种特定情况：1）当适应症很少出现，无法合理预期全面证据时；2）在目前的科学知识水平下，无法提供全面的信息；3）在收集此类数据的情况下，“收集此类信息有悖于普遍接受的医学伦理原则”。第 1 和第 3 种情况与 FDA 的动物规则最有共鸣。2011 年，加拿大增加了一套类似的法规，允许批准特殊用途新药（EUNDs）（加拿大法律 C.08.002.01（1））[10]。

FDA 已经发布了两份指导文件，有助于较好了解该局对根据动物规则寻求支持申请的期望[11,12]。我们也可以从以前的申请人如何成功地利用这一途径中得到启示。对于其他国家，人们必须咨询适当的地方和区域监管机构以了解其要求。

根据 FDA 的动物规则，对化学、制造和控制（CMC）以及毒理学数据的要求，要遵循国际协调会议（ICH）和 FDA 对传统开发途径产品的相同要求。该途径在疗效和临床安全数据包方面有别于其他途径。

根据 FDA 的动物规则，疗效是在动物研究中确定的，而不是在其他审批途径中使用的关键性临床试验。然而，进行这些研究并不简单。动物研究必须充分，控制良好，并且必须满足四项监管标准，用于确定动物数据是否能合理预测对人类的疗效（见表 14-1）。在不可能严格遵守正当实验室规范（GLPs）的情况下，应与 FDA 讨论。如果一个产品根据动物规则被批准，那么将有三个上市后的要求（见表 14-2）。

表 14-1　确定动物数据是否能建立药物对人体的合理有效性的四个标准（药品为 21 CFR 314.600，生物制品为 21 CFR 601.90）[12]

1	该物质的毒性有一个合理的、被充分理解的病理生理学机制，并且该产品可以预防或大幅降低该毒性[a]
2	该效应在一个以上的动物物种中得到证实，这些动物物种预计会产生对人类预测性的反应，除非该效应在单一的动物物种中得到证实，该动物物种代表了一个充分的特征化的动物模型，可以预测人类的反应
3	动物研究的终点显然与人类所期望的益处有关，通常是提高生存率或预防重大疾病的发生
4	产品在动物和人类中的动力学和药效学方面的数据或信息，或其他相关的数据或信息，可以选择人类的有效剂量

a 虽然在标准 1 中没有具体说明，但必须确定动物模型的病理生理学和产品发挥功效的作用机制与人类的相关性。

表 14-2　如果产品根据动物规则（21 CFR 314.610（b）（1）-（3）用于药品，21 CFR 601.91（b）（1）-（3）用于生物制品）被批准，则有三项要求[12]

1	上市后研究（如现场研究），以提供安全性和临床效益的评估，如果出现研究是可行的和符合道德的情况（即出现紧急情况并使用该药物）。进行这种研究的计划或方法必须包括在新药申请（NDA）或生物制剂许可申请（BLA）中
2	如有必要，对确保安全使用的限制（例如，限制向经过特殊培训的设施或卫生保健人员分发，要求特定类型的后续行动，或规定记录保存要求）

续表

3	在标签中向患者接受者提供的信息，说明由于伦理或可行性的原因，该药物的批准是基于仅在动物身上进行的疗效研究。该药品标签还应该包括 FDA 在批准时要求的所有其他相关信息(例如，使用说明、禁忌症、任何可合理预见的风险描述、不良反应、预期益处和药物相互作用)。如果可能的话，必须在给药或配药前提供这一信息

应该清楚的是，对于动物规则的批准，大部分时间都花在了开发动物模型本身——证明它准确地反映了人类的状况/感兴趣的疾病，并且产品在动物和人类中的表现相似。尽管 FDA 的药物开发工具资格认证途径，有可能减少申请人的一些工作负担，但这些经济效益尚未实现，因为迄今为止还没有动物模型得到资格认证。药物开发工具鉴定过程，提供了一种分享从开发动物模型的初始时间和资金投资中获得知识的方法，从而基本上提供了一个方案或现成的模型，供其他寻求针对相同适应症的另一种产品批准的人使用（只要不存在产品不相容性）。合格的动物模型还可以提供一个现有的数据集，从而减少将动物模型扩展到其他用途所需的信息（例如，使用替代给药途径研究新产品）。尽管制药部门可能会欢迎通过使用合格的动物模型所提供的规模经济，但开发合格动物模型的商业动机，可能更多地在于提供非临床测试服务的合同研究组织和学术实验室。2016 年《二十一世纪治愈法案》（公法 114－255）将动物模型合格化的规定写入了美国《联邦药品与商业法》第 507 条[13]。因此，根据动物规则，动物模型鉴定是一项不同于产品审批的活动。

截至 2017 年 9 月 4 日，FDA 根据动物规则共批准了 12 种产品（见表 14－3)[1,14]。其中 8 个申请与生物威胁（传染病）有关。对 FDA 新闻稿和其他公开信息的审查显示，支持这些批准的申请基本符合 FDA 的指导意见[1,12]。大多数项目涉及在两个物种的动物中进行关键的 GLP 动物研究，并有一些额外的支持研究[1]。存活率是这些研究中测量的主要最终决定点，因为它被认为是这些动物模型中最能预测人类结果的。除了确定疗效外，这些研究还确定了与疗效结果相关的产品使用条件（如治疗的触发因素、给药方案）。需要人类数据来支持剂量外推和安全性，这些数据来自于新的研究和该产品在其他适应症中的经验。在少数情况下，可从意外的人体暴露或人体挑战模型中获得有限的人体疗效数据。当对一个产品进行新的研究时，人类安全数据库（那些接受至少一个剂量的人）从 90 到 500 个受试者不等，其模式是约 300 个[1]。已经被批准用于其他适应症产品的安全数据库要大得多。

表 14-3 截至 2017 年 4 月 18 日，FDA 根据动物规则批准的产品摘要[1,14]

产品	活性药物成分	批准日期	指征
溴化吡斯的明，USP	溴化吡斯的明	2003 年 2 月 5 日	预防梭曼神经毒剂中毒的致死作用
氰化钾	羟钴胺	2006 年 12 月 15 日	对已知或疑似氰化物中毒的治疗
利瓦金	左旋氧氟沙星	2012 年 4 月 27 日	成人和 6 个月及以上的儿科病人因耶尔森菌引起的鼠疫治疗和预防方法
	拉西巴珠单抗	2012 年 12 月 14 日	治疗由炭疽杆菌引起的吸入性炭疽的成人和儿童患者，与适当的抗菌药物联合使用，并在没有替代疗法或不合适的情况下用于预防吸入性炭疽
肉毒杆菌抗毒素（BAT）	肉毒杆菌抗毒素七价疫苗（A、B，C，D，E，F，G）-（马）	2013 年 3 月 22 日	治疗成人和儿童患者在证明或怀疑暴露于血清型 A、B、C、D、E、F 或 G 肉毒杆菌神经毒素之后的症状性肉毒中毒
环丙沙星	环丙氟哌酸	2015 年 2 月 2 日	用于鼠疫耶尔森菌引发的成人和年龄在 0～17 岁儿科鼠疫患者的治疗和预防
Anthrasil	炭疽免疫球蛋白（人）	2015 年 3 月 25 日	吸入性炭疽引发的毒血症成人和儿童患者的治疗
优宝津	非格司亭	2015 年 3 月 30 日	提高急性暴露于骨髓抑制辐射剂量的患者的存活率（急性辐射综合征的造血亚群）
阿维菌素	莫西沙星	2015 年 5 月 8 日	用于鼠疫耶尔森菌引发的成人鼠疫患者的治疗和预防
新乐思达	胃镜	2015 年 11 月 13 日	提高急性暴露于骨髓抑制辐射剂量的患者的存活率（急性辐射综合征的造血亚群）
生物毒素	吸附的炭疽疫苗	2015 年 11 月 23 日	怀疑或证实暴露炭疽杆菌后的疾病的预防措施，在施用时与推荐的抗菌药物一起使用
安提姆	奥托萨昔单抗	2016 年 3 月 18 日	用于成人和儿童患者，与适当的抗菌药物联合治疗炭疽杆菌引起的吸入性炭疽；在没有替代疗法或不恰当时，用于预防炭疽杆菌引起的吸入性炭疽

必须记住，申请人的责任一直持续到上市后的阶段。三个具体的上市后要求被写入动物规则（见表 14-2）。只有确保安全使用的要素（ETASU）需求被 FDA 例行豁免，因为它认为批准围绕产品的分配和使用的控制足以确保病人的安全（例如，需要处方或仅限于医院环境或军事人员的管理）[1]，这并不意味着 ETASU 可能不会被考虑用于未来的产品。至于其余两个上市后要求，病人标签要求是最直接和最容易遵守的，上市后研究要求则要复杂一些。

动物规则要求申请人进行上市后研究（如实地研究），以提供信息，支持对安全性和临床效益的评估，如果出现研究可行且符合道德的情况（即出现紧急情况并使用该药物时）。作为执行这一要求的一个步骤，申请人必须在其许可申请中列出这一研究的计划或方法。然而，由于许可申请内容的保密性，目前还不清楚哪些研究设计被 FDA 认为是可以接受的。在某些情况下，机会主义的药代动力学样本分析被认为是支持从动物研究中进行剂量外推的一种可接受的方式[1]。然而，仅靠药代动力学取样并不能回答疗效和安全性问题。2014—2016 年埃博拉疫情暴发期间，临床试验委员会的一份最新报告提供了一些关于该问题的复杂性的见解[15]。

在这次疫情暴发时，还没有批准用于治疗 EVD 的产品[15]。一些用于治疗、预防或诊断 EVD 的产品正在开发中，但没有积累足够的数据来支持在任何国家的销售申请。美国和国际政府卫生组织共同决定如何在流行病中研究潜在的治疗产品。令人惊讶的是，该报告似乎在很大程度上支持进行随机、对照的临床研究，认为这是在流行病过程中进行的最佳研究设计。一些人的建议是基于产品供应有限的事实，认为随机方案是分配有限数量的最道德的方式。另一些人认为，在临床试验之外，病人可能会过分强调潜在的好处，而不考虑与未经批准的疗法或疫苗有关的风险。有趣的是，在储存条件不理想可能影响产品质量，和医务人员进行临床试验方面的培训不足可能影响数据质量的情况下，受控的临床研究仍被认为是应该采用的模式。对使用历史对照的否定意见也很耐人寻味，因为尽管不是很理想，FDA 还是接受了历史对照来支持最近对传染病和罕见病产品的批准[16-18]。

在整个危机中，人们明显关注的是如何开发 ·个可靠的数据集，作为决策的基础。美国国家科学、工程和医学研究院埃博拉特设委员会认识到，极大阻碍这一流行病及时反应的原因之一，是对适当的临床设计可能缺乏共识。一些建议的解决方案包括开发一个模板库，支持各种情况下的方案设计，这将有助于在未来的危机中开展研究[15]。也许从 EVD 危机中吸取的教训和开发的工具有助于促进应急反应，并为临床研究的设计提供依据，可以满足 FDA 动物规则的上市后要求。

14.2.2.2　医疗器械的许可和批准

美国 FD&C 法案的第 510 和 515 条规定了 FDA 对医疗器械的监督，而医疗器械的具体规定可以在 21 CFR 800－1299 中找到。FD&C 法案将医疗器械定义为一种仪器、设备、工具、机器、装置、植入物、体外试剂或其他类似或相关的物品，包括具有以下特点的部件或附件。

1）在《国家处方集》或《美国药典》或它们的任何补充中得到承认。

2）拟用于诊断人或其他动物的疾病或其他状况，或用于治愈、减轻、治疗或预防疾病。

3）试图影响人或其他动物身体的结构或任何功能，并且不通过在人或其他动物体内或体外的化学作用来实现其主要预期目的，并且不依赖被代谢来实现其任何主要预期行动。

美国对器械的监管途径是按产品规格划分的，根据产品特性和与拟议用途有关的风险，有不同层次的要求。器械申请被分为三个等级。1 级设备是低风险的，通常只需要遵守一般类别的控制。2 级设备被认为是中等风险，需要额外的控制来合理保证设备的安全性和有效性。3 级设备的风险最高，需要更多的数据来支持销售[19]。支持器械上市的申请被称为 510（k）申请，有三种类型——传统的、简略的或特殊情况的，取决于现有的数据和使用情况[20]。值得注意的是，在器械法规中没有与之对应的动物规则。因此，与 MCM 有关的申请看起来与非 MCM 适应症的申请很相似。

到目前为止，已经有几个器械 MCM 获得了批准，包括对几种甲型流感病毒和脑损伤的诊断测试，以及用于控制严重出血的设备。为支持这些产品而提出的申请代表了所有三种申请途径（传统、简略和特殊）[2]。在 FDA 的授权下，还有一些器械的 MCM 已被授权使用（见下文）。

14.2.2.3 其他使用授权（EUA 和紧急配药令）

FD&C 法案第 564 条包含允许在某些类型的紧急情况下，特殊使用药品和其他医疗产品的条款（见表 14－4）。第 564 条是由 2004 年的 Project BioShield 法案[21]加入 FD&C 法案的，并由 2013 年 PAHPRA 修订[7]。最初的 Project BioShield 法案包括对 EUA 的规定。2013 年 PAHPRA 修正案的出台，是为了在紧急情况下增加未获批准 MCM 的可获得性。不应将第 564 条中的规定看作是对寻求 FDA 批准的 MCM 的替代，只应在与 FDA 和 CDC 密切磋商后进行[5]。尽早让 CDC 参与进来很重要，因为该机构可能会密切参与任何已批准的 EUA 的管理（例如，储存、分发）。CDC 本身甚至可能最终向 FDA 提交 EUA 申请。

必须记住，在美国卫生与公众服务部部长宣布存在紧急情况或威胁，从而有理由授权紧急使用之前，不能执行第 564 条的规定[5]。一旦 HHS 部长宣布存在紧急情况，管理的责任就落在 FDA 和 CDC 身上。紧急情况被认为是有可能影响国家安全或居住在国内或国外的美国公民的健康和安全的任何事件。因此，EUA 可以为发生在美国境内外的事件签发，例如在 2013—2016 年 EVD 疫情期间。EUA 可以为未批准的产品和以前批准的产品的未批准用途签发[2,5]。

表 14－4　经《2013 年大流行和所有灾害防范再授权法》修订的《联邦药品管理法》第 564 条摘要[7]

FD&C 条目	规定
564	**紧急使用授权(EUA)** 在 HHS 部长宣布紧急情况或威胁证明有必要紧急使用后，FDA 专员可以授权紧急使用未经批准的医疗产品或未经批准使用但授权的医疗产品，用于某些紧急情况
564A	**促进欧盟委员会权限之外的准备和响应活动的规定**
	• 在 CBRN 紧急情况下，FDA 可以延长那些使用且符合储存条件的 FDA 批准的 MCM 的有效期，并制定与这种延期有关的适当条件，如适当的储存、采样和标记
	• FDA 可以放弃其他适用的现行正当生产规范（CGMP）要求，如储存或处理，以适应应急响应的需要
	• 允许在实际发生化学、生物、辐射和核紧急情况时，紧急配发 MCM，而不要求为每个接受 MCM 的人单独开具处方或提供所有其他所需的信息，或由可能没有配发许可证的响应者配发。如果此类分发发生的州的州法律允许，或者按照 FDA 发出的命令
	• 允许 CDC 创建并发布有关 FDA 批准的合格产品使用条件的“紧急使用说明”(EUI)
564B	**MCM 库存** 允许政府利益相关者在美国食品和药物管理局（FDA）批准、许可、调查用途授权或签发欧盟许可之前，预先部署（例如，储存、前沿部署）MCM，以支持紧急期间快速部署
505－1(k)	**REMS 豁免权的授权** 美国食品和药物管理局可免除对 CBRN 紧急情况的风险评估和缓解策略（REMS）要求

EUA 程序需要向 FDA 提交一份正式的申请，以供审查和批准。该申请可由 CDC 或其他实体（例如，制药公司或其他政府机构）发起。然后，FDA 对以下方面进行审查：1）紧急情况或威胁导致严重或威胁生命的形势；2）产品有效性的证据；3）产品的风险/效益情况；4）替代治疗/设备的可用性，这可能包括考虑其他现有疗法的使用限制，如在某些人群中的禁忌。如果数据足够充分，FDA 将授予 EUA。EUA 可以在 HHS 部长的紧急声明期间保持有效，直到产品被批准用于该用途，或者直到 FDA 确定 EUA 应该被撤销，因为 EUA 不再具有可接受的风险/效益特征，或者如果申请人不再继续开发产品[5]。

我们不应该把 EUA 看作是额外的工作，而是将其视为一种机制，通过这种机制，潜在能拯救生命的产品可以在批准之前提供给公众，而没有调查性申请的一些限制。例如，尽管应在可行的范围内获得有关在 EUA 下使用产品的知情同意，但 EUA 取消了在特定协议下管理产品的需要[5]。为支持 EUA 而收集的任何信息最终都将在上市申请中提交，并可包括动物药效研究的数据。最后，收集到的关于该产品在 EUA 下的临床使用的安全性和有效性的任何数据，也将是包括市场申请的信息。因此，我们可以把 EUA 看作是产品开发途径中的一个步骤。

经修订的《联邦药品和消费税法》还有其他一些机制[7]，旨在改善紧急情况下 MCM 的使用和增加供应（见表 14－4）。这些条款下的活动主要是由 FDA 或 CDC 与其他政府利益相关者协商后发起的。FDA 发布紧急配药令的权力提供了另一种机制，可以向公众提供未经批准的 MCM。FDA 的其他授权，旨在缓解在准备或应对工作中可能出现的供应和分配方面的限制，例如允许延长库存药品的有效期，以及放弃现行正当生产规范和/或风险评估和缓解战略要求。CDC 有权发布“紧急使用说明”，其真正目的是为已被 FDA 批准、审核、许可或授权使用的 MCM 提供简单易行的信息，而不能单独支持未经批准的使用。

同样，紧急配药令也不能被认为是 MCM 发展计划的终点。紧急配药令是为了填补州和联邦准备工作中的空白，需要所有利益相关者的紧密协调。美国食品和药物管理局授权，但不能指导或要求，为未经批准的用途紧急配发产品。紧急配药令还可包括后勤方面的考虑，如决策树、指挥链或特殊使用说明，以帮助应用 MCM。与 EUA 一样，紧急配药令可以在紧急情况下发布，也可以在准备应对威胁时发布。在大多数情况下，紧急配药令一直有效，直到 FDA 发布后续命令来修改或撤销它。FDA 还可以规定紧急配药令的持续时间，如果需要，还有机会延长[5]。

14.3 结论性的思考

很明显，对 CBRN 紧急情况的准备和反应，涉及私营和公共部门之间的高度协调。每个参与者都要发挥重要作用——从开发数据和产品的科学家和制造商，到负责批准/授权和分发这些产品的政府官员。我们希望这一章能帮助那些对开发 MCM 感兴趣的人了解这套看似过于死板的规则，并将其视为科学和组织管理方面的考虑。

参考文献

[1] Allio T. Product development under FDA's Animal Rule：understanding FDA's expectations and potential implications for traditional development programs. Ther Innov Regul Sci. 2016；50：660－70.

[2] FDA. FDA medical countermeasures initiative（MCMi）program update fiscal year 2016. 2016. https：//www. fda. gov/downloads/EmergencyPreparedness/Counterterrorism/Medical Countermeasures/AboutMCMi/UCM546894. pdf. Accessed 04 Sept 2017.

[3] Humeniuk R. Pediatric medical countermeasures：closing the gap. Paper presented at the 2015 Pediatric Acute Radiation Syndrome and Chemical Public Health Emergency Medical Countermeasures（MCM）Conference. National Institutes of Health，Rockville，Maryland，10 June 2015.

[4] FDA. Significant dates in U. S. Food and Drug Law History. 2014. https：//www. fda. gov/AboutFDA/WhatWeDo/History/Milestones/ucm128305. htm. Accessed 04 Sept 2017.

[5] FDA. Guidance for industry and other stakeholders "Emergency Use Authorization of Medical Products and Related Authorities". 2017. https：//www. fda. gov/downloads/EmergencyPreparedness/Counterterrorism/MedicalCountermeasures/MCMLegalRegulatoryandPolicyFramework/UCM493627. pdf. Accessed 04 Sept 2017.

[6] FDA Guidance Database. US FDA，Silver Spring. 2017. https：//www. fda. gov/ Regulatory Information/Guidances/default. htm. Accessed 04 Sept 2017.

[7] PAHPRA. US Pandemic and All－Hazards Preparedness Reauthorization Act of 2013. Public Law No. 113－5；2013.

[8] FDA. Approval letter for radiogardase. 2003. https：//www. accessdata. fda. gov/drugsatfda_docs/ nda/2003/21－626_Radiogardase_Approv. pdf. Accessed 04 Sept 2017.

[9] EMEA. Guideline on procedures for the granting of a marketing authorisation under exceptional circumstances. Pursuant to Article 14（8）of Regulation（EC）NO 726/2004. 2005. http：//www. ema. europa. eu/docs/en_GB/document_library/Regulatory_and_procedural_guideline/2009/10/ WC500004883. pdf. Accessed 04 Sept 2017.

[10] Health Canada. Guidance document submission and information requirements for extraordinary use new drugs（EUNDs）. 2014. https：//www. canada. ca/content/dam/

hc - sc/migration/hc - sc/dhp - mps/ alt _ formats/pdf/brgtherap/applic - demande/ guides/eund - dnue - eng. pdf. Accessed 04 Sept 2017.

[11] FDA. FDA guidance for industry and FDA staff qualification process for drug development tools. 2014. https：//www. fda. gov/downloads/Drugs/GuidanceComplianceRegulatory - Information/ Guidances/UCM230597. pdf. Accessed 04 Sept 2017.

[12] FDA. FDA guidance for industry product development under the Animal Rule. 2015. https：// www. fda. gov/downloads/Drugs/Guidance Compliance Regulatory Information/Guidances/ UCM399217. pdf. Accessed 04 Sept 2017.

[13] 21st Century Cures Act of 2016. Public Law No. 114 - 255.

[14] FDA. Animal Rule Information. 2017. https：//www. fda. gov/EmergencyPreparedness/ Counterterrorism/MedicalCountermeasures/MCMRegulatoryScience/ucm391604. htm. Accessed 04 Sept 2017.

[15] National Academies of Sciences，Engineering，and Medicine. Integrating clinical research into epidemic response：the Ebola experience. Washington，DC：The National Academies Press；2017. https：//doi. org/10. 17226/24739.

[16] FDA. FDA News Release - FDA approves first treatment for a form of Batten disease. 2017. https：//www. fda. gov/NewsEvents/Newsroom/PressAnnouncements/ ucm555613. htm. Accessed 04 Sept 2017.

[17] Mishra P，Murray J，Birnkrant D. Direct - acting antiviral drug approvals for treatment of chronic hepatitis C virus infection：scientific and regulatory approaches to clinical trial designs. Hepatology. 2015；62 (4)：1298 - 303.

[18] Nace M. Breaking News：FDA approves Sarepta's Exondys 51 (Eteplirsen) as first therapy for Duchenne MD. Muscular Dystrophy News Today. 2016. https：// musculardystrophynews. com/ 2016/09/19/fda - approves - sarepta - exondys - 51 - eteplirsen - dmd - first - therapy. Accessed 04 Sept 2017.

[19] FDA. About FDA webpage - what does it mean for FDA to "classify" a medical device? 2015. https：//www. fda. gov/aboutfda/transparency/basics/ucm194438. htm. Accessed 04 Sept 2017.

[20] FDA. 510 (k) Submission methods. 2017. https：//www. fda. gov/medicaldevices/ deviceregulationandguidance/howtomarketyourdevice/premarketsubmissions/ premarket - notification510k/ucm134034. htm. Accessed 04 Sept 2017.

[21] Project BioShield Act of 2004. Public Law No. 108 - 276.

第 15 章　大数据与生物防御：前景与陷阱

Kathleen M. Vogel

15.1　引言

自 20 世纪 80 年代以来，随着遗传工程技术的兴起和扩散，国家和国际社会对国家和非国家行为者滥用生物学的担忧也在增加[1-7]。在这个时间框架内，特别是在过去 20 年里，传感器、地理空间技术、高级分析技术、社交媒体和手机等新的数字和移动技术的兴起，使得收集和分析各种信息，包括不同类型的生物数据，变得更加容易。这些发展为以新的和独特的方式思考生物防御准备提供了机会。更有效地利用数字技术来更好地识别和评估新出现的生物安全威胁，可以改进检测、响应和准备措施，以消除或至少减轻生物武器攻击。本章将讨论“大数据”和“大数据”分析在以下特定领域的生物防御问题上的应用：1）威胁意识；2）监视和检测。本章将首先对“大数据”和生物防御进行定义，然后研究生物防御应用的潜在前景和陷阱，并为“大数据”在解决生物防御问题方面的未来提供建议。

15.2　什么是“大数据”？

尽管“大数据”的概念自 20 世纪 90 年代以来一直在流传，但这个词在 2008 年才获得了技术和公众圈的青睐[8]。“大数据”是一个用来描述极其庞大的数据集的术语，这些数据集只能通过计算进行分析，无论是单独分析还是与其他数据集整合，以揭示以前未知的模式、趋势和关联。“大数据”方法的独特之处在于，

K. M. Vogel (✉)
School of Public Policy, University of Maryland at College Park, College Park, MD, USA
e-mail: kvogel12@umd.edu

它们提供了“以前所未有的广度、深度和规模来收集和分析数据的能力”（文献[10]，第722页）。“大数据”可以通过主动方式（如用户在社交媒体上的帖子）或被动方式（如FitBit数据）来收集。

George等人[11]讨论说，“大数据”包括不同类别的数据：公共数据、私人数据、数据废气、社区数据和通过自我量化产生的数据。公共数据是指通常由政府、政府组织和地方社区持有的数据，并公开发布或提供。私人数据是由私营企业、非营利组织、政府和个人持有的数据，它反映了不容易从公共来源获得的私人信息。数据废气是指为不同目的而被动收集的数据，但可以与其他数据源重新组合以创造新的信息（例如，手机数据或互联网搜索数据）。社区数据是对非结构化数据——特别是文本——的提炼，它捕捉了各种社会趋势、思想和行为（例如，消费者对产品的评论）。自我量化数据是由个人通过量化个人行动和行为所揭示的数据类型（例如FitBit数据）。可以看出，有多种“大数据”类型。“大数据”分析涉及使用各种分析技术，对在多个时间点（例如，秒、分钟、小时、天、月、年）收集的“大数据”进行检查的过程，这些技术是由独特的算法开发的。一些例子包括文本分析（从不同种类基于文本的文件和材料中挖掘数据），机器学习（开发能够访问数据并使用它来自我学习以生成新数据的计算机程序），预测分析（使用不同的统计、建模和其他定量方法来分析当前数据以对未来进行预测），以及自然语言处理（使用计算机程序来理解人类的书面或口头语言）——仅举几例。

通常情况下，有四个与“大数据”相关的特征，通常被描述为四个V：容量、多样性、速度和真实性（Volume，Variety，Velocity and Veracity）。容量是指处理越来越大的数据量（例如，TB、PB或更大）。多样性指的是理解不同来源和类型的数据的能力，包括结构化的形式（如数字、日期、文字和数字组）和非结构化的形式（如文本、视频、音频、推文），这些数据可能来自各种来源，包括公共和私人的来源。这种数据可以包括完全数字化的信息，以及随后被数字化的数据。速度是指需要分析的传入数据的频率和速度不断增加，以及可以分析的速度。真实性指的是数据的可信度。首先要注意的是，“大数据”往往是不完整的、不完善的和容易出错的，而且它的收集和存储在数据库和存储库中的方式不一定是标准化的。这些缺点会使数据访问和共享问题变得困难——因此，“大数据”的使用具有与其他类型的数据类似（如果不一定相同）的分析挑战。

使用“大数据”/“大数据”分析的好处，包括能够收集、分析和比较由不同来源组成的大型数据集，以确定新的模式并产生关于问题的新知识。利用大数据集和技术，有可能学到大量新信息和知识来改善生物防御。然而，也有一些挑战需要考虑。人们经常对数据的真实性（包括阻挠收集准确数据的方法）和分析程序用于创建和处理数据的算法问题提出疑问——这些问题对于分析人员来说可能难以理解和评估。在现有的“大数据”中，也存在着潜在的信息缺口，而这些信息缺口是无法通过分析程序来填补的。本章的后续小节将进一步详细讨论“大数据”的问题和前景。

15.3 什么是生物防御？

在本章中，我将把生物防御定义为美国为防止使用生物武器或生物制剂的攻击而采取的防御性措施。自 2004 年以来，制定美国生物防御政策和计划的总体战略是国土安全总统指令 10（HSPD10），即《21 世纪的生物防御》[12]。该总统指令将美国国家生物防御计划的“基本支柱”描述为：威胁意识、预防和保护、监视和检测，以及响应和恢复。威胁意识包括收集和分析有关潜在对手以及生命科学和生物技术中可能构成威胁的新发展的信息。预防和保护包括开发一系列政治工具（如军备控制、出口控制、国际援助），以阻止对手发展生物武器能力和发动攻击，以及开发技术和应对措施，以保护关键基础设施免受潜在的攻击。监视和检测的重点是创建早期预警和检测技术与系统，以识别和提供生物武器攻击的属性。响应和恢复涉及各种技术、医疗和非医疗对策、政策和计划，以便在发生生物武器攻击时能够快速并有效地响应和恢复。这些支柱中的每一个都旨在单独或共同地支持不同类型的防御活动，如识别新出现的国家和非国家行为者的威胁，控制危险病原体的获取，识别可疑的疾病暴发，保护用于生物防御工作的关键基础设施，以及在发生攻击时开发医疗对策（见图 15 - 1）。

15.4 大数据与生物防御的交集

关于“大数据”和生物防御之间的关系，目前还没有很多专门的文章或报告发表。然而，2014 年的一份报告《生命科学中的大数据对国家和跨国安全的影响》首次提出了这种联系，该报告由美国科学促进会、联邦调查局大规模杀伤性武器局生物对策组及美国国家区域间犯罪和司法研究所共同撰写[16]。该报告评估了在生命科学领域使用“大数据”的一系列国家安全风险和益处，并研究了解决这些风险的可能方案。该报告主要关注与使用“大数据”分析相关的可能风险，如生命科学数据集和网络基础设施/基于云的系统对网络入侵/网络黑客的脆

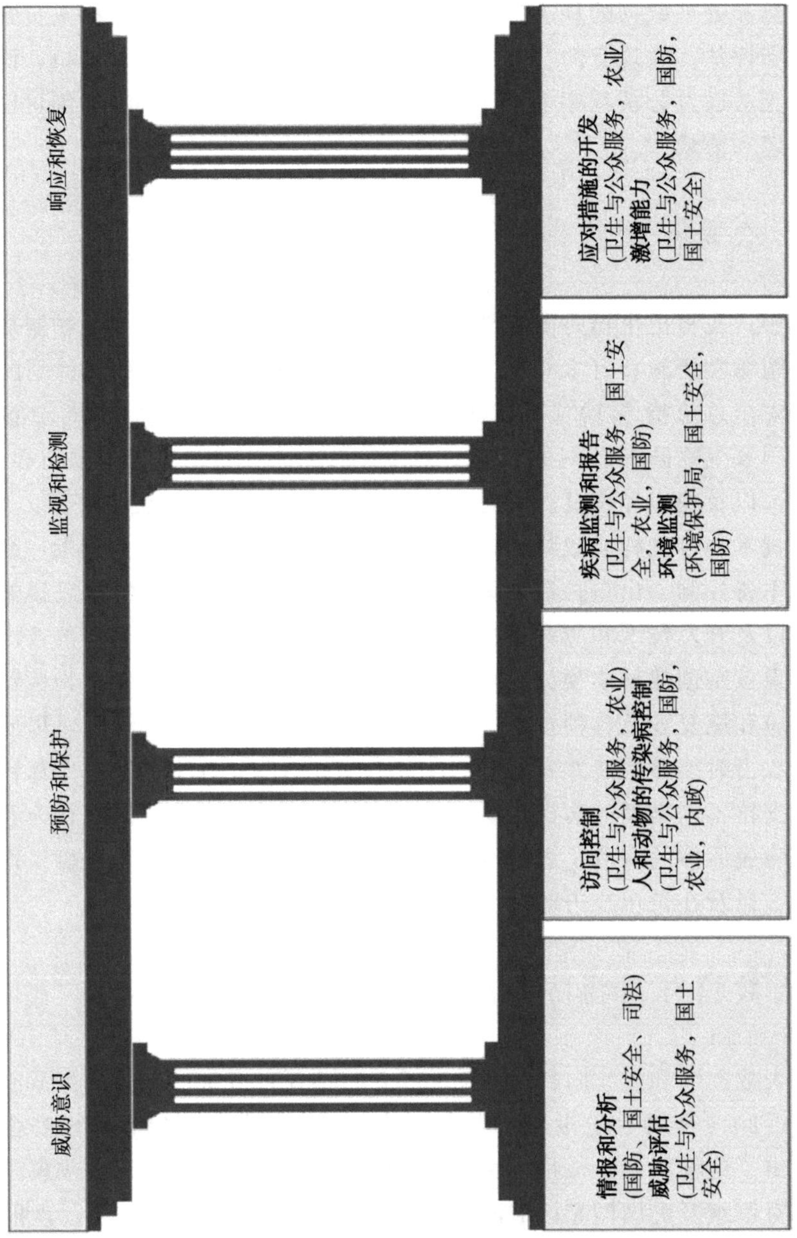

图 15－1 美国生物防御支柱（文献［15］，p.4）

弱性，以及通过整合和分析生命科学中的“大数据”可能设计和开发的病原体、毒素或生物活性分子作为生物武器。该报告还倾向于将讨论重点放在生命科学中的“大数据”和安全问题上，而不是讨论生物防御中的具体应用或危害案例。因此，本章将填补知识空白，重点讨论如何为美国生物防御的两大支柱开发和使用“大数据”/“大数据”分析技术：1）威胁意识；2）监视和检测。

15.4.1 威胁意识和“大数据”

根据 HSPD 10，威胁意识包括获得及时、准确和相关的生物战相关情报，以及对不断变化的生物武器威胁的当前和未来趋势和模式进行评估。这些活动涉及收集和分析关于潜在对手及其对生物和生物技术的潜在兴趣和能力的广泛信息，以“帮助情报收集者走在问题前面”，并为医疗和非医疗对策的开发提供信息[12]。“大数据”和“大数据”分析已准备好协助这项工作。现在“大数据”方法提供了更多的手段来积累、计算、组织和存储与生物防御有关的细节，如许多类型的生物相关材料和用于开发生物武器的相关有形资源，以及关于潜在对手的不同信息集（如身份、组成、地点、资源、能力）。不同类型的“大数据”分析技术将有助于对有关潜在对手和新出现的生物技术威胁的各种归类和未归类信息进行分类。

例如，数据融合分析，如 GIS 技术，可以整合异质数据集，如不同类型的传感器数据与视频/图像/文本数据。北卡罗来纳州立大学的 Laura Tateosian 正在开发一个新的 GIS 分析原型，名为 GazeGIS，它结合了自然语言处理、眼球追踪和地理解析，在用户阅读/处理计算机屏幕上显示的任何文本时为他们提供额外的背景信息[17]。当与眼球追踪硬件结合使用时，该原型显示实时的、与目光相关的关于特定城市或国家名称的地理数据。另外，如果没有眼球追踪硬件，用户可以用电脑鼠标悬停在这些文字上，以产生同样的效果。目前的原型能够提供概览地图、坐标和天气信息，以及来自谷歌搜索结果的信息，其他功能正在开发中。这个系统可以帮助情报分析员处理关于对手发展生物武器能力的各种情报报告——当分析员阅读报告时，GazeGIS 会自动识别并创建一个实时地图，显示识别的地点和地理特征，这些地图上的特征可以为文本提供重要的背景信息。这样一来，GazeGIS 原型为用户提供了在阅读文本和报告时对不同的地理和背景数据进行强化实时沉浸式体验的能力（见图 15-2）。

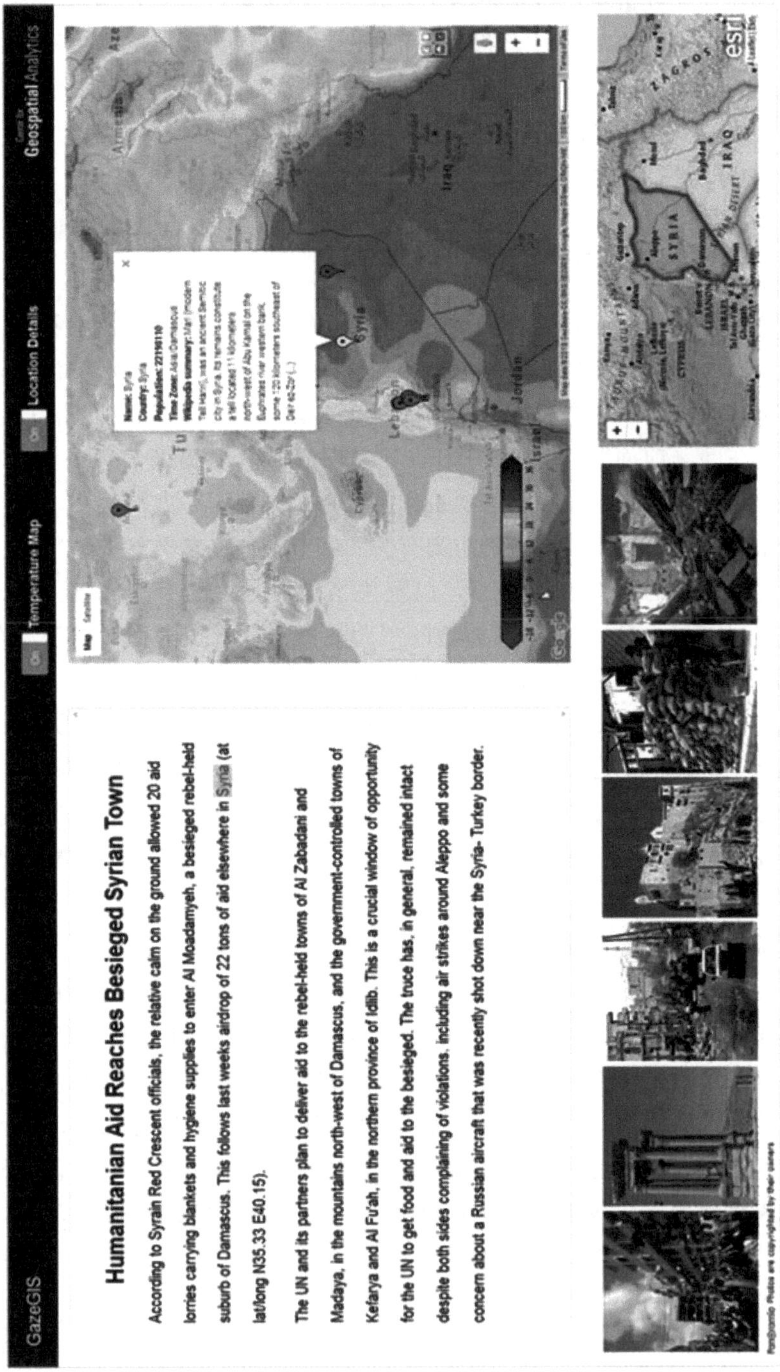

图 15-2　GazeGIS 原型

当分析员阅读叙利亚的文字时，地理和背景信息会立即弹出在电脑屏幕上。

（图片和版权许可来自劳拉-塔特西安）

还有其他类型的视觉分析平台，可以帮助识别和连接潜在对手之间的社会关系。其中一个例子是 SAS 视觉分析，它可以根据社交媒体数据提供关于网络中的社会行为者和他们之间的各种数据。该程序可以识别有关网络结构的各种特征，以及谁是网络中的关键影响者或行为者，以发展对社会网络的微观和宏观层面的理解（见图 15－3）。这些类型的分析将有助于情报分析人员更好地处理情报信息，了解参与国家或非国家层面生物武器计划的行为者（例如，谁是关键角色，谁参与领导/管理角色，支持行为者的更广泛的社区/网络）。2017 年 5 月的一次北约会议，讨论了如何利用各种文本和视觉分析程序，来识别来自大规模杀伤性武器的威胁[18]。

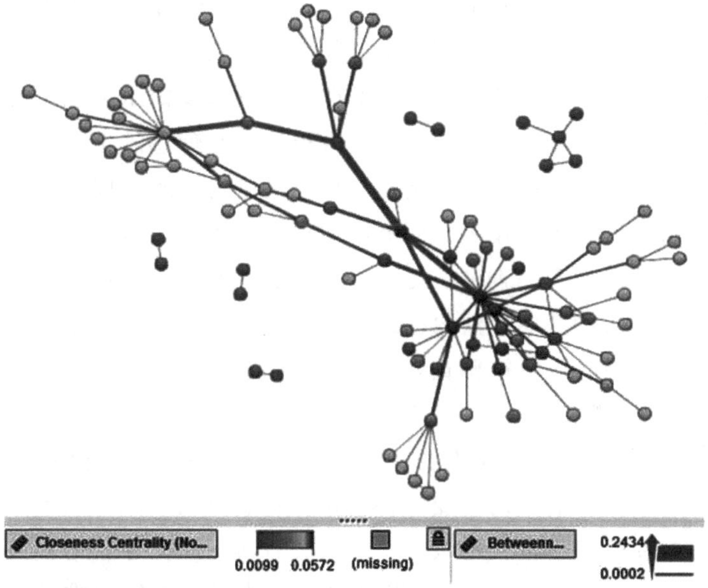

图 15－3　SAS 视觉分析的例子：节点和连接器显示行动者之间的关系以及社会网络中的关系强度。（摘自：http：//blogs. sas. com/content/sascom/2014/02/19/exploring－social－networks－with－sasvisual－analytics/。版权许可来自 Falko Schulz）。

Nowviskie 和 Saathoff[19]展示了如何利用“大数据”分析来帮助调查涉及生物恐怖主义的内部威胁。他们研究了 2001 年的 Amerithrax 案件，在该案件中，充满炭疽杆菌芽孢的信件在美国邮政系统中邮寄，最终造成 5 人死亡，另外 17 人感染，并由于可能的接触和预防性抗生素治疗而危及 10000 人的健康[20]。Nowviskie 和 Saathoff 用这个案例讨论了计算文本分析和数据挖掘的工具如何被用来帮助对艾文斯博士的刑事调查，他是一名美国生物防御研究人员，被牵涉到犯罪中（最终在被 FBI 指控前自杀）。联邦调查局的调查包括大量的异质结构化和非结构化的数据，包括 26000 封电子邮件，来自 10000 名证人访谈和 5750 份大陪审团传票的 400 万兆字节的计算机数据，从艾文斯的家和其他地方查获的 6000 件物品，从 60 个地点收集的 5730 份环境样本，关于艾文斯的医学和心理学报告，以及从艾文斯实验室的生物样本产生的微生物法医数据。合并和解释这些异质数据集是一项挑战，并需要有足够的时间。美国政府用了近 10 年时间完成，并被认为是联邦调查局进行的最复杂的调查之一。

Nowviskie 和 Saathoff 认为，如果当时有“大数据”分析，就可以简化 Amerithrax 的调查过程，并以更有效的方式在不同的数据集之间建立重要联系和关联。例如，Nowviskie 和 Saathoff 描述了现在如何有一套新的“大数据”分析工具来协助调查，其中包括情感分析、作者归属和大规模的模式分析[21,22]。情感分析是对文本中的观点、情绪和情感的研究，它可以揭示情感或心理状态。尽管艾文斯删除了他的许多电子邮件，但后来得知这些信息的副本保存在他的计算机系统中。这些信息本可以用新的情感分析工具进行处理，以产生对艾文斯心理状态和行为的新理解。新的作者归属算法本可以应用于炭疽杆菌邮件，并与艾文斯的文章进行比较，看看是否存在更有力的佐证。此外，使用数据分析法将艾文斯的行动、金融交易和其他生活数据结合起来，可以发现他的生活和工作中的特殊模式，这些模式当时没有被调查人员注意到，或者只是在调查的后期才被联系起来。

在审查 2003 年关于伊拉克生物武器计划的情报评估时，这些类型的分析方法在帮助情报评估方面的适用性变得很明显。我们可以想象，如果“大数据”分析方法被用来帮助分析伊拉克的数据，结果会有所不同。尽管情报工作的失败有几个原因（见文献［23］），而且对伊拉克数据的收集也很困难，但有一些关键的数据集和数据整合工作没有被情报分析人员所采纳。中情局前副局长理查德·科尔（Richard Kerr）受命组成一个小组，研究伊拉克大规模杀伤性武器（WMD）计划的情报失败，他发现在近 20 年的战争和 10 年的制裁、联合国检查和国际孤立对伊拉克产生的社会、文化、政治和经济影响方面，几乎没有收集任何情报，也没有分析这些影响的数据集如何影响大规模杀伤性武器计划的进展（文献［24］，第 48－49，51 页）。科尔等人指出，尽管不同的数据库中都有关于伊拉克社会问题、人物和精英的“软性”情报数据，但美国情报部门很难获取、处理这些数据，也很难将其与分类信息结合起来。因此，“没有人试图从许多详细的资料中综合出对伊拉克更广泛的了解。缺乏这样的背景努力，导致评估未能认识到收集差距的重要性，而从更大的角度来看，这些差距可能更明显”（文献[24]，第 52 页）。因此，结果是对伊拉克的大规模杀伤性武器计划进行了狭隘的技术分析，而且最终受到了影响，所依据的是未经证实和未与其他信息来源整合的单薄的分类数据。当时，如果有数据挖掘和数据融合的“大数据”分析工具可用于情报工作，那么数据处理的结果，可能会产生对伊拉克大规模杀伤性武器能力更有分寸的分析。

15.4.2 使用“大数据”提高威胁意识时的注意事项

尽管有这些潜在的好处，我们也必须谨慎对待完全依赖“大数据”方法。现有的“大数据”平台和技术并不能轻易捕捉到与测量知识/技能或技术传播有关的科学和技术的社会层面。这种数据的获取通常涉及定性方法，如专家访谈、焦点小组、实验室观察（或其他形式的人种学）。在考虑“大数据”对评估的影响时，如何使“大数据”方法能够鼓励这些替代的、非量化的生命科学分析手段，并将其与其他信息相结合，是一个重要的讨论点。如果不仔细关注生命科学和生物技术的有形和无形层面，可能会导致错误的情报和政策评估。

为了说明这些挑战，我将在此讨论我调查的一个关于生命科学进展的案例：2002 年纽约州立大学的 Eckard Wimmer 教授和他的研究小组对脊髓灰质炎病毒的人工合成[25]。这是一个典型的案例，可以考虑对生命科学中正在进行的研究和“大数据”的可用性的安全问题，特别是在合成基因组学和合成生物学领域。在《科学》杂志上公开发表了这一脊髓灰质炎病毒的实验后，美国政策界对恐怖分子是否会利用本文中使用的实验方法来重新制造脊髓灰质炎病毒或其他更致命的病毒表示关注。使用标准的数据收集和分析方法，这个合成实验似乎可以被任何能够获得相关材料和设备的人复制，而这些材料和设备在市场上是可以买到的。然而，对这一案例进行更仔细的人种学研究发现，重要的实验室知识构成了这一合成实验的成功。如果没有这种诀窍，无论买多少 DNA 片段，有什么设备，向谁买这些材料，或按部就班的程序，都无法用实验方案合成脊髓灰质炎病毒。我从这个实验中了解到，尽管在公共领域有大量明确的信息和现成的材料，但使这个实验成功的关键部分仍然是类似工艺的技术，涉及相当多的专门的、本地化的知识，很难转移到其他实验室或环境中。

这并不是说所有的合成基因组学实验都很难被用来造成伤害。但是，这一分析确实揭示了，在进行威胁评估时需要考虑不同种类的生物工作所涉及的技能难度。脊髓灰质炎病毒案例研究表明，有必要在详细的微观层面上，研究构成科技工作的社会背景和关系，以及复制和转让这些技术的复杂做法和时间尺度，即使在有关的科学或技术乍看起来很容易标准化、可获得和可转让的情况下。正如科学社会学家 Nigel Gilbert 和 Michael Mulkay 长期以来所指出的，科学的公开和私下叙述是非常不同的；只有私下的话语反映了构成科学工作的社会特征的不同、偶然和混乱的特点[26]。因此，科学出版物、报告和其他通过许多“大数据”方法很容易获得的编纂科学知识的正式手段，并不能说明全部问题。因此，在将“大数据”分析法应用于已发表的科学实验时应谨慎行事，因为这些分析法可能无法捕捉到对准确评估威胁至关重要的细节。

现有的“大数据”方法可能能够收集大量有关生命科学和生物技术的明确信息，但它们是否能够收集“整个数据”[27]？例如，不仅需要考虑技术工作中涉及的个人隐性知识，还需要考虑知识网络、组织/领导成分和动态，以及微观和宏观层面上更大的社会-政治-经济背景，这些也会影响技术工作。这些数据的重要方面也不能仅仅通过量化手段获得。因此，仅仅依靠“大数据”方法可能会掩盖或隐藏那些难以用有形形式衡量的重要信息。此外，Nowviskie 和 Saathoff[19, p. 56]警告说“大数据”分析仍然“取决于那些收集数据集、设计分析过程和解释结果的人的主观立场”。他们认为，“大数据”分析并没有消除专家处理和分析数据的需要，而是作为调查的辅助手段，提供额外的信息、细节和模式，帮助缩小工作的重点和注意力。因此，了解支撑科学和技术工作的私人、微观层面的做法和宏观层面的背景，以及依靠专业知识来审视“大数据”的结果，对于评估可能形成生物安全威胁的非微不足道的社会方面至关重要。

15.4.3 监视和检测

根据 HSPD 10，监视和检测的重点是创建早期预警和检测技术与系统，以帮助确定生物武器攻击的时间、地点、规模和原因。预测和跟踪疾病暴发的时间和地点以及病原体如何传播的能力，可以极大地改善地方、国家和国际层面的应对策略。对病原体传播的理解通常需要流行病学数据，包括临床和实验室报告以及实地调查，以产生准确的预测和对传播模式的理解，并考虑到能够动态地改变疾病模式的各种生物、环境、行为和社会文化问题。

传统的公共卫生监测系统仍然主要基于人工收集和编码的数据，这些数据收集缓慢，价格昂贵，而且难以传播分析；此外，数据往往是在国家或地区层面上汇总的[28]。Van Panhuis 等人[29]指出，在危机/紧急情况下或资源有限的环境中，从传统的公共卫生系统获取和分享详细的流行病学数据可能特别困难。此外，由于信任问题或其他社会-政治-经济因素，信息往往不会轻易发布。在这种情况下，替代的数据来源，如来自社会媒体和互联网，作为非传统的监测系统，可以帮助了解疾病暴发的动态。

Bansal 等人[28]讨论了如何通过“大数据”方法，收集用于疾病监测的不同类型的电子数据流：医疗接触数据、参与式综合征数据和非健康数字数据。医疗接触数据包括医疗机构的电子记录、医疗保险索赔、出院记录和死亡证明。这些数据流提供了关于病人疾病的信息（包括特定的诊断），并可以在个人层面上收集和监测，或在地理层面上进行汇总。参与式综合征数据是由志愿者自我报告其征状的众包数据。这种数据不提供归因于特定病原体的疾病确认，但确实提供近乎实时的个人层面的健康数据。最后，非健康数字数据是通过使用互联网搜索引擎、社交媒体或移动电话收集的数据。它们涉及与健康有关的行为数据，包括位置和旅行模式，这可以提供有关潜在疾病传播的额外细节。2016 年美国国家科学院的一项工作指出，其他类型的结构化和非结构化的非健康电子数据源，如来自学校出勤记录、兽医诊所、药品销售、全球交通模式和气候的数据，也可以与其他类型的个人和社区层面的医疗信息相结合，产生一个更全面的特定地区的健康状况，从而使疾病暴发的早期预警或警报系统能够提前数周或数月进行（文献[30] 第 5 页）。

Chowell 等人[31]说明了利用各种互联网来源的“大数据”，来了解 2013—2016 年西非埃博拉病毒疾病流行和 2015 年韩国 MERS 暴发的潜力。他们利用互联网新闻报道、健康公告、来自各种卫生当局和受人尊敬的新闻来源的在线报告，加上来自传统公共卫生系统的流行病学逻辑信息，收集和分析关于病人疾病集群的近实时“大数据”，以确定 MERS 冠状病毒的传播链。“大数据”分析表明，这次暴发的所有 150 个 MERS 病例都涉及一个集群，其中所有病例都与医疗环境中的暴露有关——通过职业或社会/家庭暴露。在埃博拉病毒疾病暴发的情况下，流行病学数据很匮乏，最初提供的数据主要是在国家层面上的汇总，后来才有更多的本地化数据。由于这些数据的短缺，以及需要快速了解埃博拉病毒的传播特点，研究人员从暴发期间发布的互联网新闻报道中，收集了关于埃博拉病毒疾病病例群的信息。他们收集了三个受影响最严重的国家（几内亚、利比里亚和塞拉利昂）的埃博拉病毒病疑似、可能和确诊病例的数据。他们重点关注世界卫生组织网站提供的报告和新闻项目，以及其他可用的埃博拉病毒疾病情况报告，以及在线权威媒体。

数据显示，整个西非地区的传播模式有很多变化——揭示了 100 多个不同的病人集群促成了疾病的传播。后来，这些集群通过传统的监测系统得到了确认。Chowell 等人[31]通过使用各种在线信息发现，埃博拉病毒的主要接触途径是家庭接触以及葬礼和医院环境。一旦适当的感染控制措施到位，这些场所的新病例数量就会大幅减少。这项研究说明了公开的实时在线报告和新闻项目，如何能够包含关于疾病暴发期间暴露和传播模式的有用和可操作的信息。这种“数字流行病学”[32]的方法可以证明对资源有限地区的预测和反应特别有用，在这些地区，详细的传播研究是有限的，以及在传统的监测报告延迟的重大疾病暴发的危机情况下也是如此。

15.4.4 使用“大数据”进行监视和检测时的注意事项

在疾病监测中使用“大数据”的同时，我们也必须考虑使用“大数据”平台可能出现的一些问题。谷歌流感趋势（GFT）是 2008 年开发的一项基于网络的服务，它监测和挖掘了数百万谷歌用户的健康相关在线搜索，并结合计算机建模，将这些数据与实验室证实的流感病例和 CDC 的流感追踪信息相结合，分析甲型流感病毒是否存在于特定人群中。GFT 类似于天气预报方法，使用实时观察和环境数据来持续更新和纠正天气预测。通过汇总谷歌搜索查询，GFT 试图对 29 个国家的流感活动进行准确预测，以帮助地方和国家减少季节性和大流行性流感的影响（例如，增加疫苗接种和抗病毒药物供应，发布有关感染控制措施的信息，倡导学校或其他公共场所关闭）[33]。谷歌关于 GFT 的原始论文指出，与 CDC 的数据相比，其预测准确率为 97％，而且 GFT 能够在 CDC 报告前 10 天预测区域性流感暴发[34]。

然而，随后的独立报告称，GFT 的预测有时非常不准确，在 2009 年，GFT 完全错过了甲型 H1N1 流感的非季节性暴发；在 2011—2013 年期间，GFT 持续高估了甲型流感病毒的流行；在 2012—2013 年流感季节的一个间隔期，GFT 预测的就诊人数是 CDC 记录的两倍；GFT 没有预测到 2013 年流感季节的高峰和严重程度[33,35-37]。Lazer 等人[36]对这些失败进行了调查，发现有一种持续的模式，即 GFT 在 2～3 年内表现良好，然后明显失败；总体而言，GFT 似乎随着时间的推移表现更差。这些失败被归结为几个原因。首先，谷歌的 GFT 算法存在固有的问题，它很容易被过度优化。例如，该算法将“高中篮球”等不相关的术语与流感或不同的健康状况相匹配。由于数以百万计的搜索词被添加到 CDC 的数据中，其中许多不可能与实际的流感病例相关，我们可以想象这如何导致流感预测的准确性问题。与 GFT 错误类似，在另一个著名的“大数据”出错的例子中，Leinweber[38]证明了数据挖掘技术可以显示标普 500 股票指数的变化和孟加拉国的黄油生产之间存在强烈但虚假的相关性。因此，不具备专业领域知识的分析师可能会被“大数据”分析的相关性所误导。

谷歌也没有考虑到用户的搜索行为随时间的变化[35]。另外，Lazer 等人[36]指出，GFT 算法是谷歌更大的商业运作的一部分，工程师们不断地对谷歌的算法进行修改，以改善其商业服务和广告收入，并增加其客户。因此，该公司不断测试和改进算法，以改善搜索。然而，这些调整可能会歪曲 GFT 的运作，无意中使一些搜索词更加流行，从而阻碍了 GFT 的整体准确性。这种背景调整不仅是 GFT 的问题，也可能困扰其他社会媒体数据集，如 Twitter 或 Facebook，它们也在不断变化和更新。

Lazer 等人[36]写道，GFT 的关键问题之一与“大数据傲慢”有关，这就是隐含的假设，即“大数据”是对传统数据收集和分析的替代，而不是补充（文献[36]，第 1203 页）。巴黎皮埃尔和玛丽·居里大学的流行病学家、法国 Sentinelles 监测网络的创始人 Allain - JacquesValleron 同意 Lazer 等人的观点。“今天，很难想象没有现有的系统就能提供疾病监测……新的系统对现有的旧系统依赖性太强，没有它们就无法生存”[33]。这并不是说 GFT 算法不能被改进，以纠正其所有或许多原有的问题，但 GFT 的失败也引起了人们对过分依赖“大数据”方法的警惕。斯科特·比尔及梅林达·盖茨基金会负责监测和流行病学的副主任 Scott Dowell 主张，“大数据”方法“在与老式的‘鞋底’流行病学——研究人员挨家挨户收集原始数据以了解疫情的传播——相结合时最有用”（文献[30]，第8 页）。

15.4.5　关于将“大数据”/“大数据”分析用于生物防御需要考虑的其他问题

除了谷歌流感趋势的失误，研究人员和政策制定者还需要了解在生物防御中使用“大数据”和“大数据”分析方面的其他挑战。Crawford 和 Finn[39]对他们所谓的“危机数据”的局限性进行了有益的概述——使用社会和移动数据来了解灾难和其他危机事件，其中生物恐怖主义/生物武器攻击将与之相关。Crawford 和 Finne 讨论了社交媒体数据如何提供关于危机的重要战术信息，并为当时的潜在应对措施提出建议。然而，他们提醒说，社交媒体数据集代表了事件中的一个特定时间点，通常以 Twitter 消息的峰值或特定标签的使用为代表。这种关注可能会导致对灾难的狭隘概念化，从而忽略了对危机起源的重要理解，或对灾难后果的理解，在这种理解中，灾难的更多影响和长期影响被意识到。

Crawford 和 Finne 还指出，“大数据”研究人员的工作环境和地点往往与那些在灾难中参与应对和恢复的人截然不同。因此，研究人员只能挖掘整个灾难经历和影响中的一小部分，导致对事件的记录不全面和不完整。另外，Crawford 和 Finne 还指出，社交媒体的数据并不总是能代表当地人。例如，使用 Twitter 的往往是年轻、富有和更多的城市成年人，这意味着婴儿、老年人、农村和更多的边缘人群可能不会被 Twitter 的帖子所代表（文献［28］，第 S377 页）。另外，大多数社交媒体数据缺乏人口统计信息，如年龄和性别，这在流行病学研究中通常很重要。鉴于婴儿/儿童、老年人、农村人口和更多的边缘化/发展中国家人口可能被排除在社交媒体数据集之外，而这些人口通常更加脆弱，可能受到生物武器攻击的重大伤害，所有这些因素都可能成为生物武器攻击应对计划的重大缺陷。社会媒体平台也可能对重要的动物或人畜共患疾病的暴发视而不见（文献［28］，第 S378 页）。这种盲目性可能会导致错过疾病暴发的重要模式，或者在实际不存在的情况下识别模式。因此，重要的是要意识到社交媒体数据或其他类型的“大数据”的属性和局限性，需要哪些其他类型的数据集，并考虑到各种因素来设计适当的应对措施[40]。

Crawford 和 Finne 还指出了互联网和社交媒体平台中的机器人问题，这些机器人会阻碍对事件的准确解读。机器人是执行自动任务的软件应用程序，它们通常被用来执行重复性任务，如访问网站以收集其内容供搜索引擎索引（如网络爬虫），或其他类型的信息收集、组织和显示。还有一些带有病毒的恶意机器人。机器人被设计用来模拟人类的响应和活动，在许多在线空间中是一个重要的存在。Crawford 和 Finne 证明，数据集中的大量推文都来自于机器人。De Micheli 和 Stroppa[41]对 Twitter 进行了一项研究，发现了 2000 万个“假”账户——约占 Twitter 活跃用户的 9%。正如 Crawford 和 Finne 所写的，“这些机器人正在加好友和转发其他机器人，产生了一种复杂的机器人文化，这本身就是一种新兴现象”。（文献［39］，第 496 页）机器人为社会媒体数据的解释和澄清带来了巨大的问题——推特是来自人类还是来自机器人？

一个类似的问题是“假新闻”的出现，即操纵个人和团体的互联网用户发布的媒体，以传播虚假信息和/或宣传来实现特定的社会、文化、政治或经济目标[42]。另外，用户还可以塑造/伪装自己的在线身份，并制造虚假信息[16,43,p.40-41]。这种错误的信息可以用来隐藏秘密的生物武器活动，或者将公共卫生的注意力转移到其他方向。可以想象，在可能发生生物武器攻击的情况下，一个关键问题是社交媒体信息是代表真实数据、被操纵的数据还是人工机器人生成的数据。虚假信息的问题并不是一个新的发展——长期以来，人们一直在努力制造关于生物武器的虚假故事。在他们关于苏联生物武器计划的书中，Leitenberg 等人[44]揭示了一个令人不安的美国秘密欺骗和虚假信息活动，该活动从 60 年代末到 70 年代初一直在运作。该计划旨在就美国进攻性生物武器计划的目标误导苏联，并暗示即使在美国于 1969 年单方面放弃其生物武器计划后，美国仍有秘密的生物武器计划存在，从而导致苏联在应对措施上投入时间和金钱。这个欺骗计划由联邦调查局领导，并得到美国陆军的协助，利用双重间谍向苏联人传递虚假信息。作者发现，中央情报局在多年后还在争论这场运动是否可能促使苏联决定违反《禁止生物武器公约》并将其武器活动转入地下，或者至少为增加其生物武器计划的决定提供政治掩护。可以说，在互联网时代，这种造谣运动更容易进行。因此，重要的是要记住，“大数据”方法并不能消除虚假信息的问题，在许多情况下，可能会使它变得更加麻烦。

15.5 总结

本章说明了“大数据”的使用如何能在威胁意识、监视和检测领域加强生物防御。本章还强调了依赖“大数据”方法而不考虑这些数据的局限性的一些隐患，以及“大数据”方法如何掩盖或忽略其他重要的分析信息。尽管有许多公开声明，“大数据”分析将很快取代人类评估，但更现实和有用的理解是，将“大数据”方法视为生物防御工作中的若干工具之一。Lazer 等人[36]认为，我们可能会看到更多的“混合”系统，将“大数据”与传统的数据分析结合起来，而不是取代传统的努力。在此过程中，真正的分析创新将是利用所有来源的数据，包括传统的公共卫生数据，再加上社会科学、环境、背景和人种学数据，以及其他方面的“小数据”，与“大数据”相结合[27,36,45-50]。这样一来，每种方法的偏差和缺点就可以相互平衡，从而得出疾病暴发或生物武器攻击的更准确的情况。Lazar 等人认为，真正的数据革命将是，“利用来自所有传统和新来源的数据，并对我们的世界提供更深入、更清晰的理解”[47]。这种数据分析还需要建立新型的多学科分析团队，他们拥有相关的学科知识，了解长期的趋势和模式[51]，并共同解决这些问题。到目前为止，多方法、多平台的研究还很罕见[52,53]，特别是在生物防御领域，但其回报将是巨大的。

与“大数据”相关的不确定性，就像科学的许多方面一样，需要一种谦逊的态度[54]，在这种态度下，我们（例如，科学家、学术界的情报工作者、政策制定者）认识到科学的局限性，以及何时需要在科学之外寻找复杂、“邪恶”问题的答案。正如Jasanoff所指出的，“这些技术迫使我们反思模糊性、不确定性和复杂性的来源”[54]。这并不意味着我们需要拒绝使用“大数据”或“大数据”方法来解决生物防御问题，而是说我们需要非常警惕过度依赖这些技术和工艺，而忽略了产生知识的其他补充方式。

参考文献

[1] Achenbach J, Sun LH. Scientists synthesize smallpox cousin in ominous breakthrough. The Washington Post. 2017. https://www.washingtonpost.com/news/speaking-of-science/wp/2017/07/07/scientists-synthesize-smallpox-cousin-in-ominous-breakthrough/?utm_term=.95d61eea13c8.

[2] Central Intelligence Agency. The darker bioweapons future. 2003. https://www.hsdl.org/?abstract&did=442021.

[3] Hilts PJ. Biological weapons reweighed. The Washington Post. 1986.

[4] Makunda G, Oye KA, Mohr SC. What rough beast: synthetic biology and the future of biosecurity. Polit Life Sci. 2009; 28 (2): 2-26.

[5] National Research Council. Biotechnology research in an age of terrorism. Washington, DC: The National Academies Press; 2004. https://doi.org/10.17226/10827.

[6] The Commission on the Intelligence Capabilities of the United States Regarding Weapons of Mass Destruction. Report to the President. 2005. https://fas.org/irp/offdocs/wmdcomm.html.

[7] U.S. Department of Defense. Advances in biotechnology and genetic engineering: implications for the development of new biological warfare agents. 1996. www.acq.osd.mil/cp/docs/reports/biotech96.pdf.

[8] Lohr S. How big data became so big. The New York Times. 2012. http://www.nytimes.com/2012/08/12/business/how-big-data-became-so-big-unboxed.html.

[9] Manyika J, Chui M, Brown B, Bughin J, Dobbs R, Roxburgh C, Hung Byers A. Big data: the next frontier for innovation, competition, and productivity. The McKinsey Global Institute. 2011. http://www.mckinsey.com/business-functions/digital-mckinsey/our-insights/big-datathe-next-frontier-for-innovation.

[10] Lazer D, Pentland AS, Adamic L, Aral S, Laszlo Babasi A, Brewer D, Christakis N, Contractor N, Fowler J, Gutmann M, Jebara T, King G, Macy M, Roy D, Van Alstyne M. Life in the network: the coming age of computational social science. Science. 2009;

323 (5915)：721 - 3.

[11] George G，Haas MR，Pentland A. Big data and management. Acad Manag J. 2014；57 (2)：321 - 6.

[12] The White House. Homeland Security Presidential Directive 10 (HSPD 10)：biodefense for the 21st century. 2004. https：//fas. org/irp/offdocs/nspd/hspd - 10. html.

[13] The White House. The national strategy for countering biological threats. 2009. https：// obamawhitehouse. archives. gov/the - press - office/president - obama - releases - national - strategycountering - biological - threats.

[14] The White House. The national strategy for biosurveillance. 2012. https：//obamawhitehouse. archives. gov/the - press - office/2012/07/31/national - strategy - biosurveillance.

[15] U. S. General Accountability Office. Biodefense：The Nation Faces Multiple Challenges in Building and Maintaining Biodefense and Biosurveillance，Statement of Chris Currie，Director，Homeland Security and Justice，Testimony Before the Committee on Homeland Security and Governmental Affairs U. S. Senate GAO - 16 - 547T. 2016. http：// www. gao. gov/assets/680/ 676548. pdf.

[16] American Association for the Advancement of Science. Federal Bureau of Investigation，and the United Nations Interregional Crime and Justice Research Institute. National and transnational security：implications of big data in the life sciences. 2014. https：// www. aaas. org/report/ national - and - transnational - security - implications - big - data - life - sciences.

[17] Tateosian L，Glatz M，Shukunobe M，Chopra P. GazeGIS：a gaze - based reading and dynamic geographic information system. In：Burch M，Chuang L，Fisher B，Schmidt A，Weiskopf D，editors. Eye tracking and visualization. ETVIS 2015. Mathematics and visualization. Berlin：Springer；2017. p. 129 - 47.

[18] NATO. Distributed data analytics for combating weapons of mass destruction. STO meeting proceedings，MP - IST - 131. 2017.

[19] Nowviskie B，Saathoff GB. Interpretation and insider threat：rereading the anthrax mailings of 2001 through a "big data" lens. In：Akhgar B，Saathoff GB，Arabnia H，Hill R，Saniforth A，Bayerl P，editors. Application of big data for national security. 1st ed. Amsterdam：Elsevier；2015. p. 55 - 67.

[20] Murch RS. Amerithrax：the investigation of bioterrorism using Bacillus anthracis sproes in mailed letters. In：Katz R，Zilinskas RA，editors. Encyclopedia of bioterrorism. New York：Wiley；2011. p. 25 - 30.

[21] Moretti F. Graphs，maps，trees：abstract models for a literary history. London：Verso

Books；2005.

[22] Moretti F. Distant reading. London：Verso Books；2013.

[23] Vogel KM. Phantom menace or looming danger：a new framework for assessing bioweapons threats. Baltimore，MD：Johns Hopkins University Press；2013.

[24] Kerr R，Wolfe T，Donegan R，Pappas A. Collection and analysis on Iraq：issues for the US intelligence community. Stud Intell. 2005；49 (3)：47 - 54.

[25] Vogel KM. Framing biosecurity：an alternative to the biotech revolution model? Sci Public Policy. 2008；35 (1)：45 - 54.

[26] Gilbert NG，Mulkay M. Opening Pandora's box：a sociological analysis of scientists' discourse. New York，NY：Cambridge University Press；1984.

[27] Boyd D，Crawford K. Critical questions for big data：provocations for a cultural，technological，and scholarly phenomenon. Inf Commun Soc. 2012；15 (5)：662 - 79.

[28] Bansal S，Chowell G，Simonsen L，Vespignani A，Viboud C. Big data for infectious disease surveillance and modeling. J Infect Dis. 2016；214 (Suppl 4)：S375 - 9. https：//doi. org/10. 1093/ infdis/jiw400.

[29] van Panhuis WG，Paul P，Emerson C，Grefenstette J，Wilder R，Herbst AJ，Heymann D，Burke DS. BMC Public Health. 2014；14：1144.

[30] National Academies of Sciences，Engineering，and Medicine. Big data and analytics for infectious disease research，operations，and policy：proceedings of a workshop. Washington，DC：The National Academies Press；2016. https：//doi. org/10. 17226/23654.

[31] Chowell G，Cleaton JM，Viboud C. Elucidating transmission patterns from Internet reports：Ebola and Middle East respiratory syndrome as case studies. J Infect Dis. 2016；214 (Suppl 4)：S421 - 6. https：//doi. org/10. 1093/infdis/jiw356.

[32] Salathé M，Bengtsson L，Bodnar TJ，Brewer DD，Brownstein JS，Buckee C，et al. Digital epidemiology. PLoS Comput Biol. 2012；8 (7)：e1002616. https：//doi. org/10. 1371/ journal. pcbi. 1002616.

[33] Butler D. When Google got flu wrong. Nature. 2013；494 (7436)：155 - 6. http：// www. nature. com/ news/when - google - got - flu - wrong - 1. 12413.

[34] Ginsberg J，Mohebbi MH，Patel RS，Brammer L，Smolinski MS，Brilliant L. Detecting influenza epidemics using search engine query data. Nature. 2009；457：1012 - 4. https：//doi. org/10. 1038/nature07634.

[35] Cook S，Conrad C，Fowlkes AL，Mohebbi MH. Assessing Google Flu Trends performance in the United States during the 2009 Influenza Virus A (H1N1) pandemic. PLoS One. 2011；6：e23610.

[36] Lazer D, Kennedy R, King G, Vespignani A. The parable of Google Flu: traps in big data analysis. Science. 2014; 343 (6176): 1203-5.

[37] Olson DR, Konty KJ, Paladini M, Viboud C, Simonsen L. Reassessing Google Flu Trends data for detection of seasonal and pandemic influenza: a comparative epidemiological study at threegeographic scales. PLoS Comput Biol. 2013; 9 (10): e1003256. https://doi.org/10.1371/journal.pcbi.1003256.

[38] Leinweber D. Stupid data miner tricks: overfitting the S&P 500. J Invest. 2007; 16 (1): 15-22. https://doi.org/10.3905/joi.2007.681820.

[39] Crawford K, Finn M. The limits of crisis data: analytical and ethical challenges of using social and mobile data to understand disasters. GeoJournal. 2015; 80: 491-502. https://doi.org/10.1007/s10708-014-9597-z.

[40] Dixon D. Analysis tool or research methodology? Is there an epistemology for patterns? In: Berry D, editor. Understanding digital humanities. London: Palgrave Macmillan; 2012.

[41] De Micheli C, Stroppa A. Twitter and the underground market. 11th Nexa lunch seminar, Turin, Italy. 2013. http://nexa.polito.it/nexacenterfiles/lunch-11-de_michelistroppa.pdf.

[42] Marwic A, Lewis, R. Media manipulation and disinformation online. 2017. https://datasociety.net/output/media-manipulation-and-disinfo-online/k.

[43] Mazur E. Collecting data from social networking web sites and blogs. In: Gosling SD, Johnson JA, editors. Advanced methods for conducting online behavioral research. Washington, DC: American Psychological Association; 2010. p. 77-90.

[44] Leitenberg M, Zilinskas RA, Kuhn JH. The Soviet biological weapons program: a history. Cambridge, MA: Harvard University Press; 2012.

[45] Belk RW. Qualitative research in advertising. J Advert. 2017; 46 (1): 36-47.

[46] Manovich L. Trending: the promises and the challenges of big social data. In: Gold MK, editor. Debates in the digital humanities. Minneapolis, MN: University of Minnesota Press; 2012. p. 460-75.

[47] Murthy D. Digital ethnography. An examination of the use of new technologies for social research. Sociology. 2008; 42 (5): 837-55. https://doi.org/10.1177/0038038508094565.

[48] Orgad S. How can researchers make sense of the issues involved in collecting and interpreting online and offline data? In: Markham AN, Baym NK, editors. Internet inquiry. Conversations about method. Los Angeles, CA: Sage; 2009. p. 33-53.

[49] Snijders C, Matzati U, Reips U-D. "Big data": big gaps of knowledge in the field of Internet science. Int J Internet Sci. 2012; 7 (1): 1-5.

[50] Tufekci Z. Big questions for social media big data: representativeness, validity and other methodological pitfalls. In: ICWSM '14: Proceedings of the International AAAI Conference on Weblogs and Social Media; 2014.

[51] Arbesman S. Stop hyping big data and start paying attention to long data. Wired. 2013. https://www.wired.com/2013/01/forget-big-data-think-long-data/.

[52] Adar E, Weld DS, Bershad BN, Gribble SS. Why we search: Visualizing and predicting user behavior. In; Proceedings of the 16th International Conference on World Wide Web, 161-70. WWW '07. New York, NY, USA: ACM; 2007.

[53] Kairam SR, Morris MR, Teevan J, Liebling D, Dumais S. Towards Supporting Search over Trending Events with Social Media. In: Seventh International AAAI Conference on Weblogs and Social Media; 2013.

[54] Jasanoff S. Technologies of humility. Nature. 2007; 450: 33.

第16章 用于生物防御的大数据和人工智能：以基因组学为基础的避免技术突袭的方法

Willy A. Valdivia - Granda

16.1 引言

全球安全面临着几个动态的挑战，从持续的区域性低强度冲突到气候变化和传染病暴发、双重用途技术、新权力中心的出现、国家失败的综合后果以及非国家行为者的崛起。尽管军事和国际执法部门努力阻止生物武器的发展和使用，但一些国家和团体正在积极创造一个混合战争的“灰色地带”，包括使用微生物[1,2]。通过扭曲军事、经济和犯罪活动，混合战争使威慑有了风险和代价。扩散者可以向从事教派或种族极端主义的非国家行为者提供生物制剂以造成伤害，同时避免国际谴责和制裁[3-7]。这种日益分化和复杂的环境更加不可预测，在某些情况下更具威胁性，因为生物武器不仅可以用来对付战斗人员或武装人员，还可以用来对付平民、动物和植物，而不考虑全球健康和经济后果[8,9]。

国家、团体和个人获得生物技术新能力的扩散，包括计算和合成生物学，增加了滥用的威胁。正如四年一度的国防审查[10]和国防科学委员会[11]所述，新的生物技术突破可能使国家和非国家行为者比十年前更容易快速获得危险的生物制剂。国家情报局局长也同意这一评估，这不仅是因为生物技术带来独特的安全和战略挑战，还因为它们的低标识度可以超越监管、控制、验证和情报收集。通过否认和欺骗，扩散者可以试图隐瞒信息，在其意图和能力方面欺骗情报和决策界。随着技术发展速度的加快，技能要求和费用降低，这可能导致个人获得不对称的能力，使一个国家开发的反措施变得无效[12,13]。上述情况产生于自然界中存在的大量病原体和毒素，这些病原体和毒素可以通过计算和合成生物学技术进行

W. A. Valdivia - Granda (✉)
Orion Integrated Biosciences, Inc. , Manhattan, KS, USA
e - mail: willy. valdivia@orionbio. com

修改，以提高其毒性或宿主范围。

情报信息的收集对制定应对生物武器影响的政策有重大影响。分析师们如果低估了否认和欺骗的力量，就会更容易受到过度自信和知识偏见的影响。例如，尽管有证据，但苏联人认为，公开宣布废除美国的生物战计划意味着该计划只是“秘密进行”，也许是因为某种“技术突破”[14]。这导致了苏联生物战计划的活动和西方国家的间谍活动急剧增加[15,16]，这与美国假设的情况相反，是意想不到的反应。尽管意识到了这种情况，但美国的情报和学术分析人员未能确定苏联生物武器计划[14]的规模和程度，以及向其他国家转让双重用途技术的复杂周期。这种情况发生时，美国和俄罗斯都在制定《禁止生物武器公约》对特定生物制剂研究的限制。

防止与生物武器开发、生物战和生物恐怖主义有关的能力和意图的技术是需要的。然而，扩散评估一直受到估计不足的困扰[14,17]。由于其复杂性，情报界可能需要多年时间才能完全了解生物技术的逻辑状况，而研究界也需要多年时间才能开发出应对高级生物威胁的措施[7,18]。本章强调了与发展全球生物威胁意识企业相关的、超越生物监测的各个方面：与获取基因组和其他不同信息有关的大数据，以及将人工智能技术部署到人机协作中以检测和避免技术突袭。

16.2　用于生物防御的大数据和基因组信息

信息是决定技术优势的关键因素，也是对生物武器扩散者的有力威慑。基因组学和生物监测都产生了大量的数据，然而，很少有工具能够利用这些信息来产生战略和战术评估，以做出基于风险的生物防御决策。超过 120 万株已知的危险病原体不仅在自然界流通，而且全世界至少有 2 万个政府、军事、学术和商业机构的 8 万多名研究人员，通过体外培养和基因操作进行研究。这引起了许多关于潜在的意外或故意释放生物制剂的讨论。同样，来自社交媒体的数十亿新闻源和来自 170 个国家的 10000 份报纸代表了一种独特的信息流。尽管规模很大，但基因组信息和新闻源在生物防御整合和运用方面都存在一些可靠性和分析方面的挑战。

下一代 DNA 测序技术导致了微生物基因组信息的指数式增长。再加上新的分析工具，产生了关于大流行潜力、宿主范围和毒力的决定因素的新见解。基因组测序项目已经从查询几个基因组发展到数千个基因组，这导致了大规模的全面比较。尽管在数据分散方面取得了进展，但与生物防御有关的生物库仍然是孤立的信息孤岛，其异质性和不准确性仍然是最大的障碍[19,20]。大约60%的与生物防御相关的微生物的基因组记录缺乏来源信息，18%的基因组记录的血清型或物种分配不正确，36%的记录缺乏其他类型分析的描述性信息（如动物或体外传代）[8]。尽管注释在分析、归属的可靠性和影响以及生物法医分析中具有关键的相关性，但在纠正、消除歧义和验证基因组数据库方面取得的进展有限。此外，从大数据的角度来看，基因组信息在托管各种数据库的不同系统、分析包的开发者以及情报分析人员的具体需求之间缺乏业务协调，无法将数据的关键方面转达给使用这些信息的决策者。避免与时间有关的采样技术和元数据的质量问题，以及不同的基因组数据集的遗留问题，可能会导致不准确的分析，从而导致过度自信、认知偏差和盲目的共识[21,22]。

及时的态势感知是生物防御的基石，需要收集、汇总和处理来自官方和非正式来源（如社交媒体）的数据。虽然基于互联网的传染病生物监测在20世纪90年代中期就有了构想[23]，但在2001年炭疽攻击之后，这种方法才有了明显的扩展。然而，现有的生物监测系统显示，它们在重建疫情传播链的准确性和及时性方面，受到源头节制、语言、发生区域以及使用文本处理工具摒弃噪声的影响[24-26]。即使在挖掘相同的信息时，生物监测工具也显示出有限的重叠性，并不能准确地报告埃博拉、寨卡、黄热病和霍乱暴发的出现和规模[23,27-31]。由于准确性和及时性之间的权衡[23]，生物监测工具在生物威胁意识方面仍有局限性，而且它们的未来和操作的可靠性越来越受到质疑。尽管一些工具使用了自然语言处理、自动网络抓取和深度学习，但目前仍不清楚哪种方法是最有效的。变量是传染病疫情预测的关键（见图16－1）。

生物防御企业的影响不仅取决于如何收集、摄取、消除歧义和处理数据，而且取决于如何将其转发给具有不同技术背景的不同业务用户。对国家和非国家行为者的技术状况、能力和意图进行准确和及时的评估，可以促进部署适当的反措施或确定其发展的优先次序[32]。适当的整合和正确的分析可以发现与拒绝和欺骗有关的异常趋势和模式，并形成决策和政策，从而采取更好的应对措施（见图16－2）。这样一个系统可以由一个架构组成，该架构接收由检测病原体的传感器和设备产生的数据，并与其他信号和测量情报（SIGMINT），即开放源（OSINT）、地理空间（GEOINT）和人类（HUMINT）情报整合[8]。然而，分子层面的病原体检测信号并不恒定。由于检测技术，如PCR、基于抗体的检测和下一代DNA测序，在敏感性和规格性方面各不相同，因此，在数据的生成和解释方面发现误差很大[33,34]。解决上述问题需要标准化的元数据格式，以便于将多

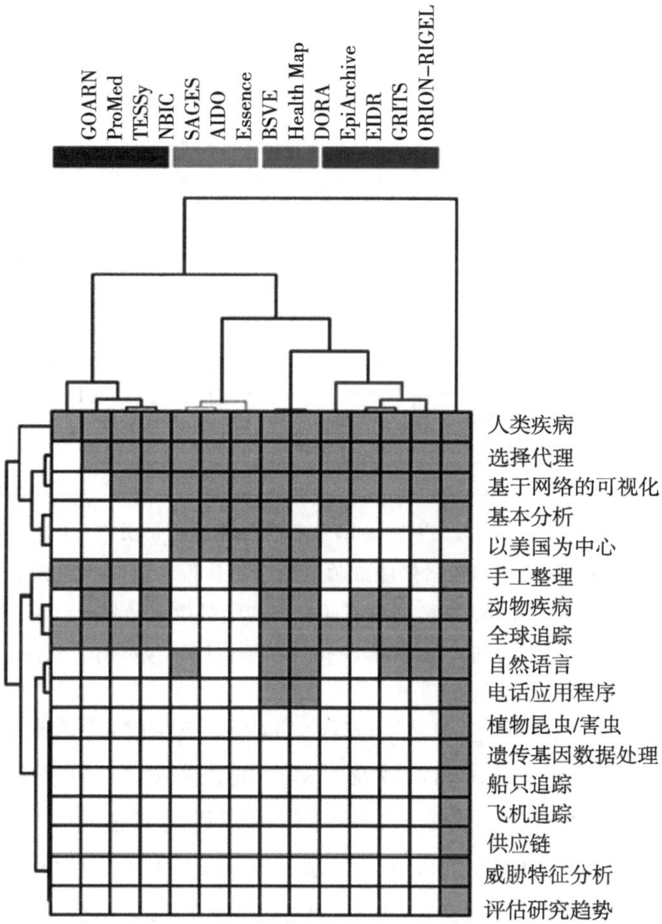

图 16－1　生物监测不同应用的效果比较

维、单点、连续、半结构化、非结构化、定性和定量的数据源整合到生物防御企业中[20]。

目前正在进行系统的尝试，以预测和理解技术变革、创新、采用和使用的潜在方向、特点和影响。随着新兴技术的快速发展，它们的生命周期往往被缩短，使得区分“创新”和“改进”变得很困难。对暴力内战和非暴力民主倒退的预测要有 80％的准确率，就需要有少数但关键变量的模型[35]。虽然这对避免生物威胁也是一样的，但分析家们倾向于创建潜在的两用生物技术的“清单的清单”。由于相关人员的认知偏差，不同的威胁情景在脆弱性方面是不够充分的。

由于能够影响全球健康和经济的微生物种类很多，科学界制定了战略，对生

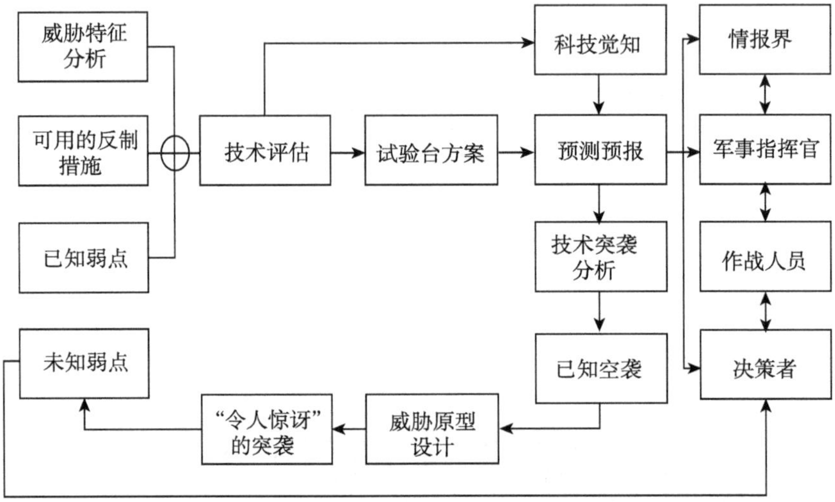

图 16-2　生物防御企业的一般组成部分

这种架构要求进行“集合分析”，包括依赖或独立的分析执行。我们的想法是，无论这些模型中的每一个是如何得出的，其结果都是由不同模型的结果组成的集合。该路径的有效性取决于系统如何收集、存储、传播和消化存在于传统情报渠道之外的信息体。

物防御相关的微生物和毒素清单进行排序。这份特定制剂清单来自于文献分析、疾病和死亡率、传播、公众认知，以及对军事和平民人口、牲畜和植物的潜在影响的建模[36,37]。然而，特定制剂方法并不包括替代剂或情景[18]。考虑到至少有超过 1500 种不同类型的传染性病原体以及目前有限的模型和情景，基于风险的优先排序似乎是一项艰巨的任务。此外，病原体排名没有（也不可能）涵盖新出现的未知微生物和毒素，它们可以被武器化并用于不同类型的攻击，破坏人类、动物或植物的健康。为了了解这些威胁的风险，有必要使用多种类型的信息和分析方法来指导基于风险的生物防御的定量投资（见图 16-3）。

16.3 人工智能用于生物防御

1956 年，约翰·麦卡锡将人工智能（AI）定义为“制造智能机器的科学和工程”，其包括通过递归自我改进来执行数据分析任务的算法[38]。由于计算机能力的空前提高和量子计算的出现，人工智能机器可以进行平行的、分布式的或集中式的操作，其性能超过了人类[19,39-44]。虽然最初开发的训练集用于识别和重新分类模式、执行回归或生成预测，但第二代即用型人工智能模型可以解决事先不

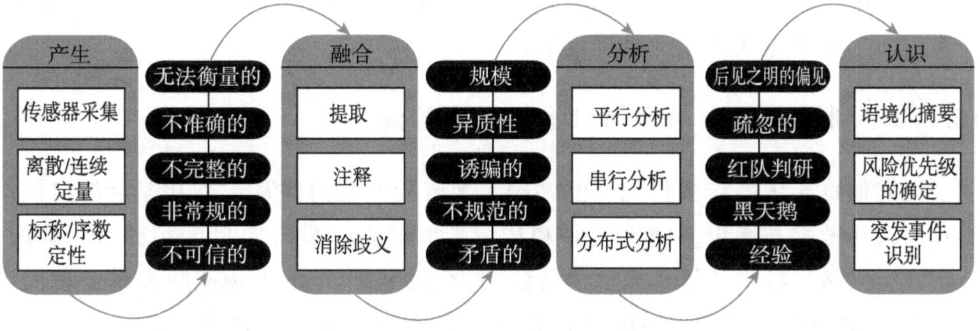

图 16-3　用于生物防御的技术突发事件分析和意识的过程概述（见彩插）

信息存储和分散交换将需要能够支持大数据需求的高效互操作架构，即仔细选择数据类别。预测性建模的数据准备阶段通常被视为最耗时的阶段，专家们描述在这一阶段花费的时间占任务时间的 50%至 90%。蓝框代表数据处理的必要逻辑步骤和机会，黑框代表潜在的挑战。为了在大数据中发挥作用，生物防御利益相关者必须就支持数据交换的一般程序达成一致，包括知情同意、隐私保护、安全和机密性破坏或误用，以及适当的分类。包括 noSQL、Hbase、MongoDB、Hive 和 PIG 在内的工具可能会继续增长，但为了实现互操作性，需要进行定制开发。

存在解决方案的问题，或者事先没有采取任何步骤或部分步骤的问题[45]。人工智能可以在战术和战略层面提高对生物威胁状况的理解。在战术层面，人工智能算法可以提供场景，以支持在遥远的前方和有争议的环境中独立行动的低标识部队的交战决策。同时，人工智能可以减少生物威胁风险评估过程中的判断偏差，并对可能影响农业贸易、食品防御和供应链的转运船只进行动态和静态定位。在战略层面，人工智能预测分析可以尽早识别新兴技术，为情报分析员、军事人员和政策制定者提供背景支持。虽然本章不寻求详细审查人工智能算法，但提供了一些关于这些技术如何用于生物防御的例子。

16.3.1　基因组信息的分析

由于它们的特征很小，很难像追踪裂变的核材料和放射性材料那样容易地追踪令人担忧的生物材料。然而，对生物威胁的精确检测和定性不仅可以降低其发病率和死亡率，而且可以增强威慑力。由于下一代测序，数百万不同的微生物菌株所编码的大量基因组数据已经产生。人工智能处理这些信息可以提供前所未有的洞察力，以识别“未知的突袭”和“令人惊讶的突袭”（例如，以前未知的生物体，可以被认为是特定制剂和毒素）。这需要识别与已知病原体的生物特征相关的特定图案指纹或基因组特征，将生物威胁从其他微生物物种的基因组的“背景噪声”中区分出来。人工智能可以利用现有的信息生成所有未知的组合变体，以确定一个生物体或关注的突变情况。

16.3.2 利用元基因组学信息进行异常检测

空间信息是传染病流行病学的基础。随着大数据的普及，公共卫生部门可以将基因组元数据与测量多样性气候和环境参数的高分辨空间尺度相结合。同时，分析社会网络、技术传播和实施的方法，为分析新出现的生物威胁提供了新的可能性[46]。整合这些信息，同时纠正这些来源中的错误和模糊之处，可以为技术发展提供新的见解。基因组信息及其相关的元数据是两个模糊的参数，在了解从事生物防御相关研究组织的技术和功能结构方面作用有限。分散的或集中的生物监测和预测分析都可以产生与利益相关者相关的描述词。然而，有必要资助这些标准化和校正工作，以获得一个特定的生物事件的大画面，并有一个背景化的操作框架[47,48]。

16.3.3 技术预测的人机协作

窥视未来并不容易。技术上的惊喜往往涉及来自不同学科领域想法的意外和动态融合，这些想法可以在一个节奏空间的背景下被单独量化和排序。然而，新兴技术往往产生于个人或非常小的团体层面的活动。使用人工智能的水平扫描可以帮助确定特定对策的优先次序，并确定针对自然、基因修饰和组合生物武器的未知漏洞。这需要与扩散者[49]的水平、能力和意图相关的、与时间有关的“分数”，并将其放入技术组件[8]。可以说，评估趋势取决于对特定实验室能力和人员随时间变化的理解，而这并不一定与出版物有关。关于新兴技术的假设的高度不确定性可能会影响这些模型的预测价值。

人工智能打分可以用来表示备选方案之间的相对偏好，或者包括可能相互依赖的各种因素之间的关系。这种方法可以加强人机合作，提高分析员识别误导性情景的能力。人工智能还可以增加检测短期和长期预测的“知识溢出”的几率[50]。分散式和集中式的生物防御预测架构都应该处理纠正模糊的历史元数据，并增加与利益相关者相关的描述符。然而，有必要资助标准化和纠正工作，以获得一个特定的生物事件的大画面，并有一个背景仪的操作框架[47,48]。这种方法通过识别基因组数据库和 OSINT 之间隐藏的共性，来挑战技术和组织动态的传统智慧，提供新的战略和战术评估。人机协作期间的态势感知必须包括解释数据的能力，以创建相关的、有针对性的可视化。这些工具应提供可视化和处理来自许多来源数据的能力，以创建适合特定生物威胁的操作场景。

16.4 总结

全球安全面临着几个动态的挑战。二十一世纪的安全威胁包括已知和未知的人畜共患病、食源性疾病和新出现的传染病，它们可以影响人类、动物和植物。对这些病原体进行精确的检测和定性，不仅是降低其发病率和死亡率的关键，也是加强对扩散者的威慑。应对这一挑战需要一个生物防御企业，准确评估新兴技术融合所带来的不同生物威胁的风险和可能性。基因组和地理空间数据是两个非常重要的信息来源，因为它们的数量、动态、复杂性和准确性为绘制疾病暴发图、归因和进行与生物防御有关的技术评估提供了无与伦比的机会。一个使用DNA信息、大数据和人工智能技术的生物防御企业，可以让组织和个人充分利用大量不同的、非结构化的定性和定量信息。这种方法可用于评估我们的战略、态势和战术中的潜在脆弱性，但更重要的是避免扩散者的否认和欺骗。分析师、军事指挥官和决策者可以更深入地了解潜在对手的选择和行为，确定他们在战略和战术层面的意图和能力。

鸣谢 我非常感谢 Juergen Richt 和 Romelito Lapitan 博士，他们有见地的讨论和建议改善了这份原稿。本书章节的相关研究得到了国土安全部新发和人畜共患动物疾病卓越中心（CEEZAD）、堪萨斯州生物科学局、国防威胁降低局生物参与计划和国土部海关和边境保护局农业/生物恐怖对策办公室（ABTC）的部分资助。

参 考 文 献

[1] Anastasio M. Seven defense priorities for the new administration. 2017.

[2] Martellini M. Cyber and chemical, biological, radiological, nuclear, explosiveschallenges. New York, NY: Springer; 2017.

[3] Gonzalez JP, Souris M, Valdivia - Granda W. Global spread of hemorrhagic feverviruses: predicting pandemics. Methods Mol Biol. 2018; 1604: 3 - 31.

[4] United States. Government Accountability Office. High - containment laboratories national strategy for oversight is needed: report to congressional requesters. Washington, DC: U. S. Govt. Accountability Office; 2009.

[5] Hottes AK, Rusek B, Sharples FE, National Academy of Sciences (U. S.), Committee on International Security and Arms Control, National Academy of Sciences (U. S.), Committeeon Anticipating Biosecurity Challenges of the Global Expansion of High - Containment Biological Laboratories. Biosecurity challenges of the global expansion of high - containment biological laboratories summary of a workshop. Washington, DC: National Academies Press; 2012. p. 204.

[6] Laszlo AH, Derrington IM, Ross BC, Brinkerhoff H, Adey A, Nova IC, Craig JM, Langford KW, Samson JM, Daza R, et al. Decoding long nanopore sequencing reads of natural DNA. Nat Biotechnol. 2014; 32 (8): 829 - 33.

[7] Valdivia - Granda WA. Biosurveillance enterprise for operational awareness, a genomic - based approach for tracking pathogen virulence. Virulence. 2013; 4 (8): 745 - 51.

[8] Valdivia - Granda WA. Bioinformatics for biodefense: challenges and opportunities. Biosecur Bioterror. 2010; 8 (1): 69 - 77.

[9] Cropley D. The dark side of creativity. New York: Cambridge University Press; 2010.

[10] United States, Congress, House, Committee on Armed Services Committee on Naval Affairs Committee on National Security Committee on Military A. The 2014 Quadrennial Defense Review: Committee on Armed Services, House of Representatives, One Hundred Thirteenth Congress, second session, hearing held April 3, 2014. Washington: U. S. Government PrintingOffice; 2014. Washington, DC: For sale by the Superintendent of Documents, U. S. GovernmentPrinting Office; 2014

[11] Seven defense priorities for the new administration: report of the defense science board. Washington, DC: Defense Science Board; 2016.

[12] Carlson R. Biodefense net assessment: causes and consequences of bioeconomic proliferation; 2012.

[13] Leehy AG, Wildstein JJ, Schiffer M, United States. Department of Defense, Office of the Secretary of Defense. Military and security developments in China. Hauppauge, NY: Nova Science Publishers; 2012.

[14] Vogel KM: Phantom menace or loomingdanger?: A new framework for assessing bioweapons threats. Baltimore: Johns Hopkins University Press; 2013.

[15] Kouzminov A. Biological espionage: special operations of the Soviet and Russian foreign intelligence services in the west. New Delhi: Manas Publications; 2006.

[16] Domaradskij IV, Orent LW. Achievements of the soviet biological weapons programme and implications for the future. Rev Sci Tech. 2006; 25 (1): 153 - 61.

[17] United States. Defense Science Board, United States. Office of the Under Secretary of Defense for Acquisition Technology and Logistics. Report of the defense science board 2008 summer study on capability surprise. Washington, DC: Office of the Under Secretary of Defense for Acquisition, Technology, and Logistics; 2009.

[18] Colf LA. Preparing for nontraditional biothreats. Health Secur. 2016; 14 (1): 7 - 12.

[19] Fan W, Bifet A. Mining big data: current status, and forecast to the future. SIGKDD Explor Newsl. 2013; 14 (2): 1 - 5.

[20] Aggarwal CC. Outlier ensembles: position paper. SIGKDD Explor Newsl. 2013; 14 (2): 49 - 58.

[21] Fan J, Liu H. Statistical analysis of big data on pharmacogenomics. Adv Drug Deliv Rev. 2013; 65 (7): 987 - 1000.

[22] Cohen R, Ruths D. Classifying political orientation on Twitter: it's not easy! Montreal, QC: McGill University; 2013.

[23] Pollett S, Althouse BM, Forshey B, Rutherford GW, Jarman RG. Internet - based biosurveillance methods for vector - borne diseases: are they novel public health tools or just novelties? PLoS Negl Trop Dis. 2017; 11 (11): e0005871.

[24] Bahk CY, Scales DA, Mekaru SR, Brownstein JS, Freifeld CC. Comparing timeliness, content, and disease severity of formal and informal source outbreak reporting. BMC Infect Dis. 2015; 15: 135.

[25] Chowell G, Cleaton JM, Viboud C. Elucidating transmission patterns from internet reports: Ebola and Middle East respiratory syndrome as case studies. J Infect Dis. 2016; 214 (suppl _ 4): S421 - 6.

[26] Cleaton JM, Viboud C, Simonsen L, Hurtado AM, Chowell G. Characterizing Ebola

transmission patterns based on internet news reports. Clin Infect Dis. 2016; 62 (1): 24 - 31.

[27] Butler D. When Google got flu wrong. Nature. 2013; 494 (7436): 155 - 6.

[28] Lyon A, Nunn M, Grossel G, Burgman M. Comparison of web - based biosecurity intelligence systems: BioCaster, EpiSPIDER and HealthMap. Transbound Emerg Dis. 2012; 59 (3): 223 - 32.

[29] Barboza P, Vaillant L, Le Strat Y, Hartley DM, Nelson NP, Mawudeku A, Madoff LC, Linge JP, Collier N, Brownstein JS, et al. Factors influencing performance of internet - based biosurveillance systems used in epidemic intelligence for early detection of infectious diseases outbreaks. PLoS One. 2014; 9 (3): e90536.

[30] Nsoesie EO, Brownstein JS, Ramakrishnan N, Marathe MV. A systematic review of studies on forecasting the dynamics of influenza outbreaks. Influenza Other Respir Viruses. 2013; 8 (3): 309 - 16.

[31] Smolinski MS, Crawley AW, Olsen JM. Finding outbreaks faster. Health Secur. 2017; 15 (2): 215 - 20.

[32] Patel D, Olson S, Institute of Medicine (U. S.), Planning Committee on Information - Sharing Models and Guidelines for Collaboration: Applications to an Integrated One Health Biosurveillance Strategy, Institute of Medicine (U. S.), Board on Health Sciences Policy. Information sharing and collaboration: applications to integrated biosurveillance: workshop summary. Washington, DC: National Academies Press; 2012.

[33] McElroy K, Thomas T, Luciani F. Deep sequencing of evolving pathogen populations: applications, errors, and bioinformatic solutions. Microb Inform Exp. 2014; 4 (1): 1.

[34] Velusamy V, Arshak K, Korostynska O, Oliwa K, Adley C. An overview of foodborne pathogen detection: in the perspective of biosensors. Biotechnol Adv. 2010; 28 (2): 232 - 54.

[35] Goldstone JA, Bates RH, Epstein DL, Gurr TR, Lustik MB, Marshall MG, Ulfelder J, Woodward M. A global model for forecasting political instability. Am J Polit Sci. 2010; 54 (1): 190 - 208.

[36] National Research Council (U. S.), Committee on Scientific Milestones for the Development of a Gene Sequence - Based Classification System for the Oversight of Select Agents, National Research Council (U. S.), Board on Life Sciences. Sequence - based classification of select agents: a brighter line. Washington, DC: National Academies Press; 2010.

[37] Rotz LD, Khan AS, Lillibridge SR, Ostroff SM, Hughes JM. Public health assessment of potential biological terrorism agents. Emerg Infect Dis. 2002; 8 (2): 225 - 30. 326 W. A. Valdivia - Granda.

[38] Ciliberto C, Herbster M, Ialongo AD, Pontil M, Rocchetto A, Severini S, Wossnig L. Quantum machine learning: a classical perspective. Proc Math Phys Eng Sci. 2018; 474

(2209)：20170551.

[39] Dunjko V, Briegel HJ. Machine learning & artificial intelligence in the quantum domain: a review of recent progress. Rep Prog Phys. 2018; 81 (7): 074001.

[40] Kanter JM, Veeramachaneni K. Deep feature synthesis: towards automating data science endeavors. In: 2015 IEEE International Conference on Data Science and Advanced Analytics (DSAA); 2015. p. 1 - 10.

[41] Williams AM, Liu Y, Regner KR, Jotterand F, Liu P, Liang M. Artificial intelligence, physiological genomics, and precision medicine. Physiol Genomics. 2018; 50 (4): 237 - 43.

[42] Murdoch TB, Detsky AS. The inevitable application of big data to health care. JAMA. 2013; 309 (13): 1351 - 2.

[43] National Research Council (U. S.). Committee for Science and Technology Challenges to U. S. National Security Interests. Report of a workshop on big data. Washington, DC: National Academies Press; 2012.

[44] Gill KS. Uncommon voices of AI. AI & Soc. 2017; 32 (4): 475 - 82.

[45] Swearingen T, Drevo W, Cyphers B, Cuesta - Infante A, Ross A, Veeramachaneni K. ATM: a distributed, collaborative, scalable system for automated machine learning. In: IEEE International Conference on Big Data (Big Data), 11 - 14 December 2017; 2017. p. 151 - 62.

[46] Fan L, Wu W, Lu Z, Xu W, Du D - Z. Influence diffusion, community detection, and link prediction in social network analysis. In: Sorokin A, Pardalos PM, editors. Dynamics of information systems: algorithmic approaches, vol. 51. New York: Springer; 2013. p. 305 - 25.

[47] Garrity GM, Field D, Kyrpides N, Hirschman L, Sansone SA, Angiuoli S, Cole JR, Glockner FO, Kolker E, Kowalchuk G, et al. Toward a standards - compliant genomic and metagenomic publication record. Omics. 2008; 12 (2): 157 - 60.

[48] Ladner JT, Beitzel B, Chain PS, Davenport MG, Donaldson EF, Frieman M, Kugelman JR, Kuhn JH, O'Rear J, Sabeti PC, et al. Standards for sequencing viral genomes in the era of highthroughput sequencing. MBio. 2014; 5 (3): e01360 - 14.

[49] Ziegler BE: Methods for bibliometric analysis of research: renewable energy case study. Massachusetts Institute of Technology; Cambridge, MA 2009.

[50] Sun Y, Han J. Mining heterogeneous information networks: a structural analysis approach. SIGKDD Explor Newsl. 2013; 14 (2): 20 - 8.

本书所表达的观点仅代表编写者的观点，不一定代表译者观点。本书涉及所引内容、观点仅限于书中呈现部分，超出本书所引部分不在本书审查范围之内。

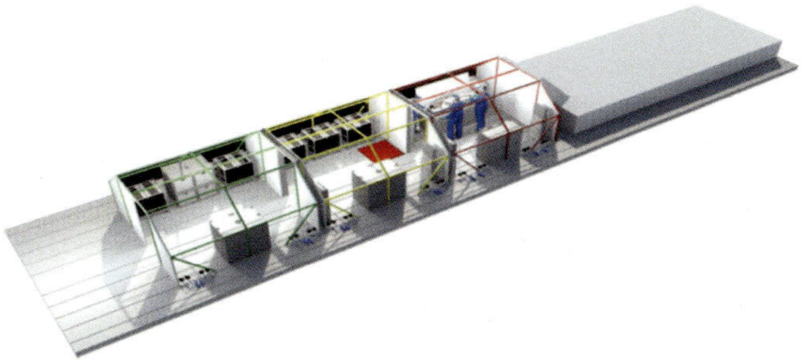

图 9－1　区域管理实例：医疗后送飞机“罗伯特·科赫”。患者在红色区域由穿着 PPE 的工作人员治疗。黄色区域为 PPE 去污脱衣区。工作人员可以在绿色区域穿戴 PPE 和储存物资（P171）

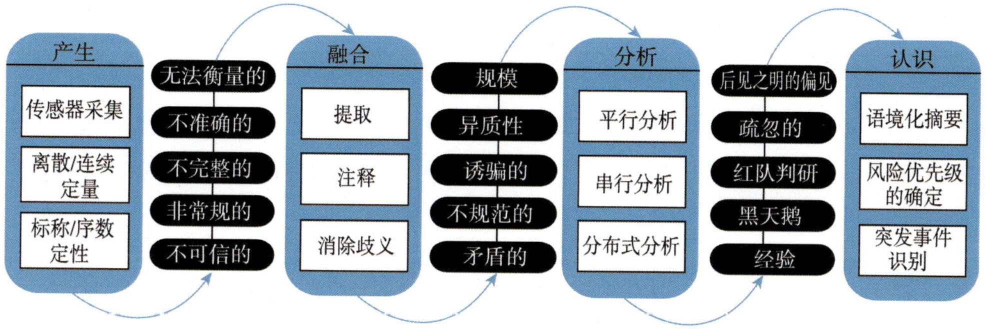

图 16－3　用于生物防御的技术突发事件分析和意识的过程概述（P321）

信息存储和分散交换将需要能够支持大数据需求的高效互操作架构，即仔细选择数据类别。预测性建模的数据准备阶段通常被视为最耗时的阶段，专家们描述在这一阶段花费的时间占任务时间的 50％至 90％。蓝框代表数据处理的必要逻辑步骤和机会，黑框代表潜在的挑战。为了在大数据中发挥作用，生物防御利益相关者必须就支持数据交换的一般程序达成一致，包括知情同意、隐私保护、安全和机密性破坏或误用，以及适当的分类。包括 noSQL、Hbase、MongoDB、Hive 和 PIG 在内的工具可能会继续增长，但为了实现互操作性，需要进行定制开发。